U0077766

天下文化
BELIEVE IN READING

健康生活 164A

一位外科醫師的修煉

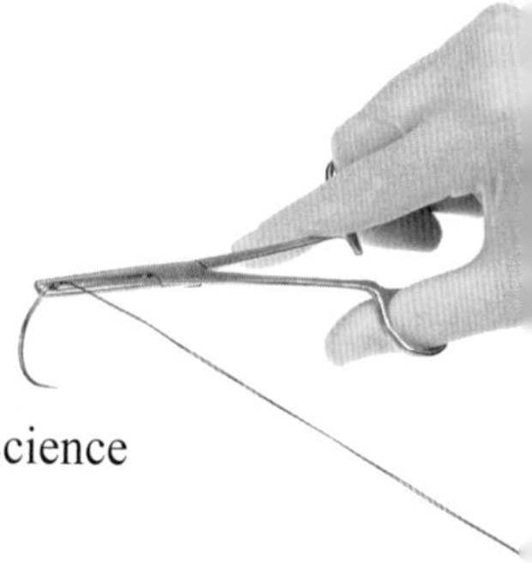

Complications
A Surgeon's Notes on an Imperfect Science

by Atul Gawande
葛文德／著　廖月娟／譯

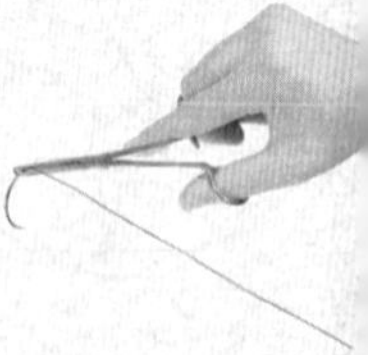

一位外科醫師的修煉

目錄

我把刀鋒放在病人皮膚上，開始切劃。
這種經驗實在太奇特了，會教人上癮：
有見血的亢奮、有擔心做錯的焦慮，
還有堅定不移的信念。

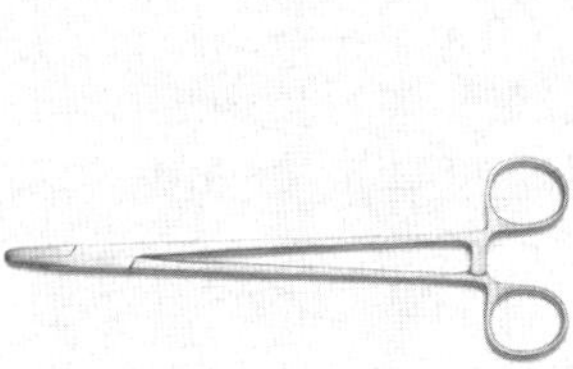

第五章
當好醫師變成壞醫師——125
這種油盡燈枯的例子比比皆是。根據多項研究，
醫師也有酒精成癮的問題，並不會比一般人來得少。
另外，由於藥物和麻醉藥品的取得容易，
醫師更可能濫用藥物。

第2部 難解的謎——150

第六章
十三號星期五的月圓夜——151
我自認是個頭腦清楚、訓練有素的醫師，
不會被這些有的沒的念頭擊敗。
我去圖書館想找出有關十三號星期五的科學研究報告，
看這天是否真的會運氣很衰。

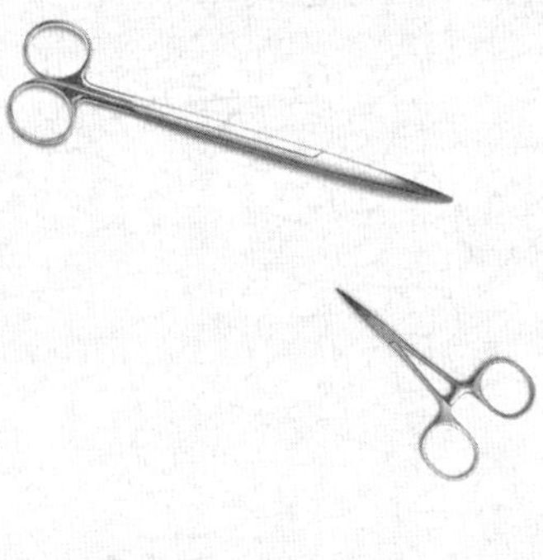

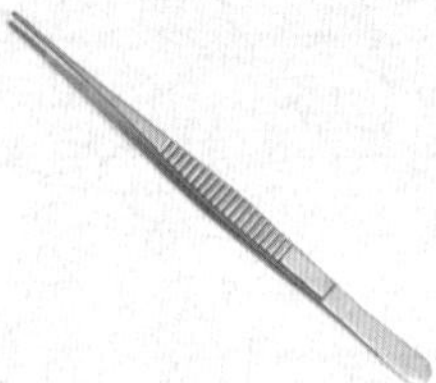

Complications

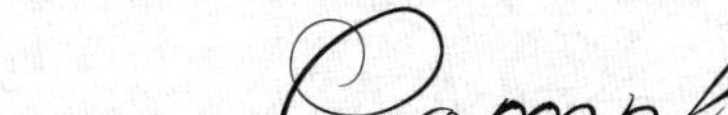

合作出版總序

樹立典範
給新一代醫療人員增添精神滋養

黃達夫醫學教育促進基金會董事長
和信治癌中心醫院院長　黃達夫

我一直很慶幸這四十幾年習醫與行醫的生涯，適逢生命科技蓬勃發展，醫學進步最迅速的時期，在這段時間內，人類的平均壽命幾乎加倍，從戰前的四十幾歲增加到今天已接近八十歲。如今，我雖然已逐漸逼近退休年齡，卻很幸運的能夠與年輕的一代同樣抱著興奮的心情迎接基因體醫療的來臨，一同夢想下一波更令人驚奇的醫學革命。

我更一直認爲能夠在探究生命奧秘的同時，協助周遭的人們解除疾病帶給他們的痛苦，甚至改變他們的生命，這種經常與病人分享他們生命經驗的職業，是一件極具挑戰性、極有意義的工作。在我這一生所接觸的師長、同僚和後輩中，我不斷地發現樂在工作的人，都是從照顧病人的過程中獲得滿足，從爲病人解決問題的過程中找到樂趣。而驅使他們進一步從事教育、研究、發現的工作最強有力的動機也是爲了解決病人的問題。自從我進入醫療工作後，因著這些典範的激勵，支持我不斷的往前走，也常讓我覺得能與他們爲伍是個極大的光榮，更讓我深深感受到典範對我的影響力和重要性。

除了周遭生活中所遇到的典範外，我相信在每個人的生命中，必定也經常從書籍中找到令我們欽慕的人物和值得學習的經驗，這些人、這些觀察也常具有相同的影響力和重要性。因此，我過去曾推薦一些有關醫療的好書給天下文化出版社，建議他們請人翻譯出版，這次當天下文化出版社反過來提議與黃達夫醫學教育促進基金會合作出版有關醫療的好書，由基金會贊助提供給國內的醫學院學生和住院醫師時，我認爲是件非常值得嘗試的工作，董事會也欣然認同這是件值得投入的事情，目前計劃每年出版三本書，給國內新一代醫療人員增添一些精神上的滋養，希望能激勵他們從醫療工作中找到生命的意義和生活的樂趣。

二〇〇二年一月十五日

序

醫師不是全能的

陳昱瑞

我是專業整形外科醫師，曾經過四年的一般外科及二年的整形專科訓練，對本書作者的住院醫師生涯心有戚戚焉——不論是學習中央靜脈導管置入手術，或是其他侵犯性治療手術如心導管、內視鏡及任何外科手術等，現在回想起來，我們莫不是由生疏犯錯中日漸成長，而至熟稔正確。

雖然資深醫師對下一代全都傾囊相授，而且醫院規定住院醫師必須在主治醫師指導、監督下做過多次手術後，才可以獨立開刀，但技藝可教，剛毅難學，即使每個人資質差不多，但頓悟或開竅則有快慢。願意下工夫加以修煉十到十五年者，才可能達到技術高峰。那麼，在醫師的「修煉」期間，誰願意當醫師練刀的對象？病人的權益是否獲得保障？

本書反覆以實例印證醫師不是全能、醫學不夠完美，換言之，醫療錯誤也不可能完全避免——有的錯誤可以彌補，不影響病情，但有的錯誤會延長治療時間或造成傷害，甚或致命。在這樣的情況下，醫師需要做到的是多給病人時間、關懷，和病人多加討論，協助病人及家屬做出醫療的抉擇，或是讓病人在被尊重的感受下將決定權交給醫師。本書尤以最後一章的個案——伊蓮娜的那條紅腿——最能顯現醫療的不確定性和醫師處置時的急迫性。診斷不是非黑即白的，往往要靠醫師的直覺，直覺又與醫師個人的訓練、經驗、個性等有關，這可能不是一般民眾、法界人士，或媒體人士可以理解的。

「在醫學中，我們還是不時必須面對可能性與或然率。我們之所以為這門不完美的科學所吸引，是因為扭轉乾坤的一刻——我們抓住轉瞬即逝、寶貴的機會，以自己的知識、能力或本能改變了一個人的一生，讓這人過得更好。……有時，成功實在讓我感到驚訝。雖然不一定每次都能成功，但還是不時會有捷報。」作者道出我三十年來從醫的心聲，這也是我們從醫不減熱誠，樂趣的所在。

這位年輕醫師筆力萬鈞，細膩中具宏觀，感性但不喧嘩，洞察醫界的必然與不可測，抒發他身為外科醫師的能力與極限，並以史籍記載、科學研究的佐證，為現代醫學及醫療制度做深切的省思、懇切的批評。而作者在鋪陳病人故事時，既有緊張、懸疑，又能不徐不急地引經據典，教育讀者。屏息看到結尾，病人瀟灑看透人生的無常，更讓人如飲甘泉，清涼沁脾、回味無窮。每位醫療人員、關心醫療生態的法界人士、媒體人員及社會大眾都不該錯過！

（本文作者為長庚大學教授）

導讀

感動與震撼

林哲男

二〇〇一年五月參加在La Jolla（洛杉磯南邊聖地牙哥附近）舉行的太平洋小兒外科醫學會年會（Pacific Association of Pediatric Surgeons）後，順路探望在加大柏克萊分校就讀的兩個女兒。同時，在長庚醫院的同事廖運範醫師及黃妙珠醫師夫婦也在舊金山參加醫學會議。我們兩對夫婦相約前往Sonoma Valley的一家溫泉渡假旅館過一個晚上，打一場高爾夫球。回到柏克萊記得是六月中一個很舒適的中午，黃妙珠醫師提議逛書店。柏克萊是一個大學城，就在學校西邊Shutuck街上有一家歷史悠久、頗富盛名的書店Barnes & Noble。黃醫師負責長庚大學醫學院醫學與人文課程，所以一頭栽進相關書籍的書架裡。過不多久，她叫了我一聲：「林醫師，這本外科醫生寫的書，你看看。」

她不經意的給了我的這本《*Complications-A Surgeon's Notes on an Imperfect Science*》，我在飛回台北的華航班機上就看了一半。從來沒有哪本書讓我這麼感動過。

一位即將完成八年外科住院醫師訓練的準外科醫師，寫出了我這個作了三十五年外科工作、即將退休的外科醫師極爲相似而更加深入的觀點。也許我個人的訓練背景——在臺大醫院當完總住院醫師後，又在美國底特律當Straight Surgical Intern及匹茲堡兒童醫院受過小兒外科住院醫師訓練，多少對美國外科訓練有一分熟悉感，所以較易引起共鳴。但誠如作者在自序中所說：「住院醫師可以從一個特別的角度看醫學：你是局外人，什麼都看在眼裡，事情發生時往往不能置身事外；同時，你卻能用新的角度來看。」

除了書中所傳達觀念的外，這本書使我感動的另一個原因是故事中的人，包括患者與醫師。正如作者所說：「我覺得最有意思的還是日常、實際的行醫經驗。我很好奇，當簡單的科學原則碰上複雜的個體會擦出什麼樣的火花？在現代生活中，醫院、診所比比皆是，每一個人或多或少都有就醫的經驗，然而我們卻不一定看得到醫學的眞相，甚至常常對醫學有所誤解。其實，醫學沒有那麼完美，也沒有那麼神奇。」

本書的作者葛文德（Atul Gawande）醫師是印裔第二代，父親是泌尿科醫師，母親是小兒科醫師。他畢業於哈佛大學醫學院，也獲得哈佛公共衛生學院碩士。這本書的書名「併發症」，出之於所有醫療過程中無可避免地會有出乎意料的轉折。

本書分爲三部。第一部主要描述新手如何變成外科醫師、外科在醫療上的兩難困境，以及什麼是好醫師，而好醫師如何變壞。第二部描述的是醫學上的奇蹟與未知，醫師如何盡其所能的治療這些病人。第三部則是描寫病理解剖的重要性、手術同意書行使的迷失，及醫療工作的不確定性。

第一章「一把刀的修煉」非常值得仔細品味。一般人，甚至外科以外的醫師，都不免會以爲外科手術的技術取得有一定的規則可循，其實外科生涯是「走走停停，蹣跚而行，甚至在羞辱中取得技術與信心」。所謂的手術規則，甚至先進的假人，都只能協助學習而不能替代學習。醫師實習的對象，很殘酷的，還是病人。教學醫院的外科醫師一方面要給病人最好的照顧，另一方面必須給初學者有實際動手的經驗，文中所說的「學習是隱蔽的，甚至是偷來的」，可說相當傳神。而書中提起的另一個事實與我的經驗吻合。在美國，住院醫師的實習對象很多是那些沒有指定主治醫師的「貧窮、沒有能力買保險、酗酒或癡呆的」病人，作者認爲，一個外科醫生的完全成熟通常是靠這些社會最底層的人。我自己在底特律的市立醫院當實習醫師時也確實有這種感覺。

「電腦與疝氣工廠」首先描述瑞典蘭德大學醫院的心臟科主任以他的專業與人工智慧競賽，判讀心電圖上的心肌梗塞，結果是機器比人類正確百分之二十。作者接下來描述一種簡單的外科手術——腹股溝疝氣修復術。這種手術在加拿大多倫多附近的修代斯醫院，只需要三十到四十五分鐘（在美國需時九十分鐘），手術費二千美金（在美國要兩倍），而復發率只有百分之一（在美國復發率大約百分之十）。這種差異在於修代斯醫院的十二位醫師只作疝氣手術，因此累積了豐富的經驗。哈佛小兒外科醫師李珀說：「專家的特質在於他能把問題的解決變成自動模式」，「重複使智慧變得自動與自然，正像開車一樣」，所以作者提出他的論點：如果以心電圖判讀的例子來看，認為機器應該代替醫師，那麼「修代斯的例子就暗示醫師應該訓練得像機器」。

大多數的醫師大概不會同意這種論點。但是人工智慧網路對數據的處理，確實要比醫師來得周延而客觀，現代及往後的醫師應該學習的是如何妥善應用，以彌補人類思維的盲點。而「疝氣工廠」這種模式雖然非常專業，但有時不免過度得忘記治療的是「人」而不是「病」。葛文德在書中多處呈現出這種專業化的缺失，醫師不能不警覺

第三章談的是醫生犯錯。在醫療上有一個不容否認的基本事實：所有的醫生或多或少都會犯錯。社會大眾，尤其是律師與媒體，都認為醫療過失基本是壞醫師的問題，其實是極大的誤解。而醫療過失訴訟更使過失魔鬼化，讓醫生無法承認或公開討論自己的過錯，讓病人與醫師敵對，兩造各自編造相反的「事實」。作者在文中以很多篇幅描述每個醫學中心都會定期舉行的「死亡病例與併發症討論會」（M&M）。這種同儕之間的自我檢討，關起門來討論不幸事件或者死亡原因，我個人認為是避免重複犯錯、而且能給予年輕醫師最好教育的方法。

第四章描述每年一度的美國外科醫學會年會。也許有人認為這個年會社交成分大過

學術，但我個人參加了幾次，仍然認爲是值得的，更可藉此一窺最近外科新貌。你可以在外科論壇（Surgical Forum）聽到最新的組織工程研究、年輕研究者的外科狂想與一些令人稱奇的另類想法；你也可以看看腹腔鏡及其他新的外科手術電影；甚至在展覽館裡也可以學習到許多新的技術。

我個人還參加了許多專科的醫學會，目的除了在於拓寬視野，深入問題的討論之外，還有強迫自己每年發表論文。利用這些醫學會給自己壓力，同時也與世界各國專家作一種「華山論劍」的交誼。現在回顧自己的外科生涯，我認爲以這種態度參加各種醫學會是我最大的成就。

第五章是「當好醫師變成壞醫師」。作者以一位五十六歲的優秀骨科醫師因憂鬱症所致，慢慢對病人的醫療愈趨草率，因而引起許多併發症爲主軸，描述好醫師轉壞這種常被忽略的問題。根據美國的統計，有百分之三到五的執業醫師在某些時候不適於診治病人，但正如作者所說：「就像家人面對要把老祖母的駕駛執照吊銷時的心境一樣」，醫界通常選擇沉默以對，總是等到事情變得非常嚴重，對病人、對醫生的傷害都變成無可挽救時才有動作。更困擾的是，有問題的醫師通常會否認自己身心狀況有異，拒絕就醫治療。

在台灣醫界裡，我猜想這種不適任的問題醫師不會更少，對病人的傷害也不會更輕。台灣的醫界，也正如全世界一樣，緊密而封閉。對一位有心理疾病的不適任醫師，除非已經造成很大的傷害，否則同儕及醫院不會付諸行動，實在值得醫院管理單位的重視。

第二部的主題是「神秘」，每個故事各有其難解之謎。作者不愧爲《紐約客》專欄作家，不論是中年建築師的不明疼痛、無藥可解的孕吐、女主播的臉紅之惑，或是減肥與復胖的故事，他都鋪陳得有如偵探小說，步步扣緊讀者的注意力。掩卷之後深感醫學這門學問是如此的深奧複雜，醫學的迷團怕是永無完全解開之日。

第三部的主題是「不確定性」。「最後的一刀」描寫病理解剖日漸凋零的情況及其影響。第二次世界大戰後，病理解剖在歐洲及北美幾乎是病人死後的常規檢查，但現在美國的病理解剖率已經低於百分之十。大部分的人可能會聯想到這是因爲醫院想省錢（死後解剖費用保險公司不給付），或者醫生想隱匿錯誤的診斷與治療，但作者認爲最更重要的原因是新的診斷技術（如超音波、電腦斷層攝影、磁核共振影像等）不斷開發，使醫生對診斷及治療的正確性信心大增，認爲不需要病理解剖來確認。作者進一步說，以現在的醫學科技而言，我們很容易以爲嚴重的錯誤診斷率不會超過百分之一或二，但根據一九九八年及一九九九年的三個研究報告顯示，錯誤診斷率其實高達百分之四十，而其中大約有三分之一的病人如果診斷正確，可能會存活。

在十多年前，醫生治療病人前很少詢問病人的意願，甚至隱瞞重要的資訊——例如病人服用的藥物、將要接受的治療，甚至正確的診斷等。病人被當成小孩，而醫師像父親，但這種狀況慢慢在改變。本書以一位二十一歲、罹患乳癌的女孩爲例。目前醫界對乳癌的治療通常不外以下兩種方法：一是乳房切除術；一是放射線照射（即保留乳房）。兩種方式的存活率差不多。這個女孩的外科醫師告訴她兩者的利弊後讓她作決定，結果病人選擇保留乳房的手術方式。

當然有些醫師會懷疑，如果連醫師都無法決定哪種治療方式較佳，那麼病人如何能作出明智的決定？或如果明知病人作出不適當的選擇時，醫生要怎麼辦？一些較保守的醫師主張一切以病人的選擇爲依歸，但更有良知的醫師會花更多的時間與病人溝通，有時也會請病人尋求其他醫師的意見（第二意見）。其實有不少的病人會把選擇權賦予醫師。病人很高興自主權被尊重，但更高興有人替他作決定。

最後一章是我個人認爲最有意義且有同感的一章。描述一位二十三歲的年輕女孩因爲腳上起泡發炎、紅腫漸漸蔓延到膝蓋，看來就像細菌感染引起的蜂窩性組織炎。但作者因爲在幾星期前剛看過一位壞死性筋膜炎（由劇毒A群鏈球菌感染，會迅速侵犯到深層肌肉、血管、神經）的病人，因而印象深刻。基於直覺，他懷疑眼前這位病人不是單純的蜂窩性組織炎。若要確定診斷，必須全身麻醉後作切片檢查，但是這種疾病非常少見，而「直覺」又不是邏輯思維的結論，如何向病人及家屬說明及解釋？結果病人及家屬根據另一位醫師的第二意見，同意作切片檢查，而結果果然是壞死性筋膜炎，在四天開了四次刀後，終於救回了這個年輕的生命，且保住了女孩的腿。

這本書代表美國醫療界的一股清流。這種如此「傳統」的醫療理念，竟然能存在於那麼資本主義的美國，讓我震撼。我希望這本書不只是醫學生、醫師要看，就是一般民眾也要仔細閱讀。當更多的民眾瞭解醫療的眞正本質時，好的醫師及好的醫療才可能出現。

（本文作者爲中國醫藥大學外科教授、前桃園長庚兒童醫院副院長、前署立桃園醫院院長）

自序

記一門不完美的科學

有一天，我在外傷科值班，救護人員送來一個二十歲左右、臀部中彈的年輕人。病人脈搏、血壓、呼吸都很正常。助手用大剪刀把他的衣褲剪開。我打量著他，眼睛從他的頭掃瞄到他的腳趾，想儘快理出個頭緒。我看到他右側臀部豐厚的肌肉上有個傷口——一個邊緣整齊、一公分出頭的、紅紅的圓洞。這就是子彈的入口，但我看不到子彈穿過身體的出口，也沒發現其他明顯的傷痕。

他很清醒，而且怕得要死。我們帶給他的恐懼顯然要比他體內的那顆子彈還多。「我沒怎樣，」他一再堅持地說：「我**真的**沒怎樣啊。」我戴著手套，指頭伸進他的肛門，幫他做肛診。指頭伸出來的時候，上面沾滿了鮮血。接下來，我幫他裝了導尿管，可見鮮紅的血從膀胱冒出來。

顯然，血是子彈深入體內造成的。我告訴他，他的直腸和膀胱已遭池魚之殃，大血管、腎臟和其他腸道可能也有不測。我說，他的傷勢嚴重，不得不開刀，而且現在就得去。他瞧見我的眼神，知道大事不妙，護士也做了準備要送他上路了。於是，他點點頭，幾乎是在不能自主的情況下，把自己的性命交到我們的手中。推床在走道上飛奔，輪子發出沙沙的響聲，點滴袋在半空中搖啊搖著，有人早已幫我們把門推開，讓我們呼嘯而過。到了開刀房，麻醉科醫師讓他昏迷，我們飛快地在他腹部中央劃了長長、深深的一刀，從肋骨劃到恥骨，然後用拉鉤把他的肚子撐開。一看，竟然……什麼都沒有，不見子彈長驅直入的痕跡。

沒有出血，膀胱沒有傷口，直腸也很好。那子彈不知到哪裡去了？我們瞄了一下鋪單下的導尿管。尿現在又正常了，是澄清的黃。體內甚至沒有絲毫出血的跡象。我們請醫務工把X光機推來，就在開刀房照了他的骨盆、腹部和胸部。那顆子彈就是遍尋不著。奇怪，實在太奇怪了。尋覓了一個多小時，徒勞無功，似乎我們也不能做什麼了，只好把他的肚子縫合起來。幾天後，我們再為他照一張X光片。這回看到一顆子彈好生卡在他腹部右上方。這怎麼解釋才好？一顆直徑一公分出頭的子彈何以從臀部跑到腹部上方，而且一路沒有傷及任何部位？為什麼當初在開刀房照X光的時候看不出來？還有，一開始看到的鮮血是哪裡來的？我們為他開膛剖腹，對他的身體造成的侵犯，其實已經超過那顆子彈對他的傷害。最後，我們決定不再多事，放過那個年輕人，不再為了取出子彈再開一次刀。他繼續在醫院住了一個禮拜。除了我們在他身上留下的那一道長長的傷口，看來眞的沒有問題。

我發覺，醫學眞是個奧妙的學門，很多地方教人百思不解。病人把性命交給我們全權處理，讓我們爲所欲爲。我們做醫師、護士的，把針、管插入病人的身體，操縱他們體內的化學狀態、生物環境和物理反應，讓他們失去知覺，打開他們的身體，露出他的五臟六腑。我們會這麼做，是因爲我們對醫學有不變的信心，知道我們這一行在做什麼。然而，你如果貼近我們，近得可以看到我們皺起來的眉頭、疑慮，看到我們什麼失手了、什麼成功了，你就會發現醫學不但有雜亂無章的一面，也有迷團，然而也不乏驚人之處。

醫學一直讓我感到驚異的一點就是，這個志業終究還是得仰仗「人」。通常，我們想到醫學的神奇，我們會想到這是科學給我們的利器，教我們以檢驗、機器、藥物或手術對抗疾病和痛苦。無庸置疑，這正是醫學的成就。但是，我們很少看到醫學到底是怎麼樣運作的。比方說，你咳個不停，該怎麼辦？這時，你得去找醫師，靠醫師幫你把病醫好，不是靠科學。然而，幫你治病的醫師也是凡人，有得意的時候，也有倒楣的一天。他笑起來可能很古怪，髮型也許剪得很土。你看完病，後面可能還有三個病人在等著。此外，他既有的知識與技能，以及他還在努力摸索、學習的東西，兩者之間無可避免地還有一段距離。

最近，有一天晚上，救護直昇機把一個小男孩送來我們醫院。我們姑且叫他小全吧。小全瘦瘦小小，頭髮一根根尖尖刺刺的。這孩子應該還在念小學，一向很健康。但上個禮拜，他母親注意到他一直乾咳，而且無精打采的，不像平常那樣活蹦亂跳。過去兩、三天，都吃不下。做母親的想，他可能是感冒了。那天晚上，他母親看他臉色蒼白、顫動、有哮鳴聲，且突然間變得呼吸困難，於是送他到附近的醫院求診。醫師給他吸了蒸氣吸入劑，認爲他可能是氣喘發作。但X光片出來後，醫師發現原來此病非同小可，他的胸腔有一大團東西。電腦斷層掃描之後，病灶終於現出原形：這一團東西幾乎像橄欖球一樣大，很密實，把心臟和周遭的血管團團圍住，心臟因而被擠到一邊，通往肺部的呼吸道也遭到擠壓。通往右肺的呼吸道已經完全被腫瘤攻佔，從片子上看來，已塌陷成灰色的一小塊。胸腔右側都被腫瘤的液體佔滿，小全只能靠左肺了，而腫瘤已壓迫到左側氣管。他就診的那家社區醫院無法應付這麼複雜的急症，就把他轉到我們醫院接受治療。儘管我們醫院有頂尖的專科醫師，也有最先進的儀器，但這並不表示我們胸有成竹，知道如何救治小全這樣的病人。

小全來到我們的加護病房時，呼吸有尖銳的喘鳴聲，遠在三張病床外就聽得到。關於這種情況，醫學報告一致認爲：有著致命的危險性。即使是讓他躺下這麼簡單的動作也可能使腫瘤阻塞住僅存的呼吸道。給予鎮靜劑或麻醉藥也一樣，可能使他窒息而死。

這時，更不可能開刀切除腫瘤了。我們知道化學療法可能在幾天內使腫瘤消下來。問題是，這孩子恐怕時間不多，不知能否撐過這個晚上。

有不少人守候在小全的病床旁照顧他，包括兩個護士，一個麻醉科醫師、一個小兒外科研究員，和三個住院醫師（我就是其中之一）。資深小兒外科醫師已從家裡開車前來，現在還在路上，於是用行動電話跟我們連絡。腫瘤科醫師也已收到呼叫，就快趕到了。一個護士把枕頭放在小全背後，讓他靠著，儘量坐直。另一個護士把氧氣罩覆蓋住他的口鼻，並把監視器接好，追蹤他的生命徵象。他的眼睛睜得很大，眼神滿是恐懼，呼吸速率比正常快了兩倍。他的家人不能和他一同搭機前來，只能坐車子來，現在還在遠方。不過，小全這孩子表現得很勇敢，教人憐愛。孩子就是這樣，往往比你想像的表現得更好。

我的第一個念頭是，在腫瘤阻塞住全部呼吸道之前，麻醉科醫師該幫他做氣管插管。但是，麻醉科醫師認爲這是無稽之談。這孩子還清醒，不能打麻醉劑，怎麼插？更何況，他是坐著，不是躺下。再說，腫瘤已經壓迫到呼吸道，她實在沒有把握可以把管子插進去。

小兒外科研究員提出另一個意見：何不把導管插入孩子的右側胸腔，將裡面的積液引流出來，也許腫瘤就會從左肺偏向右邊？我們用電話跟小兒外科資深主治醫師討論這種作法，他很擔心，這麼做只會使情況更糟。一旦，你移動了山頂的大石頭，怎麼能篤定這石頭必然會滾向何方？由於大家都想不出更好的點子，最後主治醫師也只好說，你們先動手試試。

我用最簡單的話向小全解釋，恐怕他還是沒聽懂。不過，不管聽懂了、聽不懂，都一樣。我們準備好所有的器械，兩個人抓著小全，一個人把局部麻醉劑注入他的肋骨之間，然後在他胸部切了一刀，再把一條長約四十五公分的塑膠導管插進去。管子源源不斷地湧出大量血水。有那麼一刻，我實在擔心我們犯了大錯。然而，結果出乎意料的好，腫瘤果然偏到右邊，左肺和右肺的呼吸道都通了。小全立刻覺得呼吸順暢多了，呼吸聲也變小了。我們目不轉睛地看了他幾分鐘之後，也都鬆了一口氣。

後來，我才想起我們做的決定。這次，完全是靠運氣。我們像是盲人騎瞎馬，誤打誤撞，沒想到還眞走對了路。我們還沒想到，萬一搞砸了，要如何補救。後來，我在圖書館查閱相關病例的報告，才得知的確還有其他選擇。顯然，最安全的作法是先幫他裝個開心手術用的人工心肺機。不管怎麼說，至少也得準備一台，以備不時之需。後來，我跟當初在場照顧小全的同事談起，沒有一個人後悔那麼做。畢竟，小全死裡逃生，這才是最重要的。小全已開始接受化學治療。他胸腔內的液體化驗之後，證實腫瘤屬於一種淋巴瘤。腫瘤科醫師告訴我，這麼一來，小全完全治癒的機會應該可以超過七〇%。

醫學上的確看得到這樣化險爲夷、教人驚心動魄的時刻。這也是本書寫作的起點，記錄我在這種時刻的所見所聞、所思所想。我們希望醫學是井然有序的，期待這個學門和我們所做的種種醫療處置都是有條有理的。然而，醫學不是如此。醫學是門不完美的科學，是個瞬息萬變的知識體，我們得到的訊息不一定靠得住，而執行醫療業務的人不免會犯錯，同時面對的卻是性命攸關的事。我們所作所爲的確是有科學根據的，但我們也依靠習慣、本能，有時也得猜測，碰碰運氣。在我們既有的知識和我們的目標之間，永遠有一段落差。這個落差使得我們做的每一件事更加複雜。

我是個外科住院醫師。一轉眼，八年的一般外科訓練就要告一段落。本書正是來自這個階段種種刻骨銘心的經驗。沒在外科工作的時候，我會在實驗室，也做公共衛生研究或選修哲學和倫理學方面的課，也在政府機關做醫療衛生政策的顧問。我不但是個醫師，也是人子（我父母都是醫師）、人夫和人父。我希望在我寫作的時候，可以把這些角色的觀點納入。最重要的是，這本書是我日日夜夜照顧病人的見聞實錄。住院醫師可以從一個特別的角度看醫學：你是局內人，什麼都看在眼裡，事情發生時你往往不能置身事外；同時，你卻能用新的角度來看。

從某個方面來看，外科手術似乎是對付臨床醫學不確定性和難題的一種手段。外科手術也和醫學一樣走向高科技，然而最好的外科醫師都深刻地體認到，科學和人類技術是有限制的。但是，在手術檯上，他們還是必須表現得果決，當機立斷。

本書書名《*Complications*》（併發症），不只意味著在醫學中種種令人無法預期的轉折，更貼切地說，這代表我對醫學不確定性和困境的深深關切。書中記錄的，是我的行醫歷程。有的在教科書上找不到解釋、教我困惑，有的使我輾轉反側，也有讓我驚異不已的。我將本書分成三部：第一部是檢視醫師的過錯，探討醫療疏失到底是怎麼發生的，描述新手的刀法如何才能從笨拙變得純熟，思考什麼是好醫師，以及爲什麼好醫師會變成壞醫師的問題；第二部則把焦點放在難解的醫學之謎。未能解開這樣折磨人的謎，我們能怎麼辦？因應之道爲何？像是一個長期爲背痛所苦的建築師，這背痛教他簡直不知道如何活下去，奇怪的是，他的身體檢查結果完全正常。還有一個孕婦，從懷孕早期開始，就不斷噁心嘔吐，甚至到吐血，直到生產完才解脫。還有一個電視女主播，不知怎麼非常容易臉紅，臉紅嚴重影響到她的工作；第三部的重點在醫學的不確定性。醫學上還有一些領域是荒蕪的，是我們還不知道究竟的，然而這個部分似乎比起我們已經掌握的知識要來得重要而有趣。踏入這個無知的領域時，我們該如何步步爲營，才能化險爲夷？

我希望書中一頁頁展現的，不只是我的理念，還有人物，包括病人和醫師。話說回來，我覺得最有意思的還是日常、實際的行醫經驗。我很好奇，當簡單的科學原則碰上複雜的個體會擦出什麼樣的火花？在現代生活中，醫院、診所比比皆是，每一個人或多或少都有就醫的經驗，然而我們卻不一定看得到醫學的眞相，甚至常常對醫學有所誤解。其實，醫學沒有那麼完美，也沒有那麼神奇。

第❶部

孰能無過？

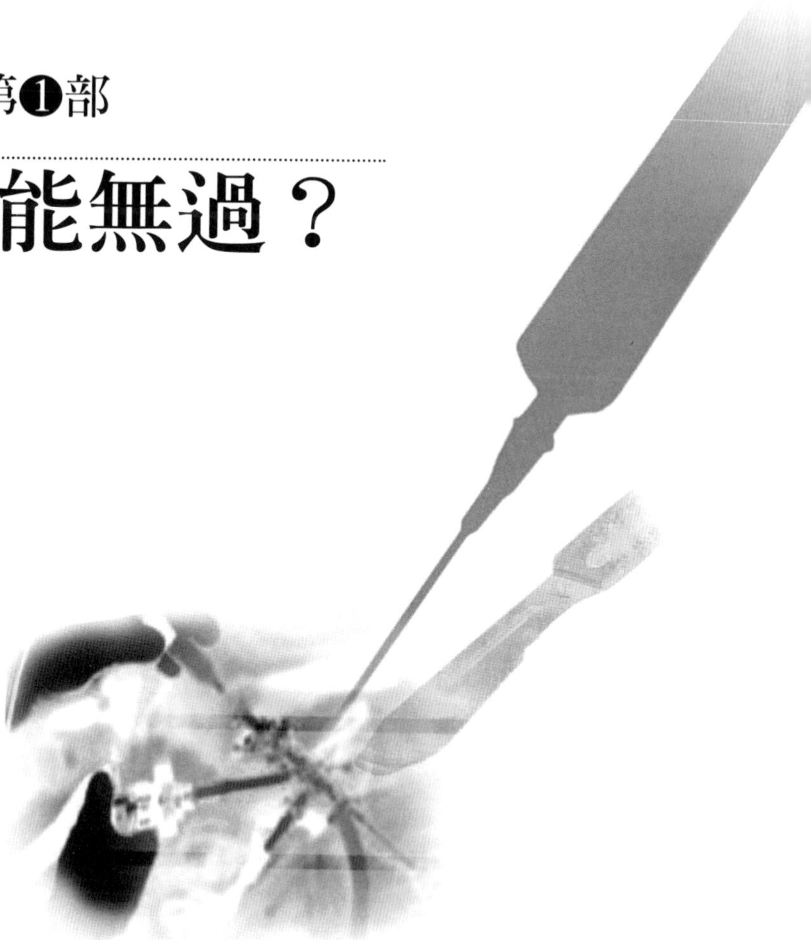

第一章

一把刀的修煉

真不敢相信，我竟然把這麼粗的針戳進一個人的胸部。

我全神貫注，筆直下去。

我不斷刺到鎖骨，而不是讓針從鎖骨下方溜進去。

「哇！好痛！」病人慘叫一聲。

病人需要一條中央靜脈導管❶。總醫師S說：「你的機會來了！」我還沒做過呢。「你先去準備。可以開始的時候就呼叫我。」

這是我外科住院醫師訓練的第四個禮拜。我的白色短袍口袋脹得鼓鼓的，裡面有病人檢查結果列印單、CPR步驟❷和聽寫系統操作的護貝卡片、兩本外科手冊、聽診器、傷口敷料、餐券、筆形手電筒、剪刀，還有湊起來約一塊美金的零錢。我爬上樓梯，往病人的樓層走，一顆心七上八下的。

很好，我告訴自己，終於可以親手試試了。病人五十來歲、矮矮胖胖的、話很少，一個禮拜前腹部開過刀。現在，胃腸功能還沒恢復，不能進食。我向他解釋，我們得從靜脈為他補充營養，因此必須在他的胸腔上裝一條「特別的管子」通到他的靜脈。我說，在裝管子的時候，我們會請他躺平，然後在他胸部打上局部麻醉劑，讓他不會痛，管子再從那裡插下去。我沒說的是，那導管有二十公分長，將長趨直入，通到他的腔靜脈，也就是進入心臟的大血管。我也沒說，這種導管植入不簡單，需要眞功夫。我說了，可能會有「一點點風險」，像是出血或肺塌陷。如果是饒富經驗的老手，出現這種問題的機率，每一百個病人還不到一個。

當然，我還不是老手，而前車之鑑不遠：有個住院醫師不愼弄破了一個女性患者的腔靜脈，結果病人大出血，死了；還有一個住院醫師在放導管的時候，手一鬆，管子中的金屬導線溜了，飄流到心臟裡面，只好開大刀，把整個胸廓剖開；有個病人在裝導管的時候心跳遽停、心室顫動❸。我問病人，可以幫他裝管子了嗎？上述眞實故事，隻字未提。病人說：「好。」我可以動手了。

我看過S裝過兩次。一次是在昨天。我目不轉睛地看著每一個步驟。我看她把器械、材料準備好，讓病人躺平，然後把包布捲成一條圓軸塞到他的肩胛骨下面，讓他胸廓突起。我盯著她用棉棒沾消毒藥水在病人胸上塗抹，然後注射局部麻醉劑 lidocaine。接下來，穿戴無菌衣帽、手套的她手拿針筒往病人胸腔、靠近鎖骨的地方戳下去。那針長達三吋，很粗。病人面不改色。S告訴我這一針要怎麼戳，才不會傷到肺臟（「針要筆直下去，在鎖骨正下方一戳」），也指點我如何找到那條橫行的鎖骨下靜脈——一條通往腔靜脈的血管，在肺部頂端附近（「針要筆直下去，在鎖骨正下方一戳」）。她幾乎一口氣推到底，然後回抽針筒。抽出來的血是暗沈的棗紅色。很好，進去了！（她說：「如果是鮮紅的，就是戳到動脈。那就不妙了！」）

一旦你把針戳進靜脈，就得把靜脈壁的孔洞弄大一點，讓導管剛好進得去，再往正確的方向推進——往下朝向心臟，而非往上朝著腦子。整個過程不可傷及血管、肺部或其他地方。S解釋說，為了做到這點，你必須使鋼絲就定位。她把注射筒抽出，針留在原位。血流了出來。她拿出一條長約六十公分、二十號（直徑二十分之一吋）的鋼絲。這鋼絲看來就像電吉他的D絃。她從針孔把導線穿進去，幾乎整條線都沒入靜脈，直至腔靜脈。她對我耳提面命：「不要強行穿入，更不可以放手。萬萬不可。」心臟監視器出現一連串短促的心跳聲。S很快把導線回抽二、三公分。看來已經碰到心臟，造成短暫的心室顫動。她小小聲地說：「看來，我們已經到了。」然後對病人說：「很好，再幾分鐘就好了。」她把針抽出來，換上粗粗、硬硬、像個塑膠子彈的血管擴張器。她用力推進去，讓靜脈孔洞擴大一點。接著，取出擴張器，靠鋼絲的導引，把細長、黃黃、軟軟、像是義大利麵條的中央靜脈導管穿進去。整條管子都進去後再拉出導線。她用heparin溶液把管子清洗一下，然後縫到他的胸壁上。大功告成。

每一個步驟我都看過了。現在該我上了。我先準備器械、材料——中央靜脈導管、手套、無菌服、帽子、口罩、lidocaine——光是這些就耗了不少時間，好像永遠都準備不完似的。東西都齊了之後，就去病房。我在病房門口駐足，眼睛發直，靜靜回想那一步步該怎麼做。哎，怎麼辦？還是迷迷糊糊的。不能再拖了，我得趕緊。在這之後，還有一大堆的事要做呢：A先生要辦出院；B先生做腹部超音波；C太太皮膚上的夾釘要拔……每十五分鐘左右，就有人呼叫我，交代更多的事下來——X先生噁心想吐，快去看看；Y小姐的家屬來了，去跟他們解釋、討論；Z先生需要通便劑。我深深吸了一口氣，裝出一副從容的表情，好像告訴別人：別擔心，我知道我在做什麼。我推門進去。

我把材料放在病床邊的桌子上。我伸手到病人脖子後面，幫他解開袍子後的結。我讓他在床上平躺，露出胸部和臂膀。我打開床頭上方的照明燈，把床升高，然後呼叫S。我穿上無菌服、戴上手套，在已經消毒的盤子上放好導管、鋼絲等器械和材料。（記得S就是這麼做的）。我用針筒抽了五cc的lidocaine，把兩根棉棒沾上棕黃色的優碘，做爲皮膚消毒之用，然後打開縫合包。萬事俱備。

S來了。「血小板多少？」

我的胃一陣絞痛。我忘了查。糟糕：病人的血小板數太低可能會大出血。S去查了一下電腦。嗯，還好。

我抱著懺悔的心情，拿著棉棒在病人的胸部上塗抹。「包布墊了沒？」噢，我又忘了。病人看我一眼。S什麼也沒說，拿了條包布捲成圓軸，塞在病人的肩胛骨下。消毒好了之後，我把鋪單放在他胸部上，只讓右上方露出來。病人有點侷促不安，動來動去的。S檢查盤子上的東西。我的神經繃緊了。

「沖洗導管的注射筒呢？」糟了，我又忘了。她自個兒出去拿。

我在病人的胸部摸來摸去，找尋下針依循的地標。「這裡嗎？」我用眼神向S探問，不希望病人的信心受到更進一步的打擊。她點點頭。我注射lidocaine。（「先生，你會覺得有東西刺進去，而且熱熱的。」）接下來，我拿起那根長長的粗針，戳進皮膚。我慢慢把針推進去，怯生生的，一次只敢前進一點點，害怕戳到不該戳到的地方。媽的，這針眞粗。眞不敢相信，我竟然把這麼粗的針戳進一個人的胸部。我全神貫注，筆直下去。我不斷刺到鎖骨，而不是讓針從鎖骨下方溜進去。

「哇！好痛！」病人慘叫一聲。

「對不起。」我向他道歉。S用手比劃了一下，示意我從鎖骨下面進去。這次進去了。我回抽針筒。什麼都沒抽出來。她又比劃，深一點。好，深一點。還是什麼都沒有。我把針抽出來。針的上面卡了一點組織碎片。我沖乾淨，再試一次。

「啊！」病人大叫。

還是太淺。最後，我終於又進去了。我回抽針筒。還是什麼鳥東西都沒抽出來。我心想，這傢伙太肥了吧。S穿上無菌衣、戴上手套。她說：「來，我看看。」我把針交給她，站到一邊。她把針戳進去，回抽針筒。進了！她已經進去了。她告訴病人：「很快就好了。」我覺得自己很沒用。

下一步，她讓我接手。我又笨手笨腳。我打開包著鋼絲的塑膠套。鋼絲跑出來後，我才知道這一條還真長，又容易晃來晃去。我拿著一端，準備穿進病人體內，沒注意到另一端差點碰到沒有消毒的床單。S提醒我，我才想起血管擴張器忘了放。好吧，那就回頭放吧。放的時候，我推得不夠緊，S只好動手幫我，最後她幾乎一手包辦了。終於，導管放進去了，我們沖洗、縫合。

走出病房。S說，下一次我就不會那麼手忙腳亂了。她說，逝者已矣，來者可追。別擔心，有一天我一定會駕輕就熟的。「多練幾次就會了。」我沒有把握。這條管子真是難纏，我完全抓不到竅門。我一想到拿根粗針往別人的胸部深深一戳，也不知戳到哪裡，就膽顫心驚。我忐忑不安地等病人的X光片出來。還好，沒傷到病人的肺，管子也放對了。

並非每一個人都覺得外科手術引人入勝。第一次走進手術室的醫學生，看主刀的老師拿著刀往病人身體切下去的時候（像切水果一樣），有人看得心驚肉跳，有人則敬畏得目瞪口呆。我就看得目瞪口呆。讓我覺得目眩神迷的不只是湧出來的鮮血、露出來的五臟六腑，還有主刀者的自信——那毅然決然切下去的樣子。

有人如此責難外科醫師：「明知開錯刀難免，但下刀之時從不猶豫。」但在我看來，這似乎是他們的長處。每一天，外科醫師都得面對詭譎多變的情況：訊息不足，學理模糊，醫師本身的知識和能力永遠嫌不夠。即使是最簡單的手術，也不能拍胸脯保證病人術後一定會更好——就是有病人無法活著從手術室出來。我第一次站在手術檯旁邊看前輩開刀的時候，實在很想知道，外科醫師怎知這刀開下去，病人一定會好轉，所有的過程跟事先料想的一樣：出血可以止住、不會發生感染的問題，其他器官也不會遭到池魚之殃。當然，外科醫師在下刀的時候並不知道。然而，刀還是開下去了。

有一天，我終於有機會親自操刀。那時，我還只是個醫學生。主刀醫師用一支筆在病人肚皮上做記號，畫了一條十五公分長的虛線。病人沈睡。護士把手術刀遞給我，我嚇了一跳。我還記得那剛從高壓蒸汽消毒鍋出來的刀子握起來暖暖的。主刀醫師叫我伸出空下來的那隻手，用拇指和食指把皮膚張緊。接下來，他說，一刀下去，大膽一點，直接切到脂肪層。我把圓腹端的刀鋒放在病人皮膚上，開始切劃。這種經驗實在太奇特了，會教人上癮：有見血的亢奮、有擔心做錯的焦慮，還有堅定不移的信念——這全是爲了病人好。我還發覺，得用更大的力氣才切得下去——這種感覺教我反胃（皮膚很厚而且有彈性。方才下刀，切得太淺，不得不再切一次。）就在這一刻，我決心要走外科——不是玩票，拿過刀就算了，我希望成爲一個信心十足、身經百戰的外科醫師。

然而，住院醫師一開始是不可能有這種熟練和氣魄的。刀子要往病人的肌膚切下去或針要戳向病人胸部的時候，還是會心生膽怯——這是種難以克制的本能。我做外科住院醫師的第一天就被排到急診。在我最先處理的幾個病人中，有一個是二十來歲、黑髮、瘦瘦的女孩，腳掌不知怎麼竟插入了一根長七十來公分的木頭椅腳。她一跛一跛地走進來，痛得咬緊牙根。她解釋說，她正要坐在這張餐椅上的時候，一根椅腳突然垮了。她怕跌了個四腳朝天就跳起來，打赤腳的她一個不小心踩到椅腳上突出的螺釘，那釘子有七、八公分長呢。我希望給人一個老成、沈穩的印象，不像是上個禮拜才拿到畢業證書、毛毛躁躁的菜鳥醫師。我裝出冷靜、歷盡滄桑，這種事已經看過不下一百次的樣子。我仔細看了她的腳，發現螺釘已經嵌入大腳趾裡面的骨頭。我看了又看，覺得應該沒有出血，也沒骨折。

「哇，一定很痛吧。」我冒出白癡的一句。

顯然，現在該給她一針破傷風，然後把螺釘拔出來。我叫護士給她打支破傷風針，接下來開始擔心螺釘拔出來後發生難以預料的情況：萬一流血不止，怎麼辦？趾骨會不會被我弄斷？或是其他更糟的？我跟病人說，我先離開一下。我尋尋覓覓，找尋當天値班的資深外科醫師W。我發現他正在處理一個車禍病人。病人血肉模糊，旁邊的人大呼小叫。一地的血。顯然，現在不是向W醫師請教的好時機。

於是，我請病人去照X光，以爭取時間，看她是否和我原先料想的一樣沒有骨折。畢竟，我經驗不足，沒有把握。很好，這一趟花了一個小時，X光片顯示她沒有骨折。放射科醫師說，這只是單純螺釘嵌入，「就在第一趾骨前端。」我給病人看她的X光片：「妳看，螺釘嵌入妳的第一趾骨前端。」病人問我，你打算怎麼做。是啊，怎麼做才好？

我又去找W醫師。他還在忙，忙著處理那個車禍病人，不過這次我有機會拿著病人的X光片向他請教。他一看，輕輕笑了一聲，問我打算怎麼做。「把螺釘拔出來嗎？」我小心翼翼地探問。「對！」他說出這個字的意思就是「快去！」他確定我給病人打了破傷風預防針，就叫我去處理。

我回到病人跟前。我告訴她，我會幫她把螺釘拔出來。我心裡準備好她也許會問：「你？你來幫我拔嗎？」然而，她只是說：「好。那就拜託了。」我該動手了。起先，我請她坐在檢查檯上，讓她的腳在檯子一側懸著。好像不行。我還是請她躺著，腳突出檢查檯的尾端。每動一下，她就更痛。於是我在螺釘嵌進去的地方打了局部麻醉劑。她覺得好一點了。現在，我一隻手抓著她的腳，還一隻手抓著椅腳。我突然愣了一下，像個木頭人。眞的要這麼做嗎？該這麼做嗎？我以爲自己是誰？

最後，我告訴自己，別再呆若木雞，動手吧。好，一、二、三，拔。一開始，我不敢用力。一看不行，我不得不再加把勁。病人哀嚎。螺釘動也不動。我扭轉了一下，突然間釘子出來了。沒有出血。我把傷口清洗一下，按照教科書寫的穿刺外傷處理原則去做。病人說，雖然腳還酸痛，但可以走了。我告知病人還是可能會有感染的危險，要她注意。她的感激之情溢於言表，對我讚許有加，就像伊索寓言裡那隻對老鼠感激不盡的獅子。那天晚上，我下班回家，高興得飄飄然。

手術其實和其他的技能沒有什麼兩樣，技巧和自信都是從經驗學來的——不知跌倒多少次、受過多少屈辱才豁然開朗。不管是打網球、吹雙簧管，或是修理電腦硬碟，也都一樣，只有不斷練習才能成爲高手。不過，外科醫師有一點不同：我們是在活人身上練習。

我第二次幫病人放中央靜脈導管，沒比第一次好到哪裡。那是加護病房的病人，很嚴重，必須使用呼吸器。我們必須爲她裝一條中央靜脈導管，把強效藥物直接送到她的心臟。她因爲用了大量的鎭定劑，沈睡不醒。我爲自己慶幸，這麼一來，她就看不到我手忙腳亂的窘態。

我的準備工夫這次進步了。我沒把包布圓軸忘了，heparin 沖洗的注射筒也擺在盤子上了。我查了她的血液檢查數值：可以接受。這次，我也記得鋪單面積鋪大些，萬一又失手，沒拿好鋼絲，就不會碰到沒有消毒的地方。

儘管準備得十全十美，後來還是教人洩氣。針先是插得太淺，後來又戳得太深。我一試再試，挫折感愈來愈深。一個角度不成，再換一個。唉，還是不成。我再接再厲。突然間，我發現針筒裡有點血：進去靜脈了！我用一隻手把針固定住，另一隻手回抽針筒。針筒太緊，抽不開來。於是，我用力拉拔。一拉開，針鬆動了，脫離靜脈。病人的胸壁開始冒血。我用力按壓止血，足足壓了五分鐘。她的傷口附近都淤青了：血腫。導管不可能進去了。我想要放棄。可是，她需要這條管子。指導我的學長——一個第二年住院醫師——又不肯放我一馬。這條管子非裝上不可。我送她去照了X光，確定剛才沒傷到她的肺。學長又拿了一套全新的器械來給我，要我換另一邊，再來一次。我還是搞砸了。再這麼下去，病人要成針包了。學長看不下去，於是接手。他花了好幾分鐘、戳了兩、三次才找到靜脈。我覺得好多了。也許，這病人特別難纏。

幾天後，我又上陣。這是我裝中央靜脈導管的第三個病人。我心中疑雲重重：怎麼做才對呢？我戳啊戳的，就是戳不到。於是我退到一邊，盯著我的學長過來接手。他一試就成。

做外科醫師的相信人人生而平等。這平等是指每一個人的資質都差不多，練習多了，自然就會比較厲害。也就是說，他們相信的是練習，不是才能。一般人常以爲外科醫師必然有雙巧手，其實不一定。我申請到外科做住院醫師的時候，沒有人考我縫紉，也沒有人要我做手部的靈巧試驗，或是檢查我的手是不是會抖。即使你少了根指頭，也有可能錄取。當然，才能是有幫助的。教授說，每隔兩、三年，他們還是會看到天生適合走外科的人——再怎麼複雜的刀法，兩、三下就學起來了。還有呢，不但能夠鳥瞰全局，還能注意到小地方，防範未然。然而，主治醫師還是說，他們欣賞苦幹、實幹的人——細心、認眞、努力，像個呆子一樣日日夜夜、經年累月勤練同一套東西。有個外科教授曾對我說，如果有兩個人讓他選，一個是不憚其煩努力複製基因的博士，另一個是天才雕刻家，他會選哪一個做他的徒弟？他說，他每一次都會選博士。他說，當然啦，雕刻家那雙手可能更適合做外科醫師，但是他還是選博士，因爲這種人比較「實在」——扎扎實實的功夫才是最要緊的。外科醫師深信，技術可教，剛毅難學。很奇怪，外科需要人，總喜歡找沒有經驗的菜鳥，花個幾年訓練他們、磨練他們，栽培出來之後，再好好任用。所有外科部門都一樣，從一般外科到高級外科都是。

這個方法的確有效。有許多研究以一些頂尖好手爲調查對象，像是國際知名的小提琴家、棋王、職業滑冰選手、數學家等。研究人員發現，這些一流好手和表現較差的人相比，最大的差異就在潛心練習的時間長短。說實在的，最重要的才能就是練習，願意練、肯練。認知心理學家艾瑞克森（K. Anders Ericsson）說，想要成爲一等一的高手，最重要的內在因素就是，是否**願意**長時間、無怨無悔地接受千錘百鍊。他還發現，高手跟其他人一樣討厭練習[4]。（這也就是爲何職業體育選手和音樂家在退休後常常不再練習了。）要出類拔萃必須要有努力不懈的意志。

我該堅持下去嗎？我不知道。就拿中央靜脈導管來說，我老是放不進去。這樣屢試屢敗，又有什麼好處？如果我很清楚錯在哪裡，就知道要在哪個地方多下功夫。然而，我就是搞不清楚。每一個人都好心給我建議：有人說，針鋒斜面要向上；另一個說，針鋒斜面要向下；還有人說，針的中間彎一下再進去；又有人說了，針要彎彎地進去。有一陣子，我能躲就躲，不想幫病人裝了。然而，還是有躲不過的時候。很快，我又得硬著頭皮上場了。

眞是來得不巧。昨夜，忙到天亮，完全沒闔眼。今天，又累了一整天。病人噸位驚人，是個一百三十六公斤的大胖子。由於胸部和腹部肥肉的壓迫，無法平躺，躺下去就很難呼吸。可是，他還非裝條中央靜脈導管不可。這人傷口感染嚴重，必須從靜脈給予抗生素。然而，我們無法在他手臂上找到任何一條可以做靜脈注射的血管。我想，這次成功的機率微乎其微。不過，住院醫師沒有選擇的餘地，只能聽命行事。

我走到病人住的那間病房。他面有懼色，說他無法平躺超過一分鐘。他也說了，他很了解情況，所以願意盡力配合。我告訴他，我們會儘可能讓他坐著，直到不得不平躺的時候。他也同意了。我們就試試看吧。

我做了一切的準備：查看血液檢查報告單、把器械和材料包拿出來，還有準備塞到肩胛骨下面的包布等。他坐著，讓我用棉棒沾藥水爲他的胸部消毒。這次盯著我的是總醫師S。準備好了之後，我請S幫忙，讓他平躺下去，拿一個氧氣罩蓋住他的口鼻。他胸部上的肥肉就像海浪一樣起伏。我的指尖摸不到這個胖哥的鎖骨，也就不知從哪兒下針。然而，他已經上氣不接下氣，臉漲得通紅。我給S使個眼色：「妳要接手嗎？」她示意，你繼續吧。我只好用猜的。我惴度鎖骨下方、可以下針的那一點，打上局部麻醉劑，接著就把粗粗的針戳進去。我還在想，可能還要一點時間才會就位。突然間，我發覺針已經到了。我戳得更深一點。回抽針筒，眞不敢相信：針筒裡有血。**我進去了**。我聚精會神，好好把針固定住，然後拔出針筒。很好，針紋風不動。我把鋼絲穿進去，一路到底。這時，他已經在掙扎了。我們只好讓他坐起，好好呼吸。再次請他平躺的時候，我趕緊裝上擴張器，把導管溜進去。S說：「很好。」說完，就走了。

那天到底是怎麼進去的，我還是懵懵然，不知成功關鍵的何在？（每一次不都是這麼做？）說也奇怪，從那時起，我幫病人裝管子，都進得去了。這就是練習的成果吧。日復一日，你只是了解一小部分，有一天突然茅塞頓開，全都了然於胸。有心苦學，知識不知不覺就手到擒來。你也說不上要訣在哪。

到今天，我已經裝了一百條以上的中央靜脈導管，但還沒到萬無一失的地步，也有「不順」的時候。有一次，我就戳破了一個病人的右肺。這病人是另一家醫院的醫師。我敢說，這樣的事必然還會再重演。有時難免會有看走眼的時候，本來以為應該沒有問題，結果弄得人仰馬翻。（同事要是問道：「怎麼樣？順不順？」我只要回他一句：「踢到鐵板了。」其他什麼都不必說了。）

當然，還是有順心快意的時候。不必想，甚至心不在焉也沒關係，兩三下就完成了。你拿了針，往病人胸部戳下去。你可以感覺到針往下滑——穿過脂肪層、碰到密實的肌肉，接下來就刺到靜脈壁裡去了。進去了。這不只是不費吹灰之力——你讚嘆自己：漂亮！

外科訓練就是不斷重複這樣的過程：起先，你跌跌撞撞，只是一知半解，有一天終於豁然開朗，知道如何才能行雲流水。就這樣，過了一關又一關，一關又比一關難。你從基礎開始：怎麼戴手套、穿無菌衣、怎麼覆蓋鋪單、怎麼握刀、怎麼在縫線上打平結（聽寫、使用電腦、開藥等就更別說了）。接下來，任務愈來愈艱難：切開皮膚、電燒、打開乳房、把出血的血管綁起來、切除腫瘤、關上傷口——這關是乳房腫瘤切除術。外科半年的訓練下來，我學會了裝置中央靜脈導管、切除盲腸、植皮、修補疝氣，以及乳房切除術。經過一年的磨練之後，我開始做截肢、淋巴結切片檢查，還有痔瘡手術。第二年結束時，我又進階到氣管切開術、小腸手術和腹腔鏡膽囊手術。

現在的我，已經在外科鍾鍊了七年。我終於可以神色自若地切開病人的皮膚——每一台刀不都是這麼開始的？然而，一旦我進入病人體內，還是不免有掙扎。目前，我正在學習腹部主動脈瘤的處置、切除胰臟惡性腫瘤，以及打開栓塞的頸動脈。我發現自己不是天才，也不是笨蛋。我只是練習，一再地練習，直到駕輕就熟。

我們發現這點很難跟病人說明白。在病人身體上練習這個道德負擔一直壓著我們——這幾乎教人難以啓齒。每一次，在手術之前，穿好手術服的我去手術準備區向病人自我介紹。我的介紹千篇一律：「嗨，我是葛文德醫師，這裡的外科住院醫師。我將協助您手術的進行。」這樣差不多就說完了。我伸出手，微笑，問病人，到目前爲止，有沒有什麼問題。我們聊一下。我回答問題。偶爾，病人還是會大吃一驚，一副退避三舍的樣子，說道：「不行，我不要讓住院醫師開。」我安撫他們：「別擔心。我只是助手。主治醫師會親自主刀的。」

這並不是謊言。在此，發號施令、扛起一切責任的確實是主治醫師，住院醫師最好別忘了。就以最近我幫一位七十五歲的老太太切除大腸癌爲例。主治醫師打從一開始就站在我對面。切哪裡、該切多大、如何把腫瘤分離出來，做決定的是主治醫師，我只是聽命行事。

但如果宣稱自己只是助手，就有點欺騙的嫌疑。畢竟，我不只是「幫手」、一雙多出來的手。不然，握刀子的人爲什麼是我？我爲什麼站在主刀的位置？手術檯爲什麼要配合我這個高個兒升這麼高？沒錯，我是來幫忙的，但我也是來練習的，特別是做大腸重建的時候。把腸子的兩頭接起來的方式有兩種：手縫，或是用夾釘。夾釘既快又容易，但主治醫師建議我用手縫——不是因爲這樣對病人比較好，而是因爲我還少有這方面的經驗。做得對的話，其實手縫和用夾釘的效果差不多。主治醫師一雙鷹眼盯著我。我縫得很慢，而且縫得不夠好。他發現我縫得太開時，就要我回頭，再補個幾針，這樣才不會漏。有時，他又逮到我縫得太淺，就要我縫得深一點，牢靠一點。他對我說：「手腕彎曲一點。」我問：「這樣嗎？」「嗯，差不多。」這一刻，我正在學。

長久以來，醫學常面臨這樣的矛盾，一方面要給病人最好的照護，另一方面，又要給新手練習的機會，以累積經驗。住院醫師上面總有人盯著，責任也是一點一點地增多，好把傷害減到最低。這種教與學、這種經驗的傳承其實對病人也有好處。我們常常可以見到這樣的研究結果：教學醫院表現得要比非教學醫院要好。住院醫師雖然是生手，但是他們可以隨時待命、注意病人的情況、看看有沒有什麼問題、讓主治醫師提高警覺，似乎也是助力。然而，如果是放置中央靜脈導管、切除乳房惡性腫瘤或者把兩段大腸縫起來，就不能放手讓菜鳥一個人做。無論有多少機制去保護病人，通常生手還是不如富有經驗的老手。

這點，我們心知肚明。比方說，主治醫師的家人生病來醫院開刀的時候，大家無不小心翼翼。儘管主治醫師堅持跟平常一樣，刷手上來的住院醫師心裡有數，這可不是「練習」的時候。如果這時需要裝一條中央靜脈導管，絕對不會讓完全沒有做過的生手上陣。反之，會由住院醫師承擔照顧重任的對象多半是窮苦、沒有保險、醉漢、癡呆者等社會底層的病人。

不管是傳統倫理或社會大眾的主張（更別提法律判決了），都堅持病人有權得到最好的醫療照護。如此，新手要怎麼練習？怎樣才會進步？大家都希望完美，不希望做新手練習的「犧牲品」。然而，沒有訓練、沒有學習，完美從何而來？眞相是，不給新手練習、經驗沒有傳承，恐怕到頭來人人都要受害。因此，學習是隱形的，在鋪單之下、麻醉之後，有時也需遁辭幫忙隱藏。不只是住院醫師面臨這種進退兩難的問題，主治醫師也是。其實，醫師的學習是一個很長的過程，遠超過大多數人所知。

我是在俄亥俄州一個叫雅典（Athens）的小鎮長大的。我父母都是醫師，我還有一個妹妹。由於父親的泌尿科做得不錯，當小兒科醫師的母親，早早就可以只做兼職，一星期只工作三個半天。至今，父親在泌尿科執業已經超過二十五個年頭了。他的辦公室塞滿了行醫多年的紀念品：滿滿一道牆的病歷資料、病人送的禮物（有書、有畫，還有刻著聖經名言的陶磁品、手繪紙鎮、玻璃藝品、雕漆蓋盒，還有一個小男孩的塑像——你拉下他的褲子，他就會給你撒一泡尿。）他的橡木書桌後方有一個透明壓克力展示櫃，裝了好幾萬顆從病人體內取出的腎結石。

在我住院醫師訓練接近尾聲的現在，我才開始認眞思索父親的成就。在過去這段時間當中，我大抵把手術看成一個知識與技術的整體、一個變動不大的整體。經過一段時間的訓練後，你把這個整體學起來，再不斷練習就能精益求精。有些比較高深的技術經過一段時間的練習會漸趨圓熟。（對我而言，這些技術是切除膽囊、大腸惡性腫瘤、盲腸和取出病人體內的子彈；對父親而言，則是取出腎結石、切除睪丸惡性腫瘤，以及腫大的攝護腺。）這個過程就像是條漸漸往上爬升、弧狀的學習曲線，過了十到十五年左右，會達到高峰，然後會有一段長時間維持水平，最後在退休的前五年開始走下坡。現實卻沒有這麼簡單。父親告訴我，有些方面你可以做得很好，一旦駕輕就熟，你驀然發現你知道的已經落伍了。新的技術與術式層出不窮，取代了舊的，學習曲線又得從頭開始。他告訴我：「今天我做的東西，有四分之三在住院醫師階段從來沒學過。」他是自己摸索出來的。最近的一個同行離他也有八十公里，根本不可能會有人在開刀的時候告訴他：「手腕彎曲一點。」他必須自個兒學會置入人工陰莖、做顯微手術、重新接合輸精管、做保留神經束的攝護腺切除術、裝置人工泌尿道括約肌；他得自己搞清楚怎麼使用體外震波碎石機、電動液壓碎石機，還有雷射碎石機（這些都是治療腎結石的機器）；他得學著去用雙J導管、矽膠線圈支架（不要問我這是什麼東西）、可逆置且有各種長度可供選擇的新型支架；他得操作光纖泌尿鏡。這些科技和技術都是在他受訓完畢之後才問世的。有些技術可以拿以前學過的做基礎，但是很多都是全新的東西，必須從頭學起。

其實，每一個外科醫師都有這樣的經驗。醫學技術的進展日新月異，外科醫師別無選擇，只能硬著頭皮嘗試這些新東西。拒絕學習新技術，也就擋掉了病人的機會，使他們享受不到醫學進步的好處。然而，學習曲線無可避免還是會帶來危險——不只是在住院醫師訓練階段，做了主治醫師之後也一樣。

對外科專科醫師來說，學習的機會必然不像住院醫師那樣嚴謹、有計劃。然而，只要有新的發明或術式，每年他們都得去上課。這種課程通常只有一、兩天，由外科界的大老講授，會放幾段影片，也會發指導手冊，還有一卷錄影帶可以帶回家看。也許，我們還有機會觀摩同行進行手術——我父親就常到俄亥俄州州立大學或克立夫蘭醫學研究中心（Cleveland Clinic）去看看人家怎麼開。然而，還是談不上有什麼實務訓練。觀摩同行不像住院醫師可以刷手上陣，連在動物或屍體上模擬、操作的機會也少得可憐（保護動物不遺餘力的英國還禁止外科醫師利用動物練習手術操作）。脈衝染料雷射問世的時候，廠商聲稱他們在俄州的哥倫布市設立了一間實驗室，讓這地區的泌尿科專科醫師試試，以獲得經驗。我父親去了之後才發現，這種經驗只是擊碎試管裡的腎結石（裡面還放了像尿液一樣的液體），以及練習用雷射穿透蛋殼，而不傷及內層的膜。我們外科部門最近買了部手術機器人。這機器人極其精細複雜，要價九十八萬美元，有三隻手臂、兩隻手腕、一部攝影機，還有一個主控台，讓外科醫師遙控機器手臂，拿起手術器械。這種機器手臂絕對不會顫抖，而且手術器械切口極小，可以大幅減少病患創傷。爲了這個機器人，我們醫院派了兩個外科醫師和兩個護士組成一個學習團隊飛到廠商在聖荷西的總部，做爲期一天的訓練。他們利用活豬和人的屍體練習（屍體顯然是該廠商從舊金山買來的）。儘管如此，練習還是不夠，更是談不上完全的訓練。但他們還是學會了操作原則，想要一試，也知道如何做術前計劃。目前就是這樣。遲早，得在病人身上試試。

科技進步對病人終究是件好事——甚至是人類的福祉——然而最先嘗試的病人就不一定能夠得到好處，還有可能成爲犧牲品。著名的倫敦大歐蒙德街兒童醫院（Great Ormond Street Hospital）的小兒外科團隊在二〇〇〇年春季的《英國醫學期刊》（*British Medical Journal*）發表一篇報告，詳述他們的經驗❺。提出報告的醫師描述他們在一九七八到一九九八的二十年間，利用不同術式，連續爲三百七十五個大動脈轉位的嬰兒進行手術的結果。這些嬰兒一生下來就有大動脈轉位的嚴重心臟異常：主動脈與肺動脈顛倒錯置，主動脈變成源於右心室，接受了腔靜脈的缺氧血，然後回到體循環；肺動脈則源於左心室，接受由肺靜脈而來的含氧血，並回到肺循環。如果不接受手術，這種嬰兒根本不能存活下來。出生不久就發紺、虛弱，還不知道怎麼呼吸就死了。然而，血管交換的技術難於上青天，多年來一直辦不到。外科醫師於是利用塞寧手術（Senning procedure）做爲亡羊補牢之計：他們在心臟內部加了一條通路，導正心房內的血流，把經由肺靜脈回到左心房的含氧血導入三尖瓣而達右心室。這種手術可讓病童活到成年，但右心室會過度負荷，之後就難以爲繼。病童成年後終會因心臟衰竭而死，只有少數幾個可以活到老年。到了一九八〇年代，由於技術進步，血管置換手術漸漸成熟，也更安全了。這種手術很快就成爲處理大動脈轉位的主流。一九八六年，大歐蒙德街兒童醫院的醫師報告說，無可置疑，這種手術對病人更好。就年死亡率而言，血管置換手術還不到塞寧手術的四分之一，病人的平均壽命也可從四十七歲延長到六十三歲。但學習的代價仍相當驚人：在前七十例接受血管置換手術的病例中，二五%術後不治，而採行塞寧手術的術後死亡率只有六%。（七十例中十八個死亡，比起歷年來所有接受塞寧手術而死亡的嬰兒數目，兩倍有餘。）精益求精需要時間。接下來接受血管置換手術的一百個病例，術後死亡的只有五個。

換了我們是病人，我們也要成熟的技術與進步。然而，要是沒有人願意面對這樣的問題：技術與進步從何而來？英國有一份公開發表的報告言明：「對病人安全而言，我們希望一次OK，沒有學習曲線。」然而，這實在只是一廂情願的想法。

最近，哈佛商學院（Harvard Business School）的一個研究團隊，曾以企業的學習曲線做為研究目標，這些企業包括半導體、飛機製造公司等。現在他們決定研究外科醫師的學習曲線，追蹤十八個心臟外科醫師及其團隊學習心臟微創手術的表現❻。我很驚訝，在此之前還沒有人做過這樣的研究。對醫學訓練來說，處處都是學習，但還沒有人比較過臨床醫師在學習上的差異。

這種新的心臟手術，傷口很小，只需在肋骨當中開個小小的切口，不必把整個胸腔從中剖開。顯然，這種微創手術不好開，比起常規的胸廓切開術困難得多。由於切口很小，無法使用一般的管子和鉗子把血引流到開心手術體外循環利用的心肺呼吸機。醫師必須利用一種複雜得多的技巧，在鼠蹊部血管植入氣球和導管。他們必須學習在小得多的空間施展身手。護士、麻醉科醫師、體外循環技師也都有新的要學。每一個人都有新的任務、新的器械；如果出現差錯，也是前所未見的問題，必須用新的方法來解決。你可想像，每一個人都將經歷新的學習曲線。一個外科手術團隊對此術式精熟了之後，一次手術需時三到六個小時，但最初進行的手術因爲學習的緣故需要三倍以上的時間。哈佛商學院的研究人員無法仔細追蹤併發症，但如果有人以爲併發症不會增加，那就太天眞了。

更有趣的是，研究人員發現，不同團隊學習的速率也有驚人的差異。所有的手術團隊都參加了同一套、爲期三天的訓練課程，都來自卓越的醫療組織，過去也都學習過新的技術。每一個團隊都開了五十台的微創手術。有些團隊成功將手術時間縮短爲一半，有的則無甚進步。研究人員發現，並非多練習就能愈趨完美，關鍵在醫師和其團隊是**如何練習的**。

哈佛商學院的研究人員當中的包默（Richard Bohmer）也是醫師。他多次觀察學得最快的團隊與學得最慢的——對照一看，他感到驚異。帶領團隊拔得頭籌的那位外科醫師經驗其實不多，幾年前他才完成住院醫師訓練，當上主治醫師。反之，學得最慢的團隊反而是由經驗老道的外科醫師領軍的。但是那位年輕主治醫師挑選的成員都是曾與他共事、跟他合作無間的，而且前十五個病例絕不換人，都是原班人馬。第一次手術前，他先帶領大家演練一次。在開始手術的第一個星期，他刻意一連排了六台刀，讓大家熟到想忘也忘不了。手術前，他召集所有的成員討論病例，術後也開會檢討，而且仔細追蹤每一個結果。包默評論說，那位外科醫師不是高高在上、揮舞著手術刀的拿破崙。他主動告訴包默：「主刀醫師必須願意融入團體，和所有的成員打成一片，這樣才能聽進去別人的意見。」這種說法像是老生常談，然而不管怎麼說，這麼做的確有成效。另一家醫院的主刀醫師作風大異其趣，手術團隊成員的挑選幾乎是隨機的，而且一天到晚換人。前七台手術，跟他上刀的人都不一樣。這麼一來，哪有什麼團隊可言。而且，術前不做簡報、術後也不檢討，也沒追蹤結果。

我們可從哈佛商學院這項研究報告獲得一些寶貴的訊息：學習曲線可能因為一些作法而有驚人的結果，像是利用特別的訓練方式、追蹤進展，不管是學生、住院醫師、資深主治醫師或者護士都一樣。然而，這項研究也揭露了一個令人擔心的結果：不管一個外科醫師多厲害，學習新東西的時候，起初也不免七跌八撞的，之後才漸入佳境。此外，由於影響因素比我們想像的複雜得多，學習曲線也就變長了。新手的訓練與病人權益的維護，眞是魚與熊掌難以得兼。

這也難怪小醫師不得不用種種遁辭來爲自己解套，像是「我只是助手」、或是「我們有一種新的手術方式，對你再好不過」。有時，我們也會開門見山告訴病人：「我們非得幫你裝一條中央靜脈導管不可」，絕不會告訴病人：「我會利用這個機會好好學習的」。我們實在難以坦承這是我們的「第一次」，就我們引用的文獻報告說成功率如何云云——那也幾乎都是老手做的，不是菜鳥。我們要如何告訴病人：「對不起，因爲我還不熟，所以風險比較高，請多擔待。還是您希望換比較有經驗的人來？」我們會要求病人同意讓我們這些新手試試嗎？沒有人對病人說過這樣的話。眞要有人這麼說，只要病人神志清明都會嚇得魂不守舍，不會同意做新手練習的對象。

然而，還是有很多人抱持著不同的見解。不久前，我去訪問一位公衛專家，他就堅持要對病人說實話。他說：「得了吧，大多數的人都知道醫生的養成過程。我們不能再對病人說謊了。一般人願意爲了社會福祉冒一點險嗎？」他停頓了一下，然後回答這個自己提出的問題：「會的。」他很肯定。

這樣當然皆大歡喜。我們誠懇、公開地詢問病人，問他們願不願意讓我們「練習」。他們欣然同意地說：「好。」眞的嗎？我覺得難以想像。我在那位公衛專家的辦公室裡，瞄到書桌上有張他孩子的照片——才出生幾個月的寶寶。我忍不住問了一個不該問的問題：「你讓住院醫師接生嗎？」

他沈默了半晌。承認：「沒有。那天我們根本不讓住院醫師進產房來。」

我實在懷疑，在目前醫療訓練體系，病人會說：「好，你儘管在我身上練習。」就連我自己，我也會斷然拒絕。記得一個禮拜天早上，我那出生才十一天的大兒子沃克突然出現鬱血性心臟衰竭的症狀——原來他有嚴重的先天性心臟病，雖然主動脈沒有轉位，但有很長的一段時間不能繼續生長，腎和肝也開始衰竭。這眞是晴天霹靂，我和孩子的媽恐懼萬分。幸好，他還撐到手術。結果，修補得很成功，雖然恢復的情況時好時壞，兩個多禮拜後還是可以出院了。

可以回家並不表示我們心上壓著的大石頭可以放下。他出生的時候是兩千七百公克，而且看來健健康康的。現在滿月了，體重卻掉到兩千兩百公克。我們必須密切注意他的生長情況，讓他體重增加。目前他還在使用兩種心臟藥物，以後就得停了，不能再依賴藥物。醫師已經告訴我們，心理要有準備，這種修補可能還是不夠，孩子漸漸長大，日後主動脈還是可能必須用球囊擴張，也有可能必須進行換心手術。日後？日後到底是什麼時候？還需要多少次的手術？沒有人知道。我們得請一位小兒心臟外科醫師仔細追蹤他的病情，看情況再來決定。

就快出院了，然而我們還沒決定要找哪一位主治醫師。我們醫院有一個團隊在照顧他，從專攻這個領域的臨床研究員❼到有幾十年經驗的主治醫師都有。出院前一天，有個研究員來找我。他遞給我一張名片，請我約個時間帶沃克回來看他。在整個團隊中，他是最盡心盡力照顧沃克的一個。他在沃克身上花的時間最多，他看著我們抱著呼吸急促的沃克進來醫院、幫我們診斷出來、開了藥讓沃克的情況穩定一點，安排手術的也是他。每天，他都到病房來看我們，回答我們的問題。我知道，研究員都是這樣一點一滴經營自己的病人群。大多數的病人家屬都不知道醫師分很多等級，只要醫師救了孩子的命，就感激不盡，就跟定了這位醫師，遵醫囑回來門診追蹤，不管他是大醫師還是小醫師。

但我就很清楚這種分別。我說：「對不起，我們恐怕想去找紐柏格醫師。」紐柏格醫師是這家醫院心臟外科的副主任，對沃克那樣的病症發表了不少研究報告。那位熱心的研究員聽了之後垂頭喪氣。我安慰他說，我不是對他個人有什麼不滿，只是紐柏格醫師經驗老道。

他說：「可是，我後面還有主治醫師會來支援我。」我搖搖頭。

這樣對他的確不公平。像沃克這樣的新生兒病症不是天天都有，而且這個研究員非常需要累積自己的經驗。我也是住院醫師，我很了解他的感受。但是，我當下就做了決定，完全沒有掙扎，不覺得爲難。沃克是**我兒子**。既然我能選擇，就會爲他選擇最好的。哪個父母不是如此？當然，如果每一個人都這麼做，醫學就沒有未來了。

難怪，小醫師不能對病人實話實說。他們無法光明正大地學，只能偷偷地學，但他們還是有權利用病人的身體學習。我現在才回想起來，在沃克住院期間，幫他插管的是住院醫師，手術時外科見習生也刷手上陣。爲沃克裝中央靜脈導管的是心臟外科的研究員。沒有一個人在動手之前先徵求我的同意。如果我能選擇比較有經驗的人來做，我鐵定毫不猶豫。然而，這個體系不是這麼運作的。我別無選擇，只能配合。

這種機制雖然冷血，也有好處，不只是新手可以得到學習的機會而已。如果學習不免會造成傷害，最好每一個人都一樣，不要有選擇的機會。如果人人都能選擇，也無法公平。有選擇的人必然是關係好的、消息靈通的；有選擇的是醫師他們的「自己人」，而不是外面的人；有選擇的是醫生的孩子，不是卡車司機的小孩。如果不能公平分配，還是別無選擇來得好。

下午兩點。我在加護病房。護士告訴我，G先生的中央靜脈導管卡住了。G先生已在這裡躺了一個多月。他是南波士頓人，六十多歲，非常虛弱，精神很差。這條管子是他補充營養的唯一管道、他的一線生機：他的小腸破漏嚴重，開了刀，還是補不好，連膽汁都從肚皮上那兩個紅紅、小小的傷口凹洞流出來。他只能利用靜脈補充營養，慢慢等，等到瘻管復原。我們必須重新幫他裝一條中央靜脈導管。

我想，我可以。我已經是老手了。但經驗也給了我一個新的角色：我得教下面的新手怎麼做。俗話說：「邊看、邊做、邊教。」這不完全是玩笑話，也有幾分道理呢。

病房裡有個年輕住院醫師。她才裝過兩、三次。我把G先生的情況告訴她，要她如果有空，就去幫那老先生裝一條新管子。她說，她沒空，她還有很多病人要處理。她問我：「你自己去上，好不好？」我說，不行，妳去。她的臉色很難看。我知道，她很累，說不定心裡害怕。我知道這種累個半死的感覺，也有過那種恐懼。

我要她把所有的步驟背一次。她收拾起倦容，集中精神。幾乎全對，只是漏了病人的檢驗數據，而且忘了G先生對heparin過敏——但這兩項忘了，病人說不定就沒命。我確定她記清楚了，就叫她去準備，好了再叫我過來。

我還沒有適應這個角色。承擔自己的錯誤已經夠痛苦，更何況是別人的？我突然想到，也許可以打開一套新的，讓她先練一下。繼而想起，不可能，這一套要兩、三百塊美金呢。演練的事下次再說吧。

半個小時後，她呼叫我了。病人鋪單鋪好了，她的無菌衣和手套也都穿戴好了。她說，她準備用生理食鹽水來幫他沖洗，檢驗數據也沒問題。

我問：「墊的包布呢？」

她忘了。我拿了條包布，捲成圓軸，塞到病人肩胛骨下面。我看著病人，問他：「還好嗎？」他點點頭。畢竟，這不是第一次了，因此他面無懼色，一副無所謂的樣子。

這個剛進外科的新手找了一個地方準備下針。病人瘦得皮包骨，每一根肋骨都露出來了。我很擔心她會刺到病人的肺。她打了局部麻醉劑，拿起粗粗的針，戳了下去。角度完全不對。我給她比了一個手勢，要她調整一下。這麼一來，她更沒有信心了。針進得更深了。我知道她沒進去。她回抽針筒：沒有血。她把針拔出來，再試一次。還是一樣，角度不對。這次把G先生刺痛了，他的身體抽搐了一下。我抓住他的手臂，她在他胸部打上更多的麻醉劑。我強忍住自己動手的衝動，告訴自己：她不做怎麼學得會？我決定讓她再試一次。

【注解】

❶中央靜脈導管：central venous catheter，簡稱 central line。

❷CPR：Cardiopulmonary ressucitation 心肺復甦術。

❸心室顫動：ventricular fibrillation，在突發性心跳停止中，心臟會由正常的心跳變成顫動的狀態，也就是心室顫動。在心臟停止的案例中約有三分之二會產生心室顫動，這時可以給予電擊以去除致命的心室顫動，或利用CPR使去除顫動的過程更有效。

❹原注：見 K. Anders Ericsson 著《*The Road to Excellence*》（Mahwah, N. J.: Lawrence Erlbaum Press, 1996）。

❺原注：大歐蒙德街醫院這篇有關血管置換手術的學習曲線研究具有里程碑意義。作

者是 Bull, C.,等，原文標題爲〈Scientific, ethical and logistical considerations in introducing a new operation: a retrospective cohort study from paediatric cardiac surgery〉，發表於《*British Medical Journal*》320（2000），pp. 1168-73。另一篇報告，由 Hasan, A., Pozzi, M., 與 Hamilton, J. R. L.,共同發表的〈New Surgical procedures: Can we minimize the learning curve?〉也引用了 Bull 那篇，參見《*British Medical Journal*》320（2000）, pp. 170-173。

❻ 原注：哈佛商學院這次的研究分成好幾篇發表，包括 Pisano, G., Bohmer, R.和 Edmondson, A., 的〈Organization Differences in Rates of Learning Evidence from the Adoption of Minimally Invasive Cardiac Surgery〉，見《*Management Science*》47（2001）；還有 Bohmer, R., Edmondson, A., 和 Pisano, G.,共同發表的〈Managing new technology in medicine〉，收錄在 Herzlinger, R. E., 編著的《*Consumer-Driven Health Care*》（San Francisco: Jossey-Bass, 2001）一書

❼ 臨床研究員：fellow，已完成住院醫師訓練，研究期間接受完整的臨床、教學、研究訓練之後就可成爲可以獨當一面的主治醫師。

【英文藥名、商品名對照表】

❶ lidocaine：局部麻醉劑；利多卡因（中國化學）、立多卡因（南光）、利度卡因（紐約化學）

❷ heparin：肝素、抗凝血劑；肝素注射液（臺灣諾和諾德藥品）

第二章

電腦與疝氣修補工廠

加拿大多倫多有家小醫院，
做疝氣手術通常只要三十到四十五分鐘，
復發率不到一%。這裡大概是
全世界做疝氣修補手術最好的地方。

一九九六年的一個夏日。在瑞典蘭德大學醫院（University of Lund Hospital）冠狀動脈加護病房裡，五十歲的主任歐林（Hans Ohlin）坐在辦公桌前。桌子上堆了二千二百四十份的心電圖（EKG）——信紙大小的方格紙，由左至右列印著波浪一樣彎曲起伏的線條。辦公室就他一個人，以免受到干擾。他快速但仔細地一份份掃視，把看過的分成兩堆：他認定是心臟病發作的放一堆，不是的放另一堆。他利用一個禮拜的期間來判讀這些堆積如山的心電圖，一次不超過兩個小時，中間有長長的休息時間，以避免疲勞或注意力不集中。他不希望因爲自己的粗心大意而出錯。畢竟，賭注太大了，不能輕易服輸。這是繼IBM的超級電腦深藍（Deep Blue）與棋王卡斯帕洛夫（Gary Kasparov）

決一雌雄後另一場電腦與人腦的大對決。歐林這位心臟專家也正在和電腦一較高下。

心電圖是再平常不過的檢驗，美國一年做的心電圖就多達五千萬次。我們在病人皮膚上貼上電極片以接收心臟每一次收縮與擴張產生的電流，畫出心電圖。因此，圖上的波型可顯示心肌的電位變化。有異常變化代表心臟功能障礙，這就是心電圖的原理。例如，心臟病發作是一部分心肌壞死的結果，電流經過壞死的組織，傳導的路徑就會改變，結果，心電圖上的波型也會跟著改變。這種改變有時很明顯，一眼就可以看出來，然而通常變化細微，不易察覺，用醫學術語來說就是「非特異性」。

醫學生一開始學習心電圖，總是覺得這圖複雜難解。基本上，心電圖有十二導極，每一導極都會呈現一種波型記錄。每一種波型記錄看來不盡相同。學生必須學習從這些波型記錄看出種種不同的波型組合。每一波型都以英文字母做代表：例如，一開始突然陡降的波型（Q波）、在心臟收縮時往上突升的波型（R波）、心跳後陡降的波型（S波），以及緩升緩降的波型（T波）。有時，這裡的波型稍稍小一點，那兒的波型大了一點，這些小小的改變累積起來就可判別心臟病發作，然而有時則不一定。我在醫學院開始學習判讀心電圖，總覺得像在做複雜的計算。我和同學把有關心電圖的一些原則護貝起來當做小抄，放在白色實驗袍的口袋裡，像是如何計算心跳速率與心臟電位軸、如何判讀心律不整，還有看看導極V_1到V_4的ST上升波段是否大於一公釐，以及R波是否進行得不順暢（代表心臟病發作的一種形式）等等。

然而，就心電圖的判讀而言，只要多加練習，還是可以駕輕就熟，就像裝中央靜脈導管一樣。診斷就像技術，一樣有學習曲線。老練的心臟科醫師也許只瞄一眼，就看出這是心臟病發作，就像小孩可從房間的一端認出在另一端的母親。但心電圖還是極其錯綜複雜、詭譎多變，很容易看錯或看不出來。研究顯示，心臟病發作的病人到了急診室，當中仍有二％到八％被誤診成沒有問題。這些病人回去後，有四分之一心臟猝停或死亡。即使沒被打發回家的病人，繼續留院觀察、治療，仍有可能因心電圖判讀錯誤而延誤了治療時機。凡人多舛誤，即使是專家，也不免看走眼。因此，有人靈機一動，想要教電腦判讀心電圖。這點子很妙。即使最後證明電腦只比人腦好一丁點兒，每年仍然可能救回幾千條人命。

一九九〇年，第一次有人提出，電腦判讀心電圖的表現或許可以勝過人腦。此人就是加州大學聖地牙哥分校（University of California at San Diego）的急診科醫師巴克斯特（William Baxt）❶。巴克斯特醫師這篇備受矚目的報告中描述如何利用一種「類神經網絡」❷做出複雜的臨床診斷。這種電腦系統就跟人類一樣，是從經驗學習的：電腦會從每一次成功或失敗的結果去修改自己的內部程式，建立一個「去輸存贏」的回饋系統，以不斷增強自己的功力，提高下一次猜中的機率。巴克斯特在更進一步的研究中發現，電腦可謂以一當十，勝過一群醫師。在為胸部疼痛的病人做診斷的時候，電腦的診斷比醫師還正確。但在這項研究中，醫師當中有三分之二是經驗不足的住院醫師。想當然耳，這些新手碰上難纏的心電圖不免錯誤百出。問題是：超級電腦和經驗老道、頂尖的心臟科專家，到底孰強孰弱？

這也就是一群專家在瑞典想要找出的答案。這項研究的主持人是艾登布蘭特（Lars Edenbrandt）。他是歐林的同事，也是鑽研人工智慧的專家。艾登布蘭特設計出一套電腦系統，花了五年的時間不斷改良，先是在蘇格蘭，後來在瑞典。艾登布蘭特把一萬多個病人的心電圖資料輸入電腦，並告訴電腦，何者代表心臟病發作，何者不是。就這麼訓練電腦，直到電腦變成判讀心電圖的高手，連最難判讀的都看得出來。接下來，艾登布蘭特請歐林這位全瑞典數一數二的心臟科專科醫師出馬。歐林看過的心電圖不計其數，一年總要看個上萬份。艾登布蘭特從醫院病歷精挑細選了二千二百四十份心電圖做為考題。其中剛好有一半，也就是一千一百二十份的確代表心臟病發作。一九九七年秋，艾登布蘭特低調地發表這個研究結果：歐林正確挑出六百二十份，而電腦挑出的七百三十八份也沒有錯誤。機器以百分之二十的差距勝過人類❸。

長久以來，西方醫學不斷積極追求的一個目標就是：追求完美，近乎機器。從醫學訓練的第一天開始，大家都很清楚，錯誤是令人無法接受的。花時間關懷病人、建立良好的醫病關係固然重要，但每一張X光片必須仔細追蹤，每一種藥的劑量要完全正確。不可忘了病人對什麼過敏、以前曾罹患過什麼疾病，也不可誤診。在開刀房裡，不可有多餘的動作，不可以浪費一分一秒，也不要讓病人多流一滴血。

怎樣才能達到這樣的完美？要訣就是「多做」，接二連三、連續不斷地做，自會有庖丁解牛那樣的熟練。心臟手術、血管手術等的存活率和主刀醫師做過的次數有直接的關係。二十五年前，一般外科醫師是十八般武藝都要會，不管是子宮切除術、肺部惡性腫瘤切除，或是腿部動脈阻塞的血管繞道手術，樣樣都得做。今天，每一種術式都有人專門在做。這些高手日復一日練的就是那幾招。在開刀房裡，同事給我最高的讚美就是：「葛文德，你眞是一部機器！」在此，機器一詞不是偶然，代表人類在一些情況下的確可以做得像機器一樣精準。

就拿疝氣修補這種相當簡單的外科手術來說，我在做第一年住院醫師的時候就學了。疝氣是腹壁發育不良或寬鬆薄弱，使腹內臟器被擠壓到腹腔外面，因而突出一塊，常發生在鼠蹊部。大多數的醫院做疝氣修補手術（也就是把突出的那一塊推回去並把腹壁修補好）需時九十分鐘，費用可能高達四千美元。所有的病例，不管在何處，其中的一〇%到一五%會復發，必須再次修補。但加拿大多倫多有家小醫院例外，即修代斯醫院（Shouldice Hospital）。他們做疝氣手術通常只要三十到四十五分鐘，復發率不到一%

——夠神奇了吧。手術費用也差不多是其他各地的一半。這裡大概是全世界做疝氣修補手術最好的地方❹。

這家醫院成功的秘密何在？修代斯醫院共有十來個醫師在做疝氣手術——只做這項手術，其他的都不做。每位醫師一年做的疝氣手術在六百到八百台之間，比大多數的一般外科醫師一輩子做的疝氣手術還多。在這個領域，修代斯醫院醫師的訓練精良、經驗豐富，可謂全世界首屈一指。這樣的成功可以用另一個方式來看：由於不斷重複地做，做多了，思考方式也有所不同。正如針對醫療事故進行研究的哈佛小兒外科醫師李珀（Lucian Leape）所言：「高手有一項特質，也就是他們碰到問題，見招拆招，愈來愈不費吹灰之力就解決了，成為一種自動模式。」做多了，到了某一個程度就不必勞神，就像開車上班一樣。然而，碰到前所未見的情況，還是需要好好想想。這時要花點時間才能想出個「變通之道」，不但不好做，還容易出錯。如果外科醫師能以自動模式來解決問題，就具有一大優勢。瑞典的心電圖判讀比賽告訴我們，在某些情況下，機器可以取代醫師。果真如此，從修代斯醫院的例子可見，我們該把醫師訓練得像機器一樣。

一個冷冽的禮拜一早晨，我穿上綠色的棉布手術衣褲、戴上拋棄式的口罩、紙帽，在修代斯醫院的五間開刀房裡走來走去，東張西望。每一間的情況都一樣，說一間也就道盡全部：我看到三位外科醫師幫六個病人開疝氣，每一位醫師都完全按照標準程序做，一步不差。

在鋪著磁磚、像個盒子的開刀房裡，我站在桑恩醫師（Richard Sang）背後看他開刀。他雖然五十一歲了，看起來還很年輕，而且人很風趣。他一邊開刀，一邊跟我聊天，然而一雙手沒閒下來。整個過程很順，不假思索似的。幾乎用不著桑恩開口，助手就知道該把哪些組織拉進去，護士也知道該遞過來什麼器械。病人年約三十五歲，心情看來不錯，一點也不害怕，偶爾從鋪單下探出頭來問道，進行得如何了。他躺在手術檯上，露出來的下腹部因爲塗了消毒藥水，看起來黃黃的。他的恥骨硬骨左側有個大小如梅子的突出物。桑恩醫師在左側腹股溝（也就是從髖骨到恥骨）的位置打上局部麻醉劑，然後用十號刀片沿著這條線一刀下去，切開了一條約十公分長的傷口，露出黃黃、亮亮的脂肪。助手拉開鋪在傷口兩側的布單，以吸收微量出血。

桑恩飛快切開腹壁外面的肌肉層，精索露出來了——這是條半吋寬的管線，內有血管和輸精管。這時，可以看到有一小團從精索下方腹壁缺陷處突出。這裡就是疝氣好發部位。桑恩的動作放慢了一下。他在精索通過的腹壁組織仔細尋找，看看有無另一個疝氣。果然，他在此處找到了一個小小的疝塊。如果錯過的話，病人術後必然還會再出現疝氣的問題。接著，他把精索下方剩下來的的肌肉層切開。腹壁整個切開來了，他把突出到腹腔外的腹部組織推回去。如果腹壁旁的襯墊組織因爲疝氣突出而撕裂了，就可再縫回去。在我們醫院修補疝氣的話，這時我們通常會加上一塊硬如塑膠的人工網膜，以強化這個部位的組織。這種技術不難。但桑恩不這麼做，他同事也都不喜歡這種作法：一來，他們認爲人工網膜這個異物會增加感染的風險；二來，這種網膜很貴，一塊要價好幾百美元。此外，他們的病人術後結果良好，根本沒有必要多加一塊網膜。

我跟桑恩討論我們在哈佛的作法時，他正在用很細的金屬線把腹壁那三個肌肉層縫回去。肌肉層的邊緣重疊再縫，就像雙排扣外套。桑恩用小小的夾釘縫合病人的皮膚，然後拉開鋪單。病人伸伸腿，站起來，自己走出開刀房。整個手術過程只花了半個小時。

其他醫院的外科醫師也有不少人利用修代斯醫院那種疝氣修補法，但復發率還是跟平常一樣高。因此，修代斯這家醫院厲害的不只是技術。他們的醫師做疝氣手術就像英特爾（Intel）製造晶片一樣專精——他們的確是疝氣手術的夢工廠。這家醫院就連醫院本身的建築，也是專爲疝氣病人設計的：病房裡沒有電話、電視，用餐得到樓下的餐廳，不會送到病房來。如此一來，病人不得不下床走動，因此可避免活動不足所引起的問題，像是肺炎或腿部靜脈栓塞。

桑恩把開完刀的病人交給護士。下一個病人正在等他。桑恩陪病人走進開刀房。上一個病人走出去，不過是三分鐘前的事。現在開刀房又恢復光潔了，床單、器械全都準備好了。第二台刀開始。這家醫院創辦人的兒子白恩思．修代斯（Byrnes Shouldice）也是這裡的疝氣修補醫師。我問他，一天到晚都在開疝氣，會不會厭煩。「不會啊，」他告訴我，那語氣就像《星艦迷航記》中的科學官史波克（Spock）：「完美令人亢奮。」

專精到這種程度，眞是不可思議。我們在讚嘆的同時不禁要問：是否受過完整訓練的醫師才能給病人最好的醫療照護？我在修代斯醫院開刀房看到的那三位醫師，沒有一人有資格在美國任何一家醫院做疝氣修補手術，因爲他們都沒有完成一般外科的訓練：桑恩從前是走家醫科的；白恩斯．修代斯醫學院畢業後就開始開疝氣；在這裡當主任的，以前是產科醫師。然而，在這家醫院接受一年訓練之後，就可成爲全世界最好的疝氣修補醫師。如果你這輩子只想幫人修補疝氣或是做大腸鏡，有必要接受完整的外科專科醫師訓練（醫學院畢業後再接受五年或者更久的外科住院醫師訓練），才能出類拔萃嗎？此外，就你想專精的領域，是不是有可能被電腦取代？這正是瑞典那個心電圖研究提出的問題。

雖然醫學機構已有所體認，像修代斯醫院那種自動化，可以帶來更好的治療結果，很多醫師並不完全相信。他們認爲醫學診斷沒那麼簡單的，診斷不可能化約成一組原則。有人就說，診斷沒有一個可以依循的「食譜」。而且，在診斷的時候，必須考慮到每一個病人都是截然不同的個體，不能等量齊觀。

這是唯一可以理解的，不是嗎？在急診，有人就外科的問題會診我的時候，常要我看看，那個說肚子痛的病人是不是闌尾炎。我聆聽病人的描述，考慮種種因素：病人的腹部摸起來如何？是什麼樣的疼痛？在什麼部位？體溫呢？胃口如何？檢驗結果呢？我無法利用一個公式，計算之後得到一個結果。我用我的臨床診斷——我的直覺——來決定病人是否需要開刀，還是留院觀察，或是可以回家。我們都聽過不符合統計學的特例，像是怙惡不悛的壞人突然洗心革面或是癌症末期的病人居然奇蹟康復。有一個統計公式出奇地準，可以直斷：一個人在下禮拜會不會去看電影。但只要我們知道這個人腿摔斷了，這公式就沒有用了。沒有任何一個公式可以把所有的例外都納入。這也就是爲何醫師在診斷的時候，寧可相信自己那經歷無數次考驗的直覺。

有一個週末我值班，來了個三十九歲的女病人。雖是右下腹疼痛，但沒有發燒，也沒有嘔吐，不像典型的闌尾炎。其實，病人覺得還好，甚至還餓了，想吃東西。我按壓她的腹部，沒有明顯壓痛。從檢驗報告的數值來看，也是模稜兩可，不能肯定是什麼。不過，我還是建議主治醫師幫她開刀。她的白血球數很高——這是發炎的現象。更重要的是，我覺得她看起來就是不對勁。當了一陣子的住院醫師後，你就知道，哪些病人一看就有問題。也許你還不知道到底是怎麼回事，但可以確定有令人擔心的地方。主治醫師接受了我的診斷，開刀。果然是闌尾炎。

不久前，我碰到一個六十五歲的病人，病情看來跟那個闌尾炎女病人幾乎一模一樣。檢驗出來的數值也差不多。我幫他的腹部做了掃描。還是難以斷定。這病人不像典型的闌尾炎，只是呢，我還是覺得像。結果，刀開下去，他的闌尾好好的。原來這個病人得的是憩室炎，大腸息肉有感染的現象。這種病症用藥物控制感染即可，用不著開刀。

這種誤診常發生嗎？我常常跟著直覺走而走錯了路嗎？瑞典的心電圖判讀比賽告訴我們，現代醫學太仰賴個人的直覺診斷，這樣常會出錯，造成的錯誤也許要比能避免的更多。除了醫學，其他領域也有很多研究也支持這個結論。過去四十年來，認知心理學家不斷指出，在預測和診斷方面，電腦演算常常可以勝過人類判斷。心理學家米爾（Paul Meehl）在一九四五年發表的經典論文《臨床預測與統計預測的比較》（*Clinical Versus Statistical Prediction*）❺中，描述有人曾以伊利諾州的假釋犯做爲研究對象，就這些人是否會違反假釋的問題，比較監獄心理學家預測的以及根據年齡、前科數目和犯罪形式等統計資料做出的預測。儘管這樣的統計公式還很粗糙，做出的預測仍比心理學家準確得多。最近，米爾和社會學家佛斯特（David Faust）和道斯（Robyn Dawes）又回顧了一百多個有關預測的比較研究，看電腦／統計公式和人類判斷哪個比較精準❻。研究中預測的例子林林總總，從一家公司會不會破產到肝病病人的預期壽命等都有。幾乎在所有的預測中，電腦不是超過人類，就是平手。你可能會想，人類判斷加上電腦不就可以相輔相成，做出最好的決定。但研究人員表示，這是無稽之談。兩者意見一樣，當然沒有問題。若意見不同，還是聽從電腦的判斷來得好。

電腦何以有這種優勢？道斯指出，首先人類常常反反覆覆，不像電腦那麼一致。人類很容易受到影響，別人的意見、看事情的順序、最近的經驗、一心二用或者訊息形成的方式都有可能左右人類的思考。其次，人類不善於把多重因素納入考慮。在面對很多因素的時候，有的我們會過份重視，不該忽略的卻忽略了。好的電腦程式則不同，對每個因素都一視同仁。米爾問道，例如去商店購物，我們豈會讓店員用瞄的為我們結帳：「看來，差不多是五百塊錢？」也許店員經過一番訓練之後一眼可以看出顧客大概買了多少錢的東西。但還是讓收銀機來結算得好，比較不會出錯。這就是電腦：一致而且準確。前述瑞典心臟專家歐林在判讀心電圖的時候極少出現明顯的錯誤。但很多心電圖都在灰色地帶，不好判讀，差不多一樣的波型，有的代表正常，有的則意味心臟病發作。醫師很難把一大堆資料整合起來做出正確的預測，而且容易受到外在因素的影響，像是上一次看心電圖的印象。

恐怕日後某些診斷，醫師都必須仰賴電腦。目前，一種叫做「電腦抹片篩檢系統」（PAPNET）的檢驗方式已成為子宮頸抹片篩檢的主流。這是利用類神經網絡電腦做影像分析，逐一檢查抹片上的每個細胞，挑出最可疑細胞，再放大照相送檢驗室做進一步判讀。以顯微鏡觀看從子宮頸取得的細胞，看有無癌細胞或癌前病變組織向來是病理科醫師的工作。至今，在醫學幾乎每個領域都有類神經網絡可供利用，相關研究也有一千個以上已經完成❼。類神經網絡可運用在各種診斷上，如闌尾炎、老年失智症、精神病的急症和性病等，有的也可用來預測癌症治療、器官移植和心臟瓣膜手術的成功率。現在也有可以判讀胸部X光、乳房攝影和心臟核子掃描的系統。

就疾病的治療而言，修代斯醫院的專精和自動系統，醫學界已有人見賢思齊。哈佛商學院的教授赫茲林格（Regina Herzlinger）就在《市場導向的醫療》（*Market-Driven Health Care*）把「焦點工廠」（focused factory）的概念引進醫療這個專業❽。書中還有其他實例，包括做心臟手術的德克薩斯心臟中心（Texas Heart Institute）和杜克大學（Duke University）的骨髓移植中心。乳癌患者在專門進行乳癌治療的中心接受治療，似乎成效最好，因爲這裡有一個完整的乳癌治療團隊，包括癌症外科醫師、腫瘤科醫師、放射治療師、整形外科醫師、社工人員、營養師等。這個團隊每天照顧的都是乳癌病人。現在，幾乎每一家醫院都有一套標準程序和電腦輔助系統來處理一些常見的病症，像是氣喘或中風。新的類神經網絡只是延伸到診斷的範圍。

然機械化的醫療仍有不少阻力。原因之一是醫師的短視，他們固執己見，不肯改變做事的方法，另一個原因是，科技愈精進，醫療中的人性就更加薄弱。這點不得不讓人憂心忡忡。現代醫療的人性關懷已經夠少了，若是技術至上，醫療與人豈不更加疏遠？病人常常覺得自己只是一個病歷號碼。

同情與科技並不一定會互相觝排，也可相得益彰。機器可以是醫學最好的朋友。從醫病關係最基本的層次來看，病人與醫師之間最大的阻礙就是錯誤。錯誤讓醫師苦惱，使醫師與病人水火不容。只有在錯誤減少的情況下，醫師與病人之間的信賴才會增加。而孰人無過？即使是機器也不是完美的。電腦或機械系統不僅可助醫師一臂之力，幫忙減少錯誤，多分擔一些技術性的工作之後，醫師也許就能回過頭來多多關懷病人，像是和病人說說話。在過去醫學科技落後的時代，這種關懷就是醫學的主流。醫療涉及生死，我們總是需要醫師來幫我們了解發生了什麼、爲什麼會這樣，以及什麼是可能的，什麼不是。各科的專家和「專家系統」❾兩者愈來愈難分難解，醫師的責任也更大了。醫師必須聆聽病人的訴說，並好好帶領病人走上治療之路。或許，機器可以判讀是不是某一種病症，但我們終究還是需要醫師來爲我們治療。

【注解】

❶ 原注：見 Baxt, W. G.,〈Use of an artificial neural network for data analysis in clinical decision-making: the diagnosis of acute coronary occlusion〉，《*Neural Computation*》2（1990），pp. 480-89。

❷ 類神經網絡：由很多稱爲神經元的非線性運算單元和連結這些運算單元的神經鍵所組成，可以同時處理大量的資料，如語音辨認、圖型辨認、智慧控制、影像處理等。

❸ 原注：這項研究見 Heden, B., Ohlin, H., Rittner, R., 和 Edenbrandt, L., 共同發表的〈Acute myocardial infarction detected in the 12-lead EKG by artificial neural networks〉，《*Circulation*》96（1997），pp. 1798-1802。

❹ 原注：修代斯醫院做了許多成果發表。參看 Bendavid, R.,的摘要〈The Shouldice technique: a canon in hernia repair〉，《*Canadian Journal of Surgery*》40（1997），pp. 199-205, 207。

❺ 原注：見 Meehl, P. E.著《*Clinical Versus Statistical Prediction: A Theoretical Analysis and Review of the Evidence*》（Minneapolis: University of Minnesota Press, 1954）。

❻原注：參看 Dawes, R. M., Faust, D., 和 Meehl, P. E., 共同發表的〈Clinical versus actuarial judgment〉，《*Science*》243（1989）, pp. 1668-74。

❼原注：關於類神經網絡在臨床醫學上的運用，巴克斯特寫了一篇很精彩的介紹，見 Baxt, W. G.,〈Application of artificial neural network to clinical medicine〉，《*Lancet*》346（1995）, pp. 1135-38。

❽原注：見 Herzlinger, R.,《*Market-Driven Health Care: Who Wins, Who loses in the Transformation of America's Largest Service Industry*》(Reading, Mass.: Addison-Wesley, 1997)。

❾專家系統：expert system，如同人類專家一般，能對特定領域的問題做判斷、解釋及認知的一組電腦程式。超大型醫學專家系統可依據十二萬個不同的醫學表徵分辨八千個疾病，至少有一般內科住院醫師的診斷能力。

第三章

醫師也有犯錯時

儘管柏爾已經說完走了，
羞恥感仍然像一把火，在我心中燃燒。
你覺得每個人看到你，都會想到你做的好事。
這種感受不是可以輕易拋開的。

社會大眾總認爲，醫療疏失基本上是壞醫師的問題。不只是一般人，律師和媒體當然也是這麼想的。平常我們很難看到醫療疏失是怎麼發生的，難免有所誤解。我們常認爲醫療疏失是「特例」，其實不然，醫療疏失就是會發生，尋常得很。

幾年前的一個冷冽的冬夜。星期五凌晨兩點，我身穿無菌服、戴著手套撐開一個青少年肚子上的傷口。這孩子因爲械鬥，肚子被捅了一刀。這時，呼叫器響起。開刀房護士幫我看了呼叫器，對我說：「外傷，三分鐘後到。」因此，救護車即將送來一個外傷病人。由於我是在急診值班的外科住院醫師，病人送來的時候，我一定要在場。我從手術檯上退下，脫下手術袍。手術檯上還有兩位醫師，他們繼續處理病人肚子上的傷口。

這兩位其中之一是柏爾（Michael Ball），他是主治醫師（檯子上躺的就是他的病人），現年四十二歲，這人看起來冷冰冰但絕頂聰明。還有一位是總醫師赫南德茲（David Hernandez）（住院醫師訓練的最後一年就可擔任總醫師）。平常，如果是外傷病人，這兩位醫師毋需親自上陣，只要監督或協助下面的住院醫師即可。但這一夜，由於人手短缺，他們在開刀房忙得不可開交。我準備衝到急診，柏爾抬起頭來對我說：「萬一碰到麻煩，還是叫一下，我們兩個中有一個會設法抽身的。」

我果眞碰上了麻煩。在述說這次的經驗時，我雖然修改了一些細節（包括當事人的姓名），以保護病人、我自己，還有同事，但我還是會儘可能忠於事實。

急診室在開刀房的樓上，我兩步併做一步飛快跑上樓梯。我趕到的時候，急診技術員剛好把病人推進來。病人是三十來歲的女性，體重看來至少有九十公斤，躺在橘色的塑膠脊椎板上，一動也不動。她的雙眼閉著，臉色蒼白，血從鼻孔流出。護士請緊急救護人員將她推到外傷室的第一間。這個診間配備跟開刀房一樣，牆上貼著綠色磁磚，有各種監視器，空間也足以操作移動型X光機。我們把她抬到床上，開始幫她檢查。一個護士剪開她的衣服，另一個量她的生命徵象。第三個護士在她的上臂扎上一支粗針，幫她打上點滴。一個外科實習醫師幫她把導尿管插入膀胱。今晚急診的值班主治醫師是瓊斯（Samuel Jones），骨瘦如柴，五十幾歲了，神情頗像電影《斷頭谷》中的十八世紀紐約警探克萊恩（Ichabod Crane）。他手臂交叉，冷眼旁觀——表示我該趕快動手了。

在大型教學醫院，住院醫師的任務都是即時性的。訓練到了哪個階段，面臨什麼時刻，就做哪些事，然而總有人在後頭盯著你：主治醫師會監督我們做的每一個決定。那晚，瓊斯是主治醫師，病人由他負責，我就聽命行事。但由於瓊斯不是外科醫師，外科方面的處置就由我來做。

「怎麼回事？」我問。

救護人員如連珠炮述說細節：「白人女性，姓名不詳，車子超速翻覆；身體從車內彈出；傷者對疼痛沒有反應；脈搏一〇〇；血壓，收縮壓一〇〇，舒張壓六〇；自行呼吸速率每分鐘三十次……」

我一邊聽他報告，一邊為她檢查。所有外傷病人處理的第一步都一樣。不管是身上被開了十一槍、被卡車撞了，還是在廚房發生燒燙傷，我們要做的第一件事總是檢查看看病人呼吸順不順暢。這個女人呼吸淺而快。我們給她戴上氧氣罩，氧氣全開了，但手指上夾的血氧飽和測定儀顯示她的血氧濃度只有九〇%——正常的話該是九五%以上。

「病人血氧太低。」我的語氣十分平淡，百無聊賴似的。所有的住院醫師幹了三個月後，語調都會變成這樣。我把手指伸進她的嘴巴探探，看看是不是堵住了。沒有。我用聽診器聽，肺也還好，沒有塌陷。我拿起一個面罩復甦器，把透明的口罩緊緊覆蓋住她的口鼻，用力擠壓氣囊（一個有個單向閥的氣球），每次擠壓就可以把一公升的氧氣打進病人的呼吸道。過了一分鐘左右，病人的血氧濃度上升到九八％。這個數據雖然令人滿意，顯然我們還是得幫忙她呼吸。我說：「插管吧。」也就是說，我們要把一條管子穿過她的聲帶，插入她的氣管，以確保呼吸道通暢，而且這樣才能裝上呼吸器。

急診主治醫師瓊斯想幫病人做插管。他拿起三號喉鏡——一種L狀的金屬器械（這種器械看起來很原始，其實是很標準的）——張開病人的嘴巴和喉嚨。接下來，瓊斯把一個彎彎、像鞋拔的刀片插入病人的喉嚨深處，直到喉頭。然後他把喉鏡手把往上提，撥開舌頭，讓嘴巴和喉嚨張開，露出聲帶。聲帶就在氣管的入口處，狀似三角帳篷簾子的肌肉組織。病人沒有畏縮，也沒有嘔吐，仍然沒有知覺。

瓊斯叫道：「抽吸器拿來！我什麼都看不到。」

他吸出一杯的血和血塊，然後拿起一條氣管內管。這是條和食指一樣粗、透明的塑膠管，長度約是食指長的三倍。他準備把這管子順著聲帶插進去。不久，病人血氧濃度開始下降。

護士宣布：「掉到七〇％了。」

瓊斯不停奮戰，可是管子還是一直碰到聲帶，插不進去。此時，病人嘴唇發紺。

「六〇％。」護士說。

瓊斯把所有的器械都抽出來，再把面罩復甦器的罩子覆蓋在病人口鼻上。血氧測定儀的綠色指示燈在六○%左右盤旋了一下，然後慢慢上升到九七%。幾分鐘後，他又把面罩拿開，打算再試一次。這會兒，出血更多了，喉頭也有些腫脹。這樣戳來戳去恐怕徒勞無功。血氧濃度又降到六○%。瓊斯只得再度退出，給病人戴上面罩，直到血氧濃度回到九五%。

插管要是眞插不進去，就得別開蹊徑。我說：「請麻醉科醫師來吧。」瓊斯同意。同時，我按照外傷病人處置原則來做：完成身體檢查，給病人靜脈輸液，開檢驗單和X光檢查單。這些步驟大概花了五分鐘。

病人的血氧濃度又下降到九二%，雖然不是急遽下滑，因爲用了面罩，這樣下降還是不正常。我檢查一下看掛在她指頭上的血氧測定儀是不是鬆動了。測定儀還好好地在原位。我問護士：「氧氣全開了嗎？」

「開到最大了。」她回答。

我再次用聽診器聽聽看病人的肺。沒有塌陷。瓊斯說：「還是給她插管吧。」他移開病人的面罩，打算再試一次。

我其實心裡已經有數，可能是因爲病人聲帶腫脹或者出血，呼吸道因而阻塞住，插管才會插不進去。果眞如此，我們得爲病人做緊急氣管切開術，病人才有活命的機會，也就是用外科手法在病人頸部切一個小洞，再把管子插入氣管。要是再來一次氣管內管插管，可能再度引發聲帶痙攣，呼吸道突然封閉——這正是方才碰到的阻礙。

假如我那個時候眞的想得夠清楚，應該知道自己做緊急氣管切開術的功力尙淺。當時在場的外科醫師只有我一個，沒錯，在那幾個人當中參與氣管切開術的經驗算我最多。但是最多又怎麼樣？我只是在五、六次手術中當過助手，而且除了其中一次外，都不是在緊急情況下做的，所以沒學會那疾風迅雷般的手法。唯一練過的那次緊急氣管切開術，是對一頭山羊做的。我應該立刻把柏爾醫師叫來支援，然後把所有的器械準備好，像是照明設備、抽吸器、無菌器械等，以防萬一。我該請瓊斯等一下，等我有支援了再說，不要因爲血氧濃度稍降就急著插管。甚至，我該知道病人的呼吸道已經堵住了，我也許該趁情況還算穩定、還有時間可以慢慢做的時候，抓起一把刀幫病人做氣管切開術。可是，不知道爲了什麼原因——自大、心不在焉、打如意算盤、猶豫不定，或是摸不清狀況，總之，我就是讓機會溜走了。

瓊斯俯身一心一意想要從病人的聲帶把管子插進去。病人的血氧濃度掉到六〇%的時候，他就住手了，又把面罩放回去。我們盯著監視器。數字依舊低迷。病人嘴唇發紺。瓊斯拚命擠壓氣囊，努力把更多的氧氣打進去。

「打不進去了。」他說。

這時我才恍然大悟，這件事情搞砸了。「媽的！呼吸道堵住了。準備氣切包！燈！叫二十五房的柏爾醫師過來！」

突然間，大家東奔西跑，一陣忙亂。我儘量教自己鎮定下來，不要慌了手腳。我叫外科實習醫師去拿一件無菌衣和手套過來。我從架子上拿了瓶消毒藥水，把那黃褐色的藥水一股腦兒往病人的脖子上倒。護士把氣切包打開來，裡頭有一套無菌鋪單，器械也都在裡面。我穿上無菌衣、戴上手套，心裡一邊盤算要怎麼做。我告訴自己，眞的很簡單，不用怕。在甲狀軟骨的底部，也就是喉結的地方有一個小小的間隙，這裡有一層薄薄的纖維組織，也就是環甲膜。一刀切下去！瞧，這樣就進去氣管了。接下來，你把一條十公分左右長的塑膠管子插進去。這管子就像水管工用的肘型接頭，接口處與氧氣筒和呼吸器連接起來，就大功告成了。然而，這只是理論。

我把鋪單覆蓋在病人身上，只露出頸部。那脖子看來就像樹幹一樣粗。我在她脖子上摸啊摸，尋找甲狀軟骨的突起，但只摸到一層層的脂肪，找不到可以下手的地方。該切下去嗎？橫切？還是縱切？我眞痛恨自己。沒有一個外科醫師會猶豫不決，而我竟這般躊躇。

「再亮一點。」我說。有人隨即去找照明燈。

「有沒有人去叫柏爾？」我問。這個問題讓大家的心涼了半截。

有個護士回答：「他馬上過來。」

不能再等了。缺氧四分鐘，即使沒死，腦部也會受到永久損傷。最後，我拿起手術刀切下去。我在病人頸部中央由左至右切了一道七、八公分的傷口——按照以前我看前輩做一般氣切的步驟。實習醫師用拉鉤把傷口撐開，我用剪刀再切割得深一點。切到靜脈了。雖然沒有出很多的血，但傷口已在血泊中，一片紅。我什麼都看不到了。實習醫師用手指按壓住出血點，我叫人拿抽吸器來。管子因爲先前幾次插管，裡面塞了很多東西，抽吸器也就吸不動了。

「快！給我換一條新的管子。」我說，又問：「燈呢？」

醫院勤務工終於推來一部高架照明燈，插上插頭，打開開關。還是太暗。可惜這裡沒有手電筒，要不然就夠亮了。

我把血抽吸乾後，用指尖去摸索傷口。這次我可以摸到甲狀軟骨的突起了，也在下面找到了環甲膜的間隙。就是這裡嗎？我還是沒把握。我先用左手按著，免得到時候又找不到了。

這時，滿頭白髮的麻醉科醫師老歐來了。這人什麼大風大浪都見過。瓊斯把病人的情況簡要跟他說了一下，就請他幫忙通氣。

我用握筆的姿勢拿著手術刀。我想，這裡該是甲狀軟骨了，就從這裡切下去。因爲出血和照明不佳，我只得盲目地慢慢切，一次只切一點，不敢一刀下去。我從脂肪組織切下去，感覺到刀口幾乎切到硬硬的地方了。我將刀尖往下，一直切到間隙。但願這裡就是環甲膜了。我用力切下去。突然間我覺得刀子陷入空洞。我切了一個兩、三公分的傷口。

我把食指伸下去，覺得很緊，像是被衣夾夾住一樣。再進去，我還是摸到了空洞。但是空氣流動的聲音在哪裡？我切得夠深嗎？會不會切錯地方了？

我說：「我想，進去了。」這話是爲了給自己信心，也希望大家聽了可以鬆一口氣。

老歐說：「最好這樣。再拖，病人就完了。」

我要把氣切管插進去，但不知怎麼，好像堵住了一樣，插不進去。我把管子又扭又轉的，最後強塞進去。這時，柏爾趕到了。他探過頭來一看。「進去氣管了嗎？」我答道，我想是進去了。我們把面罩復甦器插入氣切管的一端。結果，復甦器的氣囊一壓，氣就從傷口漏出來。柏爾飛快戴上手套、穿上無菌衣。

他問道：「呼吸道阻塞多久了？」

「不知道。大概三分鐘吧。」

因此，柏爾只剩一分鐘可以扭轉乾坤。他面色凝重，接手，兩三下就把氣切管拔出來。一看，叫道：「天啊，眞是慘不忍睹。都給你切爛了，不知道切到哪裡去了。再亮一點！抽吸器呢？」我們把新的抽吸管拿給他。他馬上把傷口清理乾淨，然後進行下一步。

病人的血氧濃度已經低到測不到了。心跳速率也往下掉，一開始是六十幾，現在只有四十幾。脈搏也完全測不到了。我把手放在她的胸骨下半段，手肘打直，俯身，幫她做心臟按壓。

柏爾抬起頭來，對老歐說：「現在從下面已經來不及了。你從上面再來一次吧。」這麼說表示我方才眞的搞砸了。可是，再試一次氣管插管又有什麼用？只是死馬當活馬醫，和眼睜睜看著她死還不是沒有兩樣？我很難過，只能專心做我的心臟按壓，不敢看其他人。我心想，這下子眞的完了。

突然間，老歐說：「我進去了！」眞令人不敢置信。他用小兒科用的小號氣管內管從聲帶之間插進去了。由於人工換氣成功，不到三十秒，她的心跳就回來了，一分鐘一百二十下。血氧濃度也往上升，測定儀先是顯示六〇％，再一路上升到九七％。在場的每一個人先前都屏氣凝神，現在終於可以大大地鬆了一口氣。我和柏爾沒說什麼，只是討論一下接下來的幾個步驟。接下來，柏爾就回去開刀房了。那個肚子被捅了一刀的少年還在手術檯上。

我們終於知道這個車禍病人的身份資料。姑且叫她做魏露絲小姐吧。她三十四歲，一個人住在近郊。救護人員把她送到急診時，她體內的酒精濃度已超過法定標準上限的三倍，或許就是這樣失去知覺的。她有腦震盪，還有幾處撕裂傷和明顯的軟組織損傷。但從X光片和電腦斷層掃描來看，其他部位還好，沒有受傷。當天晚上，柏爾和赫南德茲把她推到開刀房再好好做一次氣管切開術。柏爾從開刀房出來跟家屬解釋時說道，她進來的時候情況嚴重，呼吸道難以暢通，我們費了九牛二虎之力才把她救回來。儘管如此，她的腦部還是有很長一段時間在缺氧的狀態，因此不知道她的腦部功能有沒有受損。家屬靜靜地聽他訴說，沒有抗議。不管怎麼說，他們也只能等。

我們再來看看其他幾樁外科疏失的例子：有個一般外科醫師把一支很大的金屬器械留在病人肚子裡，然後就縫起來了，結果病人的腸子和膀胱壁都被刺破了；一個腫瘤外科醫師在為病人做乳房活組織檢查時，抽錯了地方，使診斷延誤數月；有個心臟外科醫師在心臟瓣膜手術時漏了一個小步驟（這個小步驟可重要得很），結果病人因此喪生；還有一個一般外科醫師在急診室碰到一個腹部疼痛厲害的病人，他沒做電腦斷層掃描，就認為這是膽結石作祟，十八個小時後，掃描了才發現是腹部主動脈瘤破裂，沒多久病人就死了。

犯下這樣大錯的醫師怎能繼續行醫？這樣豈不是草菅人命？我們說，這種醫師「不適任」、「不道德」，或是「怠乎職守」。我們希望看到他們受到懲罰。因爲醫療疏失，醫師可能要面對的是：業務過失官司、事件在媒體曝光、停業處分，或是被革職。

做錯了事就要接受處罰，這固然是合情合理的事。然而，事實並沒有那麼簡單。在醫療中，千眞萬確的一件事就是：所有的醫師都會犯下可怕的錯誤。想想看我剛才描述的實例吧。我曾問過多位值得尊敬的外科醫師。他們都是我認識的人，也都是從頂尖的醫學院出來的。我問他們，近幾年，他們是否曾做出什麼錯事。每一個人都有故事可說。

一九九一年的《新英格蘭醫學期刊》發表了一系列以醫療疏失爲研究課題的重量級報告——哈佛醫療執業研究（Harvard Medical Practice Study）。研究對象包括紐約州內的三萬家醫療院所。研究發現，將近四%的住院病人因爲併發症，住院時間因此延長，或變成殘疾，甚至死亡，其中有三分之二肇因於醫療上的錯誤。而有併發症的住院病人中，每四個就有一個（也就是一%的住院病人）確定是醫療疏失。據統計，全美國每年多達四萬四千個病人的死亡，或多或少都跟醫療疏失有關。全國各地的後續調查也證實醫療疏失無處不在。在一項小型研究當中，臨床醫師碰上心跳遽停的病人，在使用電擊器的時候，三十位醫師中有二十七位曾經出錯：有的是使用不當，有的則是不了解某一機型的使用方法而延誤了病人的治療。根據一九九五年的一項研究，藥物錯誤也是常見的疏失，如給錯藥或者劑量錯誤。平均每一住院人次，就有一次錯誤。雖然多半沒有不良反應，但仍有一%有嚴重後果。

如果醫療疏失是部分危險醫師一手造成的，你可能會認爲，醫療過失官司只發生在少數醫師身上。事實上，這些官司的分布呈現鐘形曲線或常態分布曲線。大多數外科醫師在行醫生涯中至少被告過一次。對特定錯誤的研究顯示，並不是有醫師一犯再犯，事實上，只要是照顧病人的臨床醫師，每一年都可能犯下嚴重錯誤或疏於職守。因此，每次媒體大幅報導駭人聽聞的醫療疏失的時候，醫師很少會激動。他們反應往往是：這種事難保不會發生在我身上。因此，最重要的問題不是如何避免壞醫師傷害病人，而是如何避免好醫師傷害病人。

醫療過失官司就能遏止醫療疏失嗎？恐怕很難。哈佛法學和公衛教授布萊能（Troyen Brennan）指出，不斷有研究顯示，醫療疏失的發生率不會因爲醫療過失官司而減少❶。一個原因是，司法並非對抗醫療疏失的利器。布萊能還主持過幾項研究計劃，追蹤哈佛執業研究計劃中的病人。他發現，得到次級照顧的病人不到二%曾對醫院或醫師提出控告。反之，在提出訴訟的病人中只有少數確實是醫療疏失的受害人。也就是說，提出訴訟的病人不一定是醫療疏失的受害者。至於病人能否打贏官司，關鍵是結果有多差，不管這結果是不是疾病引起的，或者是無可避免的醫療風險❷。

有關醫療過失官司，更深一層的問題是，如果把過錯視作罪大惡極，醫師更不會公開承認疏失，甚至拒絕討論這個問題。這種扭曲的制度使醫師和病人水火不容。爲了自保，每一個人所描述的更加偏離眞相。在錯誤造成的時候，醫師幾乎不可能誠懇地與病人討論錯誤的問題。醫院聘請的律師也警告醫師說，雖然他們必須告訴病人受到哪些傷害，但不可以暗示他們有所疏失。否則這種「自白」會讓病人一口咬定醫師有錯，在這非黑即白的世界中，成爲不利自己的證據。最多，醫師只能說：「我們很遺憾，結果不如預期。」

然而，醫師並非無法坦誠地檢討自己的錯誤，如果不能跟病人談，至少也可以在院內的「死亡病例與併發症討論會」（Morbidity and Mortality Conference, M&M）上跟同事討論。這種會通常每週一次，幾乎每一家教學醫院都有這樣的會議。美國大多數的州明令，司法單位不得調閱這種病例討論會的記錄，這種會議才能存在。儘管如此，還是經常有人施壓，希望這種會議記錄能夠公諸於世。外科醫師特別重視這種討論會，這時，他們可以關起門來認眞檢討錯誤、不幸的事件和死亡案例，同時裁定責任歸屬，看看下一次要怎麼做才能改善。

在我們醫院，每星期二下午五點都會召開死亡病例與併發症討論會。很陡的階梯式會議廳氣派豪華，牆上有一排偉大醫師的油畫肖像——他們就是我們的楷模。所有的外科醫師，從實習醫師到外科部的主任都必須參加，輪到外科來見習的醫學生也得出席，因此出席人數通常近百人。我們魚貫而入，拿了一份當天將討論的病例資料就坐下來。第一排是外科大老坐的。這些老將不苟言笑，這會兒脫下手術袍換上黑色西裝，排成一列，就像公聽會上的參議員。主席就坐在最靠近木製講台（大家會在此報告）的位置，威風凜凜，令人望而生畏。第二排以後的幾排則是其他外科主治醫師的座位，他們通常比較年輕，有幾位是女性。總醫師身穿白色長袍，通常坐在側邊。我和其他住院醫師，我們這些小輩都坐在後排，大家都是白色短袍加上綠色手術長褲。

各部門的總醫師，如心臟外科、心血管科、外傷科等，會針對討論病例蒐集資料，一一上台報告。試舉數例如下（細節略為改變以保護當事人的隱私）：六十八歲男性，心臟瓣膜手術後失血過多死亡；四十七歲女性，左腿動脈繞道手術後出現感染，因此再開一次刀；四十四歲女性，膽囊手術後膽汁滲漏；三個病人術後出血不止，再次手術；六十三歲男性，心臟繞道手術後心臟遽停；六十六歲女性，腹部傷口縫線突然脫落，腸子差點跑出來。還有早先描述的故事——發生車禍、氣切失敗的魏露絲——這個慘痛經驗也曾在某次會議的討論之列。外傷科總醫師赫南德茲仔細看了病例資料，通知了我和其他相關的人說，這個病例會列入討論。輪到這個病例的討論時，赫南德茲上台講述經過。

赫南德茲個兒很高、人很好、愛說笑，說笑話的時候常教人捧腹大笑。但在病例討論會上，人人都變得冷漠無情、認眞嚴肅。他的描述就像這樣：「三十四歲女性，酒醉駕車，車速過快翻覆。在車禍現場，病人生命徵象仍算穩定，但已陷入昏迷，沒有反應。救護車隨即把她送來急診，途中沒有插管。抵達急診時，昏迷指數是七分。」昏迷指數也就是格拉斯哥昏迷指數（Glasgow Coma Scale），是七〇年代英國格拉斯哥大學的兩位醫師提出的，以評估頭部外傷的嚴重性或昏迷的程度。最低是三分，最高是十五分，七分即屬昏迷。「可能是由於呼吸道阻塞，急診插管數次，沒有成功，後來試過環甲膜切開術，也沒有成功。」

這種報告有時很教人難堪。要討論哪些病例，是總醫師決定的，不是主治醫師，主治醫師難以隱瞞錯誤。但總醫師總是主治醫師下面的人，這樣出來檢討不是，不免常會覺得左右爲難。報告要成功過關，無可避免的是，有些細節必須省略，而且不要把主詞洩漏出來。不可以說：「有人在做環甲膜切開術時搞砸了。」反之，要說「試過環甲膜切開術，沒有成功。」不過每一個人都心知肚明。

赫南德茲繼續報告：「病人心臟遽停，於是爲她施行心臟按壓。麻醉科醫師後來用小兒科用的氣管內管插管成功，病人情況因而穩定下來。環甲膜切開術之後在開刀房中完成。」

大家心照不宣，魏露絲想必是因爲腦部缺氧才會心臟遽停，這時很容易出現癱瘓中風，還有更糟的也說不定。結果算是不幸中的大幸，赫南德茲接下去說：「我們爲病人做了檢查，沒有腦部永久受損的跡象，也沒有其他問題。第二天，氣切管移除。第三天，恢復情況良好，出院回家。」翌日，病人起床時覺得有點頭暈腦脹，肚子餓了，意識也很清楚。過了幾個禮拜，她脖子上的傷口也結痂了。她的家人覺得如釋重負，我也是。

負責報告下一個病例的總醫師還沒登場。第一排的大老立刻有人發炮攻擊：「什麼意思？『環甲膜切開術沒有成功？』」我的雙頰熱燙燙的，眞想找個地洞鑽進去。

「這個病人是我負責的。」柏爾從前排挺身而出。總醫師一報告完，主治醫師總要出來承擔。「這個病人是我負責的。」這一句話道盡了外科文化。儘管商學院和企業界標榜「扁平組織」好處多多，外科界依然維持老式、金字塔般的層級結構。不管出了什麼差錯，主治醫師都得站出來，承擔所有責任。不管是住院醫師失手，把病人的主動脈割破了，或者護士給藥的時候劑量弄錯，主治醫師就算當時正在家裡呼呼大睡，這筆帳還是會記到他頭上。總之，在這種討論會上，責任都落在主治醫師身上。

柏爾接著描述那天急診主治醫師何以插管失敗，而他自己趕到的時候又是如何難以收拾的局面。他說，那時照明不佳，病人的脖子又超級粗。他小心翼翼地陳述，希望大家明白這是情況複雜，而不是藉口。有幾個主治醫師搖搖頭，表示同情。有兩、三個針對細節，問了幾個問題。柏爾道來不急不徐，客觀、超然——就像CNN的主播在報導吉隆坡的動亂。

負責我們外科總體表現的主任問了最後一個問題。他想知道，就這次的事件而言，如果重新來過，還可以怎麼做？柏爾答道，開刀房那個刀傷病人情況很快就控制住了，因此，他或許可以指派赫南德茲前去急診，或者讓赫南德茲關肚子，他自己去急診。大家點點頭，也都學到一課。好，下一個病例。

在這一次的討論會上，沒有人質問我爲什麼不早一點請求支援，或者我何以不承認自己技術生疏。然而，這並不表示大家都能接受我的作法。在外科注重層級的制度下，負責糾舉我的人就是柏爾，他不會讓我逃之夭夭的。第二天，他在大廳看到我，就把我拉到一邊。他指責我的不是，語氣聽來不像憤怒，而是痛心。首先，他說做緊急氣管切開術最好切直的，因爲血管是上下走向的，切直的比較不會切到血管——這點我在教科書上應該讀過吧。如此一來，情況就不會那麼難以收拾了。第二，也是他覺得難過的是，我既然發現呼吸道顯然有阻塞的情形，爲什麼不早一點叫他。我沒有藉口。我只是說，下一次我會好好做，如果有麻煩，早一點請求協助。

儘管柏爾已經說完走了，他的身影幾乎消失在長廊的另一端了，羞恥感仍然像一把火，在我心中燃燒。這和罪惡感不同，罪惡感是你做錯事的感覺，羞恥是另一回事：你就是那個錯誤，自慚形穢，你覺得每一個人看到你，都會想到你做的好事。這種感受不是可以輕易拋開的。你了解到自己的限制，你開始懷疑自己，沒有信心。有一位全國知名的外科醫師告訴我，有一次他為病人做腹部手術，切除良性腫瘤，不知怎麼，病人大出血而死，他說：「我不殺伯仁，伯仁卻因我而死！」事情過後，他幾乎無法再拿起手術刀，後來再次為病人開刀的時候，變得猶豫不決，無法當機立斷。足足有好幾個月，都無法擺脫這個陰影。

比失去自信更糟的反應是為了自衛武裝自己。有的外科醫師出了事後，反而變得咄咄逼人，指責每一個人，就是不自我檢討。他們認為自己的能力絕無問題，而且絲毫沒有恐懼。結果，不能從錯誤學到什麼，也不曉得自己的限制何在。有一位外科醫師告訴我，很少有外科醫師一點兒恐懼都沒有的，這種人反而更令人擔憂。他說：「如果醫師開起刀來一點也不怕，病人恐怕就要倒大楣了。」

討論會的立意就在使訓練醫師以「正確」的態度面對錯誤，不要懷疑自己，也不要否認一切。如果是可以避免的傷害，主任會問：「你有沒有想過還能怎麼做？」你不能用「只能如此」、「沒有其他辦法」來搪塞。

因此，討論會實在是一種極其複雜又非常人性化的制度。這種討論會承認人非聖賢，孰能無過，了解錯誤不是靠著懲罰就可以減少的，不像法官或媒體急於懲凶。從死亡病例與併發症討論會，我們可以得到一個心得：避免錯誤要運用意志力——要眼觀四方、耳聽八方，時時留心各方面的訊息，想到每一個環節都可能出錯，防微杜漸。不是出錯就罪該萬死，而是要知恥。其實，死亡病例與併發症討論會的本質似乎有所矛盾：既強化「錯誤令人無法忍受」這種美國精神，然而這會議還是毫無例外，每週都會舉行一次，沒有一個禮拜因爲沒有錯誤而不必召開，這又等於承認錯誤是醫學中無可避免的一部分。

然而，爲什麼錯誤會層出不窮？在醫學界研究醫療疏失的專家李珀（Lucian Leape）指出，很多產業對錯誤率的忍受度不像醫界那麼高，像是半導體製造業或是在五星級飯店爲顧客服務，都努力追求零錯誤❸。航空業也把操作錯誤的發生率降低到十萬次飛行只有一次，且這些錯誤大都不會造成什麼傷害。近日，通用電氣把「六個標準差」（Six Sigma）這個口號叫得震天價響。這個品質改善方案希望達成的目標是將產品的不良率減到最低。「標準差」是指流程當中變異程度的度量值。「六個標準差」的標準，代表在每百萬個機會中幾乎只有一次錯誤。

當然，人體要比飛機來得複雜，而且每一個人的體質都不同，沒有統一規格可言。醫學也不是生產線，更不是產品目錄。只要是人類的表現都一樣，不管是哪個領域。然而，過去二十年來，我們學到的種種，從認知心理學、人因工程❹到災難研究（如三哩島核能電廠事故❺和發生在印度波帕的工業傷害事件❻）都讓我們深刻了解到一個事實：不只是所有的人都會犯錯，而且人常常會出錯。如果行爲模式不改，我行我素，不但不能消除錯誤，反而會變本加厲。

英國心理學家瑞忍（James Reason）在《人爲疏失》（*Human Error*）一書中論道，人類大腦有著了不起的思考能力，也能跟著直覺行事。在遭遇前所未見的情況時，感官會傳來各式各樣、教人應接不暇的訊息，但我們可以快速過濾這些訊息，當機立斷，不會浪費時間。爲了這個優勢，我們也得付出代價：在某些方面，人類特別容易出錯❼。因此，如果一個體系的運作必須仰賴完美的人類表現，就會有瑞忍所謂的「潛伏錯誤」——錯誤就會伺機冒出。在醫療中，這種例子不可勝數。就拿開處方這個常規程序來說，記憶力和專注都很重要——偏偏人類的記憶力不可靠，也會心不在焉。無可避免地，醫師會開錯藥或劑量不對。即使處方箋上寫得完全正確，藥師在拿藥的時候也可能看錯❽。電腦醫囑系統（computerized ordering system）幾乎可以完全避免這方面的錯誤，但在美國仍然只有少數醫院採用。此外，廠商在生產醫療儀器的時候並沒有考慮到人類操作的問題，所以免不了會有許多「潛伏錯誤」。可想而知，像是心臟電擊器這種沒有標準設計的儀器，醫師在使用的時候必然會出現問題。當然，在問題冒出來的時候，不一定是機器設計的問題，工作量太大不堪負荷、現場混亂、醫療團隊成員溝通不足產生誤解，都可能代表醫療體系中的「潛伏錯誤」。

瑞忍還有一項重要觀察：錯誤不但會發生，還會演化，也就是變本加厲。在複雜的系統中，單單一項錯誤很少會造成傷害。如果錯誤顯而易見，我們見苗頭不對，會立刻見風轉舵，且系統也有內建的防禦機制。例如，藥師和護士總會再三檢查醫師開的處方，看有沒有錯誤。但錯誤不一定總是明顯的，支援系統也常因爲「潛伏錯誤」而沒能發揮作用。如果一個藥師手上有一千張處方箋要處理，可能會有一張忘了檢查；機器的警鈴可能壞了；該去急診支援的外傷科主治醫師因爲正在爲病人開刀分身乏術。本來只是幾個小錯，湊起來就可能釀成大錯。

但死亡病例與併發症討論會完全沒有將這一點納入考量。也因此，很多專家認爲分析錯誤並不能改進醫療行爲；只是問醫師「換一個什麼樣的方式來做，下一次就會更好？」這樣是不夠的。在一連串的事件發生的時候，醫師只是最後必須出來承擔錯誤的人。研究錯誤的專家因而相信，如果出錯，該仔細檢討、改善的是過程，不是個人。因此，他們希望醫療走向專精，就像企業一樣追求品質。目前已有成功的例證，小的如做疝氣修補手術做到爐火純青的修代斯醫院，大者如美國麻醉科整體也因採取這樣的方針而有卓越的成效。

美國麻醉科醫學會（American Society of Anesthesiologists）的徽章中央有著「Virgilance」一字，就是「警覺」的意思。你幫病人做全身麻醉，病人沈睡不醒，這時你就完全控制住他的身體了。這時，病人的身體是癱瘓的，腦部沒有意識，呼吸、心跳、血壓等所有生命的重要功能全由機器控制。機器和人體同樣是錯綜複雜的結構，我們可以想見，出錯的方式無奇不有，每一個環節都可能出現問題，即使是小手術也一樣。然而，麻醉科醫師發現，如果問題能夠偵察得出來，通常就能解決。在一九四〇年代，每二千五百次手術只有一次麻醉死亡的案例。從六〇年代到八〇年代，這二十年間，麻醉致死率更一直維持在萬分之一到萬分之二的水準。

但麻醉科醫師皮爾斯（Ellison Jeep Pierce）仍覺得這樣的致死率不合理。打從一九六〇年，他從賓州大學拿到學位、在北卡羅萊納執業，他就開始蒐集所有麻醉致死的案例資料，不管是他參與過的或是他看到的，都在蒐集之列。最讓他痛心疾首的病例是朋友的女兒。這個十八歲的女孩是到醫院拔智齒的。在做全身麻醉的時候，麻醉科醫師把呼吸管插進她的食道而非氣管，這是一種常見的疏失，但麻醉科醫師多半會察覺錯誤，立刻改正。不幸，這個醫師沒發現，結果因爲缺氧，不到幾分鐘她就死了。皮爾斯知道麻醉致死率在美國只有萬分之一，但美國每年施行的麻醉據估計有三千五百萬人次，也就是說有三千五百個病人因麻醉而白白送死，皮爾斯朋友的女兒就是一例。

一九八二年，皮爾斯當選美國麻醉科醫學會的副理事長，也就有機會施展抱負，努力降低麻醉死率。同年，ABC電視台20/20節目播出探討麻醉致死的問題，在社會上引起軒然大波。節目一開始，主持人說道：「如果你躺在醫院開刀房，醫師即將爲你做全身麻醉，接下來有一段很長的時間，你將失去知覺。大抵而言，全身麻醉是安全的，但因爲人爲錯誤、疏忽，以及麻醉科醫師嚴重短缺，麻醉就有相當的風險了。所以能避免最好儘量避免。預計今年將有六千個病人因麻醉不當遭受腦部損害或死亡。」節目還播出了幾樁駭人聽聞的麻醉傷害事件。這個節目播出後，不少人爲了麻醉而恐慌，同時醫療不當的保費也節節高升。就在此時，皮爾斯動員美國麻醉科醫學會全力檢討疏失的問題[9]。

庫柏（Jeffrey Cooper）給了皮爾斯一些點子。庫柏是工程師，不是醫師。關於麻醉的問題，一九七八年出現了一篇具有開創意義的論文《可避免的麻醉疏失：人爲因素的研究》（*Preventable Anesthesia Mishaps: A Study of Human Factors*）就是他的手筆[10]。庫柏這個人沒什麼架子，但做起事來很挑剔。他在二十六歲那年進入麻州總醫院（Massachusetts General Hospital）生物工程部門爲麻醉研究人員設計機器。開刀房的一切讓他看得目瞪口呆，常常一看就是好幾個小時。他仔細觀察麻醉科醫師是怎麼做的。他注意到的第一點就是，麻醉機的設計實在很差。例如，麻醉機的揮發器刻度盤以順時鐘方向旋轉的話，半數麻醉機內強效麻醉藥劑的濃度將減低，另外半數的麻醉機，這麼一轉，藥品濃度反而會變高。他決定借用關鍵事件分析法（critical incident analysis）來探索麻醉的問題。這種方法一九五〇年代就發展出來了，本來是用來分析飛行事故的。這種方法利用細密的訪談，儘可能捕捉危險事件的一切細節：看看這些事件是如何演變出來的，有哪些成因。有了這些資料再來分析不同的案例中有哪些模式是一再出現的。

這種調查研究的關鍵就在坦率、誠實的報告。有關飛行事故的分析與報告，美國聯邦航空總署（Federal Aviation Administration）有一個形式化的系統。這個系統成效卓越的兩大基石是：一、在事發十天內提出報告的駕駛可免除懲罰；二、報告將送往一個跟航空公司無利益關係的中立機構——美國太空總署——做評估，因此駕駛的權益不會受到影響。由於這個系統運作成功，飛行事故因而減少許多。庫柏認為，也許他是工程師，不是醫師，麻醉科醫師因此沒有受到威脅的感覺，對他沒有戒心，願意配合。

這是用科學方式深入探討醫療疏失的第一次。庫柏詳細分析了三百五十九個案例，呈現出前所未見的視角。大家向來認為在麻醉在一開始的時候最危險（就像飛機起飛），然而案例分析發現，最危險的時候其實在麻醉到了一半，也就是警覺鬆懈的時候。最常見的疏失是沒注意到病人的呼吸出現問題，原因可能是管線鬆動、呼吸管沒接好、沒能維持呼吸道的暢通或者使用麻醉機有不當的地方。庫柏也列舉了許許多多造成疏失的因素，包括經驗不足、對器械不夠熟悉、團隊成員之間溝通不良、倉促行事、注意力不集中或者疲累。這方面的探討也很重要。

庫柏的研究引起很多麻醉科醫師的辯論，但大家只是議論紛紛，沒什麼具體行動，直到皮爾斯挺身而出。皮爾斯一開始是透過麻醉科醫學會的力量，後來又籌措基金，組成一個基金會來贊助麻醉問題的研究，藉此減少庫柏找出來的疏失。皮爾斯還召開國際會議，聽取全世界麻醉專科醫師的建言，也找廠商來討論看能否設計出更安全的機器。

不久，皮爾斯的努力有了成果：麻醉科住院醫師的工作時數減少了；廠商在設計機器的時候開始考慮到操作者容易犯的錯誤；刻度盤也標準化，統一往一個方向轉；麻醉機內也加入控制閥，以避免意外跑出兩種以上的麻醉氣體；氧氣的控制開關也改進了，使氧氣輸送不致變成零。

雖然有些錯誤不能直接消除，麻醉科醫師也思考要怎麼做，才能及早發現問題。例如，食道和氣管的位置非常接近，呼吸管插錯地方仍屬幾乎難以避免的疏失。為了檢查有沒有插錯地方，麻醉科醫師總是會把聽診器放在病人肺部上，傾聽呼吸聲。但庫柏的報告顯示，這類疏失還是很多，皮爾斯好友的女兒就是這麼送命的。關於這點，應該找出更有效的預防方法。事實上，醫師可以使用一種監視器來偵測管子是否插錯了。這種監視器已經問世好幾年了，不過非常少麻醉科醫師用。他們之所以不用，其中的一個原因就是價格昂貴。這種監視器有好幾型，有一型可以偵測肺部呼出的二氧化碳，另一型則可以測定血氧濃度（也就是氧氣飽和度監測儀），病人呼吸系統若出現問題，這些機器就可以發出早期警示。由於皮爾斯等人的敦促，美國麻醉科醫學會因而將上述兩型監視器列為全身麻醉的必備儀器。今天，我們已經沒聽過因為呼吸管連結出現問題或呼吸管插錯部位的麻醉致死案例。不到十年，麻醉致死率已降到二十萬分之一以下——約是以前的二十分之一。

美國的麻醉改良不是到此為止。史丹福大學的麻醉科教授賈巴（David Gaba）則把重點放在麻醉科醫師的表現。他指出，以飛行來說，飛行經驗是無價的，但駕駛普遍都有經驗不足的問題：駕駛很少有處理機械嚴重故障的經驗，因此每年都得參加飛行危機模擬的訓練。飛機駕駛可以，醫師為什麼不行？

賈巴是受過機械工程訓練的醫師，他領導一個團隊設計出一種叫做「飛鷹」的麻醉危機模擬系統（Eagle Patient Simulator）。這個系統有一個和眞人一樣大小、由電腦操控的假人，具有逼眞的人體功能。假人有血液循環、心跳，肺部也有吸入氧氣、呼出二氧化碳的功能。如果你將藥物注入假人體內，或使之吸入麻醉藥劑，假人可以偵測出藥物種類和劑量，心跳、血壓、血氧濃度也會跟著變化。假人還會自動製造一些緊急情況，像是呼吸道腫脹、出血或心臟功能障礙。這個模擬訓練的實驗室配備和開刀房一模一樣，假人就躺在手術檯上，住院醫師或經驗老道的主治醫師都可以在這裡練習面對各種危機或奇特的突發狀況，像是麻醉機故障、斷電、病人在手術中心臟遽停或是剖腹產的病人出現呼吸道阻塞必須緊急做氣管切開術等。

由於麻醉科帶頭改良效果卓著，美國醫界因此見賢思齊。美國醫學會（American Medical Association）就在一九九七年創立了國家病人安全基金會（National Patient Safety Foundation），並邀請庫柏和皮爾斯擔任這個基金會的委員。基金會贊助各種研究、舉辦各種研討會，也希望爲醫院醫囑系統發展出一套新的標準，以大幅減少藥物錯誤這個最常見的醫療疏失。

在手術安全方面，也有令人振奮的進展。例如，膝蓋或腳開錯邊的烏龍手術還是時有所聞。出現這種不可原諒的疏失，院方的反應常是將醫師革職。近來，醫院和外科醫師了解到，由於身體器官兩邊對稱，開錯邊的疏失必然會一再發生。一九九八年，美國骨科醫學會（American Academy of Orthopedic Surgeons）就採取了一個簡單的預防之道，建議所有的骨科醫師，在爲病人手術之前必須用筆在需要開刀的部位做標記。

設於達特茅斯的新英格蘭北部心血管疾病研究組織（The Northern New England Cardiovascular Disease Study Group）是另一個成功的例證[11]。雖然這個組織並沒有進行庫柏做的那種深入調查，只是密切監視統計數據，成效也不錯。有六家醫院屬於這個研究組織。這個組織會追蹤這六家醫院心臟手術的術後死亡和併發症案例（如傷口感染、出血不止、中風等），並設法找出是哪些危險因素造成的。例如，研究人員發現，接受血管繞道手術的病人術後如出現貧血，死亡率相當高，而且年紀幼小的病童最常發生。原因出在心肺機「起動」用的溶液，這種藥水會稀釋病人的血液，造成貧血，且病人年紀愈小，就愈嚴重。這幾家醫院已想出幾個不錯的辦法來解決這個問題。這個組織的另一項研究發現，所屬醫院中有一家術前檢驗結果傳到開刀房時出現錯誤。於是，他們向飛行員學習，所有的病人送到開刀房的時候都得附上一張檢查表。這些努力帶來更高的標準化，這六家醫院的病人，在一九九一年到一九九六年間，術後死亡率也從四%降到三%。這代表有兩百九十三個病人的性命因而保住了。儘管這個組織只注意幾個項目，也沒用到什麼先進的技術，還是避免了許多醫療疏失。目前就如何避免疏失而言，實際資料還是很少。有非常多的證據顯示潛伏錯誤和系統因素可能造成手術疏失：像是缺乏標準化的程序、醫師經驗不足、醫院的經驗不足、機械的設計和技術不夠精良、人員短缺、團隊合作欠佳、開刀時間不對、管理式醫療或醫療企業化的影響等不勝枚舉。然而，什麼是最危險的因素？我們仍不知道。外科手術和很多醫療層面的疏失仍待庫柏這樣的人才來裨補闕漏。

今天是平常的一天，有一台例行的膽囊手術。手術檯躺著一個四十多歲、生過孩子的婦女。她的身上全都覆蓋著紙鋪單，只露出塗了黃色消毒藥水、圓圓的肚皮。膽囊是個軟軟的、長度和手指相當、裝著膽汁的袋子，像個癟掉的、橄欖綠色的氣球，藏在肝臟後方。如果病人有膽結石，會有一陣陣的劇痛，就像手術檯上的這個病人。一旦膽囊切除，疼痛就會消除。

這種手術當然有風險，但風險已經比過去小很多。十年前，醫師還必須在病人的肚子上切個十五公分左右的大傷口來移除膽囊，病人因此得在病床上躺三、四天。今天，我們可以用迷你攝影機和器械，從肚皮上的微小切口來做膽囊切除——這就是腹腔鏡膽囊切除術⓬。在美國，每年有五十萬個病人接受這種手術。在我們醫院，這種手術每年也有好幾百台。

主治醫師示意我可以動手了，我就在病人肚臍上方的皮膚小心翼翼切了個長約兩、三公分的半圓切口。我切開脂肪和筋膜，進入腹腔之後，就置入一個寬一公分多的套管，以便器械由此進出。我們放入充氣管，打開套管上的充氣活塞，注入二氧化碳。這時，病人的肚皮就像輪胎打氣一樣慢慢鼓脹起來。我放入迷你攝影機。這時，我們可從手術檯旁邊的電視看到病人的腸子。由於病人的腹部鼓脹，攝影機便可以在病人腹中移動。我調整攝影機的位置。看到肝臟了。膽囊就是在肝臟邊緣之下突出的一團。

我們在病人腹部切了三個更小的切口做為手術的附加入口，連同前一個切口，像是四角形的四個點。主治醫師在靠近自己的切口插入兩支長長的鉗子（就像百貨公司店員用來夾取放在貨架高處的帽子所用的桿子，只不過尺寸小些）。他一邊注視電視螢幕一邊操作，伸到肝臟邊緣，夾住膽囊，拉到視線之內，接下來我們就可以切除膽囊了。

膽囊的切除很簡單。你從根部剪斷、阻斷血流，從靠近肚臍的切口把這個堅韌的袋子拉出來即可。接著，你讓腹腔內的二氧化碳漏光，移去套管，在小小的切口縫上幾針，貼上OK繃就大功告成了。但是要注意一點：膽汁在肝臟生成後，會經由與膽囊相連的總膽管排到十二指腸。如果你在手術中不小心切斷了總膽管，膽汁就會回流，破壞肝臟。在手術中，總膽管不幸被切掉的病人中約有一〇到二〇％會死亡。大難不死的病人也可能因爲肝臟的永久損傷必須換肝。教科書上面說：「手術不當造成總膽管的受損是一項嚴重疏失。」這是不折不扣的災禍，因此任何手術團隊在進行腹腔鏡膽囊切除時，總是步步爲營，避免這樣的錯誤。

我用切割器械小心謹愼地剝開覆蓋在膽囊根部的白色纖維組織和黃色脂肪。膽囊粗粗的根部出現在我們眼前了。這根部愈走愈細，變成一條細得像雛菊莖的管子，突出於周圍的組織，但是在電視螢幕上看來就像水管一般粗。爲了確定膽囊管的位置，不要切到總膽管，我把周圍的組織剝開一點。這時，我和主治醫師總是會暫時停下，討論手術部位的結構。沒錯，這裡就是膽囊管了。我們使膽囊管露出多一點，離總膽管遠一點。

很好。就是這樣。主治醫師說：「切吧！」

我把釘夾置放器插入。這是一種V形的金屬夾，在夾斷組織的同時，可以把斷端釘合。我對準膽管。突然，我從電視螢幕看到管子上有一小顆脂肪組織。這不一定有什麼不對，但是看起來就是怪怪的。我試著用釘夾置放器把這一小顆東西撥開，沒想到後面連著一層薄薄的組織，在這組織之下，我們看到膽囊管居然有個叉口。我的心都快停了。要不是多看了這麼一眼，病人的總膽管一定被我切掉了。

如果技術圓熟加上一絲不苟，再三查看手術部位，總膽管就不會被切掉了。避免錯誤總有些方法。但研究顯示，即使是經驗極其豐富的外科醫師，在做腹腔鏡膽囊切除術時，每兩百台還是會出現一次像是切斷總膽管的重大疏失。換句話說，這次我可能逃過一劫，但根據統計，不管我多麼認眞，這輩子還是至少有一次會碰到這樣的災難。由此可見醫療錯誤的弔詭。

如果從認知心理學和產業界的錯誤分析來看，或許沒那麼糟。美國麻醉科的改良就是很好的例子。我們學到從過程下手，不要針對犯錯的人，可能會有令人驚異的成效。然而，不管我們多麼強調制度和結構，產業界提供的藥方還是有限。因此，我們還是要追求完美；放棄這樣的追求，必死無疑。儘管統計學家說，總有一天我會不小心切到病人的總膽管，我還是相信，每一次我在爲病人做膽囊切除手術的時候，如果我如履薄冰、明察秋毫，還是可以化險爲夷。這不是自大，而是做一個好醫師必須要有的信念。即使是在「最理想」的系統中，也不可掉以輕心。我從腹腔鏡膽囊切除手術學到一點，也就是一個不慎就會出現差錯。然而，我還學到別的，那就是認眞的確很重要，即使是微不足道的細節都要提高警覺、全神貫注，這樣才不會「一失手成千古恨」。

這也可以解釋爲什麼很多醫師對所謂的「系統問題」、「持續性品質改善方案」和「流程再造」不以爲然。這些用在企業結構或許可以，但人太複雜了，難以一概而論。我也不例外：我心知肚明，自己做了哪些錯事，也就是說我必須認錯、扛起一切責任。回到在急診的那個星期五晚上，我手拿著刀，俯視魏露絲。她的嘴唇發紺，喉嚨腫脹、出血，呼吸道突然阻塞住了。系統工程師可能可以提出幾個有效的改善之道，像是備用的抽吸器要隨時準備好，以防第一套故障，更好的照明設備也要在隨時可以拿得到的地方。或許，醫院可以把我訓練得更好，以面對這樣的危機，比方說多買幾頭山羊讓我練習氣管切開術。也許，不管怎麼說，訓練我們做緊急氣管切開術還是太難了，工程師不如設計出一套自動切開機來爲病人做緊急氣切。

雖然困難重重，我好像還是有一點成功的機會。醫術要精進，就得臨機應變，把握一切。令人扼腕的是，我偏偏沒做好。我該及早請求支援，我卻沒有。我把刀子插入病人脖子，橫切。這些都是已經造成的事實了。我盡了全力，但還是做得不夠好。也許，這次算是病人福星高照，我也走運，老歐及時把管子插進去了。

就我犯的錯誤，還是有人會爲我辯解，說不該吊銷我的醫師執照，或沒有道理把我送上法庭。但這些理由並不能讓我原諒自己。儘管死亡病例與併發症討論會有其限制，這種討論會還是強調勇於負責的精神——這實在是一種了不起的美德。不管設想得再怎麼周到，醫師還是不免會馬失前蹄，要求我們做到完美實在不合情理。然而，我們自己千萬不可放棄對完美的追求。

【注解】

❶ 原注：見 Brennan, T.A., 等〈Incidence of adverse events and negligence in hospitalized patients: results of the Harvard Medical Practice Study I〉，《*New England Journal of Medicine*》324（1991），pp. 370-76.

❷ 原注：Localio, A. R., et al.,〈Relation between malpractice claims and adverse events due to negligence: results of the Harvard Medical Practice Study III〉，《*New England Journal of Medicine*》325（1991），pp. 245-51.

❸ 原注：見 Leape, L. L.,〈Error in Medicine〉，《*Journal of the American Medical*

Association》272（1994），pp. 1851-57.

❹ 人因工程：human factor engineering，了解人的能力和限制而應用於工具、機器、系統、工作方法等的設計，使人能在安全舒適及合乎人性的狀況下，發揮最大的工作效率和效能，並提高生產力和使用者的滿意度。

❺ 三哩島事件：一九七九年三月，美國賓夕凡尼亞州哈里斯堡的三哩島（Three Mile Island）核能電廠事故，造成輻射塵外洩。

❻ 波帕事件：一九八四年十二月，美國永備電池（Union Carbide）在印度波帕（Bhopal）廠發生毒氣外洩的重大災難事件。這是人類史上傷亡最慘重的工業災害事件，造成了二千五百人死亡、二萬多人受傷。

❼ 原注：見Reason, J.,《*Human Error*》（Cambridge: Cambridge University Press, 1990）

❽ 原注：參看Bates, D. W., et al.,〈Incidence of adverse drug events and potential adverse drug events〉，《*Journal of the American Medical Association*》274（1995），pp. 29-34.

❾ 原注：減少麻醉疏失的這段歷史見Pierce, E. C.,發表的論文〈The 34th Rovenstine Lecture: 40 years behind the mask-safety revisited〉，《*Anesthesiology*》84（1996），pp. 965-75。

❿ 原注：Cooper, J. B., et al.,〈Preventable anesthesia mishaps; a study of human factors〉，

《*Anesthesiology*》49（1978），pp. 399-406.

⓫ 原注：見 Malenka, D. J., 與 O'Connor, G. T.,共同發表的論文〈The Northern New England Cardiovascular Disease Study Group: a regional collaborative effort for continuous quality improvement in cardiovascular disease〉，《*Joint Commission Journal on Quality Improvement*》24（1998），pp. 594-600。

⓬ 原注：見 Brooks, D. C.編著的《*Current Review of Laparoscopy, 2nd ed.*》（Philadelphia: Current Medicine, 1995）。

第四章

九千個外科醫師

這些外科醫師大多數是中年男性，清一色深藍西裝外套、皺巴巴的襯衫、老氣的領帶，看來有點邋遢。幾乎每個人都戴眼鏡，而且有點彎腰駝背。

「你會去參加年會嗎？」主治醫師問我。

我嚇了一跳：「我嗎？」他說的是即將來臨的美國外科醫學會的年會。我壓根兒就沒想過我有資格參加。

年會是醫學界的盛事。過去三十年來，我父母年年準時報到。依稀記得小時候他們帶我去過的幾次。那些大會，場面壯觀，各方人馬齊聚一堂，好不熱鬧。做了住院醫師之後，我已習慣每年十月中的手術班表突然空了下來，因爲所有的主治醫師都一起去參加年會了。在這節骨眼，住院醫師當然不能走，得跟著少數幾個不幸的主治醫師（通常是最資淺的）留守，處理外傷和急診病人。因爲沒有刀開，我們大都窩在幽暗、潮溼的住院醫師休息室。休息室鋪著咖啡色地毯，裡面有一座快被坐塌了的沙發、一部壞了的划船機、一堆汽水空罐，還有兩部電視——不過壞了一部，只有一部能看。這時正是職棒總冠軍賽轉播的時候，我們一面看電視，一面吃外帶的中國菜。

然而，每年還是有幾個資深住院醫師可以去年會「摻一腳」。我在做第六年住院醫師的時候，有人告訴我，到了這個訓練階段，就可以去年會瞧瞧了。院方提撥一點基金贊助我們去參加年會的旅費。不出幾天，我就拿到了往返芝加哥的機票、凱悅飯店的住宿券以及參加第八十六屆外科醫學會年會的參加證。這一個禮拜，家裡的三個小鬼就全靠老婆大人了。我搭乘波音七三七，身在新罕布夏上空三萬七千呎的雲端，才想到這個問題：大家到底是爲了什麼風塵僕僕地趕赴年會？

我抵達巨大的芝加哥米考米克廣場會議中心，發現與會者多達九千三百一十二人。（年會印行了一份每日通訊，報導每天與會的人數。）這會議中心大得就像是機場航廈，裡頭熙來攘往得有如賓州車站。我站上手扶梯，從大廳上方的平台眺望下面：好一個萬頭攢動的景象，每一張嘴都在談論手術。這麼多的人讓我感到震懾——我土生土長的俄亥俄州小鎮人口也是差不多是這麼多人而已。這些外科醫師大多數是中年男性，清一色深藍西裝外套、皺巴巴的襯衫、老氣的領帶，看來有點邋遢。他們三三兩兩聚在一起，微笑、握手、聊聊近況。幾乎每一個人都戴眼鏡，而且有點彎腰駝背——長期站在手術檯邊的結果。有幾個落單的，在翻閱手中的會議議程，盤算先做什麼。

每個人剛抵達會場，工作人員就發給一本厚達三百八十八頁的議程手冊：從第一天早上的「高級影像導航乳房組織切片」到第六天（也就是閉幕日）的專題簡報「門診治療肛門直腸疾病的前景」。最後，我也找個位子坐下來，眼睛認眞掃過一頁又一頁，手拿藍色原子筆圈出一個個引人入勝的主題。我想，這裡就是外科新知薈萃之地了，可以學到更接近完美的東西，所以我們該全程參加，儘量不要放過任何一場。不久，我的手冊已畫滿了藍色圈圈。但就第一天上午的議程而言，就有二十場以上的手術研究會可供選擇。我猶豫不決，不知去聽頭部手術的演講才好，還是去看看頭部槍傷處理的新方式，最後還是決定參加「修補鼠蹊部疝氣的最佳方法」研討會。

我很早就到了演講廳，然而一千五百個座位已滿。顯然，這種手術是個大熱門，因此一席難求。我只得跟著一群人站在最後面。前面的講台幾乎看不見了，但可從巨大的電視螢幕觀看發言人的特寫。十一位外科醫師，一個接著一個上台，以 Powerpoint 幻燈片做簡報，發表看法。

第一位醫師報告說，根據他們的研究，李群斯坦手術（Lichtenstein method）是最可靠的。第二位反駁，還不夠可靠，事實證明修代斯技巧才是最好的。又有一位上前說：兩位都錯了，該用內視鏡來做。另一位醫師又說了：還有更好的作法，可以用一種我剛剛申請到專利、很特別的一種器械來做。這樣你一言我一語的，兩個半小時一下子就過了。現場氣氛熱烈，時時出現高潮。觀眾也提出不少尖銳的問題，最後還是沒有一個定論。整個研討會到結束時還是跟開始的時候一樣爆滿。

下午，我去看影片。主辦單位安排了三間放映室，接連六天從早到晚播放實際的手術影片，一片接著一片，接連不斷地放。我溜進去其中一間瞧瞧，立刻看得目眩神迷。片中呈現各種手術：有大膽的、有精細的，還有既簡單又高明、令人拍案叫絕的作法。第一段是在曼哈頓的史隆・凱特林癌症紀念中心（Memorial Sloan Kettering Cancer Center）拍攝的，一開始是病人腹部特寫。我們看不到主刀醫師的臉，只見一雙戴著手套、沾滿鮮血的手正要做一種極難而且危險的手術——切除病人胰臟尾部的惡性腫瘤。腫瘤在一圈圈的腸子、密密麻麻的血管、胃和脾的重重包裹下，所以不好開。然而主刀醫師兩、三下就把腫瘤弄出來，輕輕鬆鬆地就像在玩遊戲。他把脆弱的血管挑起來，那刀揮灑自如地切割組織，離重要器官只差一丁點兒。他也教我們幾招避免出漏子的「撇步」。說時遲那時快，半個胰臟已經切下來放在盤子上了。

另一部影片的外科團隊來自法國史特拉斯堡（Strasbourg）。他們從病人骨盆深處切除大腸癌變部位，再做腸道重建。整個手術完全利用腹腔鏡，手術只在病人肚皮留下微小的傷口，術後用一塊ＯＫ絆貼起來即可。這種手法眞是出神入化，教人嘆爲觀止——

就像取出瓶裝模型，也就是從長長窄窄的瓶口取出一艘多桅橫帆船，或是只用筷子組合汽車模型一樣。大家無不看得目瞪口呆。

最高妙的一段影片是德州休士頓外科的作品，也就是做咽食道憩室（Zenker's diverticulum）的修補。這種手術通常需要一個小時以上的時間，脖子的旁邊也有一個手術切口。但片中的醫師是從嘴巴進去做的，不但十五分鐘就完成了，病人脖子也沒有任何切口。我看傻了眼，一待幾乎就是四小時。最後，燈光亮了。光線刺眼，我眨眨眼。我靜靜地出放映室，心中有種法喜充滿的感覺。

臨床研討會一直排到每晚十點半，所有的研討會似乎都跟我參加的頭一、兩場一樣：有的呆板、有的絕妙，有庸俗，也有驚奇。這種研討會是年會的重點嗎？很難說。我們很快就會發現，年會是學術活動，也是商展。飯店房間的電視日以繼夜播放醫療器材的廣告，介紹你沒聽過、酷斃了的器材，像是不留下釘針的組織縫合器和立體光纖鏡等。甚至在來回會議中心與飯店的接駁公車上也播放這些廣告。藥廠和醫療器材的廠商每晚在本地餐廳設宴招待醫師。此次年會共有一千兩百家贊助廠商，總共出動了五千三百位業務代表——平均不到兩位醫師就有一位業務代表。

這些業務代表大展身手的地方是在一個像足球場那麼大的「技術展示館」。這裡很熱鬧，每家廠商都在此設攤銷售自家公司的產品。然而，這些攤位常是高達二層樓的亭子，看來富麗堂皇，說「攤位」實在委曲。他們不但有眩目的燈光設計，還有多媒體的展示。有一家廠商還把整個手術室搬進來了。外科醫師是會花兩百美元買支剪刀的人，花個一萬六千美元買個腹部拉鉤一樣不痛不癢，用五萬美元買張手術檯更是家常便飯。因此，業務代表無不對外科醫師頻送秋波，殷勤備至。

想當然耳，年會主辦單位把最好的「地段」給了廠商（說是「賣」該更確切）。廠商的展示館就在報到處旁邊，因此醫師一到年會會場第一個映入眼簾的就是這個展示館。我們要到科學展示館也得穿越這個令人眼花撩亂的迷宮。第二天下午，我本來想去看分子生物學的展覽的，但就是到不了。一路上，廠商設下了種種機關，魅惑你的心、眼，也黏住你的腳。

有時，教人留連忘返的只是些廉價的小東西、免費的贈品。各個攤位都有些小禮奉送，像是高爾夫球、簽字筆、筆形手電筒、棒球帽、便利貼、糖果等。當然，所有的東西都印上了藥廠的商標，還塞給你一本介紹該公司新產品的冊子。你可能會想，收入達六位數字的外科醫師對這類小東西該不屑一顧吧。錯了！在這裡，人氣最旺的一個攤位就是送白色帆布袋的一個藥廠。這袋子堅實耐用，上面印著斗大的藍色字母——他們正在強力促銷這種藥。醫師大排長龍等著領這麼一個袋子，不厭其煩地填寫自己的電話號碼和住址——好把收集來的五花八門的贈品裝進去。（然而，我還是聽見有人發牢騷說，廠商送的東西不比往年了。他說，有一年他還拿到雷朋太陽眼鏡呢。）

廠商有時也會利用人性本能，想出更高明的手段來吸引醫師，像是派出三個巧笑倩兮的美女去攤位前面站崗。「您看過我們的皮膚了嗎？」一個秀髮如雲的長髮妹妹攔住我。她的睫毛纖長捲翹，鶯聲燕語，吐氣如蘭。她說的是她們公司新上市給燒傷病人用的人造皮膚。我如何拒這樣的可人兒於千里之外？等我回過神來，她已經遞給我一支夾子。我夾起那白得幾乎透明的人造皮膚。這是利用皮膚組織工程科技在培養皿中長出來的（一片4×6吋大小，要價九十五塊美元）。我心想，這東西做得眞是好。

廠商最得意的一招還是把器械擺出來讓醫師動手玩玩。只要有業務代表把一團肉擺出來，獻上他們最新研發出來的器械。我們就像禿鷹一樣，一擁而上。那天下午，我就被一隻火雞黏住了。那隻十三磅重的新鮮火雞就擺在錫箔紙上，看起來有點黃黃的（費用：十五美元），旁邊就是一組超音波刀，也就是利用超音波震盪的電子手術刀，可同時達成組織的切割與凝結（費用：一萬五千美元）。接下來，整整十分鐘，我簡直是渾然忘我了：我站在玻璃檯前，切開火雞的皮和肌肉，挑起厚薄不一的各種組織，挖個深深的洞，試試複雜的切法，每一種刀柄都用一用，看看每一種模式用起來有何感覺。到了另一個攤位，我戴好外科手套，試試他們公司新出品的縫線。我試著用各種長度的線將雞肉上的切口縫合起來。這縫線所費不貲，一碼就要五十美元。要不是我後頭還有四個醫師在等，我可想再玩個半小時，練習打結和固定縫線。這個下午，我還試著在冷切肉上做燒灼、利用最先進的腹腔鏡去除模特兒體內的「膽結石」——這些「結石」其實是M&M花生巧克力。另外，我還利用一種自動縫合器在一塊肉上縫合傷口。那塊肉，眞的很像人肉。（他們的業務代表扭扭捏捏的，一直不肯告訴我那塊肉到底是什麼肉）。

這天，我決定歇手，不再看什麼新東西的時候，突然看到有一大群人擠在投影銀幕前，將一個西裝筆挺、戴著耳機麥克風的人團團圍住。這群觀眾少說也有五十個人。我不禁好奇走過去，看看他們到底在做什麼。原來這是手術的電視實況轉播。手術地點顯然是賓州的一家醫院開刀房。醫師將為病人切除一個很大而且脫垂出來的內痔。廠商想展示的是一種新的、可拋棄的器材（售價：二百五十美元）。他們表示這種器材可使手術時間從一般的半小時縮短為五分鐘。戴耳機麥克風的主持人，巧妙應付了觀眾的問題，然後和一千哩外的手術醫師連線。

「你現在正在做袋狀縫合嗎?」主持人問道。

「沒錯，我從離痔瘡底部約二公分的地方縫，縫了五、六針，正要把袋口束緊。」

接下來，主刀醫師把這種器材拿到攝影機前。這玩意兒白白、亮亮的，看來精巧可愛。沒有人探究這東西是不是眞的有用、有效而且可靠，大家全都看傻了眼。

這場秀結束後，我注意到不遠處有一個乏人問津的小攤位。顧攤子的那個人臉皮像是月球表面凹凸不平，一身咖啡色西裝皺巴巴的。他一個人孤零零地坐在攤位前。眾人像小魚，不斷游過他的身旁，沒有人停下腳步看看這人在賣什麼。這裡沒有電視螢幕，沒有令人眼睛一亮的燈光設計，也沒有送高爾夫球。原來這家店叫「知識」（Scientia），店名也只是用電腦紙列印貼起來，連商標圖案都沒有。攤位上只有幾百本的外科古籍。基於同情他，我駐足翻看了一下。看了之後才驚覺此地原來是個寶庫：這裡有李斯特（Joseph Lister, 1827-1912）在一八六七年發表的論文，詳述那革命性的無菌手術，還有美國外科大師霍爾斯泰德（William Halsted, 1852-1922）出版的科學論文集初版，以及一九五五年發刊的世界器官移植會議論文集。另外，還有一八九九年的外科手術器械目錄、二百年前的手術教科書，以及公元十二世紀猶太籍醫師邁摩尼德斯（Maimonides, 1135-1204）寫的一整套醫學教科書的複刻本。他甚至還有內戰時期北軍一位外科醫師在一八六三年寫的日記。這些真讓我有如獲至寶之感。後來，我就一直在此挖寶，直到晚上。

翻閱這些泛黃、脆弱的書頁，我覺得自己終於發現真正有價值的東西。在整個年會當中，廠商的地盤當然就不用說了，就連在演講廳，我也總覺得有人把我當成獵物，對我虎視眈眈。沒錯，新藥、新的器械和新的機器有其真正的、久遠的價值。但是廠商太注重花俏、教人看得目眩神搖，反而看不到眞正的價值何在。「知識」這個小攤位不但讓我發思古之幽情，更讓我心生敬畏。

年會還有一個地方可以讓人大開眼界。在開研討會、看影片和商品展售的大廳之外，還有一些小小的會議室，這裡就是「外科論壇」（Surgical Forum）的地點。每天，研究人員都在這裡討論他們的研究工作。主題從基因到免疫、物理，以及人口統計等應有盡有。參加這些討論的人寥寥無幾，就連我也常常覺得摸不著頭緒：研究領域浩瀚無窮，要出入百家、懂得每一門的基本術語談何容易？儘管如此，我還是靜靜坐著聽。聽著聽著，我突然靈光一現，覺得像是看到了知識的最前線。

組織工程科技（tissue engineering）在往年一向熱門，今年仍大受矚目。這項研究是把器官發展的原理研究透徹，之後利用這方面的知識，從頭開始長出全新的器官，以更換受損或出現病變的身體零件。這項研究的進展相當神速。幾年前，所有的報紙都登出了耳朵從培養皿上長出來然後移植到老鼠背上的照片。然而，更複雜的實驗，特別是勢在必行的人體試驗，似乎還要再等上一、二十年。但是，現在科學家已知道如何從實驗室「種」出心臟瓣膜、長長的血管和一小段腸子，並把這些人體零件的照片擺在我們眼前。目前他們討論的問題已不是怎麼做，而是怎麼做會更好。以人造心臟瓣膜爲例，在動物實驗中，移植到豬的心臟中沒有問題，但移植到人體之後就不能長久。腸子也一樣，人造腸道移植到老鼠身上效果出奇地好，移植到人體，營養吸收的能力卻不如預期。研究人員還在努力不懈，希望能「種」出幾十公分以上的腸道，而不是只有兩、三公分而已。洛杉磯西德斯西奈醫學中心（Cedars-Sinai Hospital）有個團隊甚至已經進展到人體試驗的地步。他們利用基因工程製造肝臟給需要換肝的病人暫時應急。

研究人員報告第一梯次十二個病人的實驗結果。每一個病人都已到肝衰竭末期，在這個階段，平均有九〇%的病人都因苦等不到捐肝人而死。有了基因工程製造出來的肝臟，所有的病人就可暫時利用這種肝臟撐到捐肝人出現。很多人都可以再撐個十天以上。這眞是空前的成就。更令人驚異的是，有四個因藥物中毒到了肝衰竭末期的病人居然用這種肝臟即可，不需要再做肝臟移植。這表示原來的肝臟因此恢復、再生了。聆聽這樣的報告，了解這些醫師所做的一切之後，我突然覺得心蕩神馳，久久不能自已。我在想，大概在一百五十年前，李斯特在皇家外科學院初次對同事報告無菌手術的結果時，他的同事是否和我一樣心潮澎湃？

年會是個學習的好機會，也是商展和研究心得交流的好地方。幾千個醫師在百忙中抽出一個禮拜，耗在陰鬱的芝加哥，是否就是爲了上述原因中的一個？在年會召開的那個禮拜，芝加哥同時還有另一樁盛事，也就是年度世界公關大會。這個星球所有的專業公關大概都到齊了。（他們的主題：如何在詭譎多變的世界中增加自己的才能。）他們一樣成群結隊地來。芝加哥市區的飯店因爲兩大年會的召開變得一房難求。這兩大年會的議程也很像。他們公關也有一系列的教育課程和工作坊（例如網路公關災難的處理、如何創立自己的公關公司，甚至有一場演講題爲：「會議高手：如何把握會議這個高成本效益的利器，將客戶與媒體一網打盡」）。他們也有一整天做研究報告。世界公關年會一樣廣告觸目皆是，有個廳給公關公司做爲參展之用，各大通訊社和極速傳眞機廠商也都來了。大會閉幕也跟我們一樣，找了些不怎麼出名的名人來演講。兩個年會構成的元素也幾乎雷同。你不禁想，也許大家都是衝著這些來的吧。有一天早上，我去公關年會的會場閒晃，發現會議廳大都還有一半的以上的空位，大夥兒都跑到走廊聊天。我們的年會也是，一開始那股學習的興頭很快就消了，大家變得意興闌珊。過了兩、三天，演講廳空的座位多的是，出席的有一大半不是在打瞌睡，就是提早離開到走廊去逛逛。

人類學家柯亨（Lawrence Cohen）曾言，大型學術會議或年會與其說是學術活動，不如說是嘉年華會。他說：「學術界的盛會也不免陰影重重，有勾心鬥角、個人或團體的恩怨、圈子劃分。大家不免走馬看花，有人在眉目傳情，也有人趁機想做生意。當然，這也是搞關係、套交情的社交場合。」外科年會正是如此。不久，你就會發現，有人來此只是希望得到別人的注目，有人想出名，更多的人是來看熱鬧的。這裡就是外科界爭權奪利的現場（本次年會將投票選出理事長和所有的委員），不少「頭目」在此闖室密談。當然，也有不少人在這裡喜相逢，聊聊以前一起做住院醫師的種種。晚上，我們在遠近馳名的史帕哥（Spago）大塊朵頤。風流韻事也是免不了的。

儘管如此，我們還是感覺得到，大家並非只是衝著這嘉年華會來的吧，必然也有更深層的原因。就拿我們天天搭的接駁巴士來說，我們每天坐著這種大型遊覽車往返會議中心和飯店（這車子就像一般的灰狗巴士，只是車頂天花板上吊了許多迷你電視。像「手術拉鏈」這種新玩意兒的廣告對我們強力放送）。上車的每一個人來自四面八方，誰也不認識誰。但是，如果你瞧見車子上的我們，可能會以爲我們都是熟人。就像是找個位子坐下這麼簡單的事好了。上了公車、飛機或火車，互不相識的人總離得遠遠的，像是同性相斥的磁鐵，只有在不得已的情況下，才會坐在一起。但在年會的接駁巴士，上車之後，儘管還有空位，我們也是兩兩坐在一起，不願落單。不用說，這裡有著不同的社交規則。如果是在芝加哥任何一部巴士上，明明有一大堆空位，有人就是要坐在你身邊，你一定會認爲這個人不懷好意而起了一身雞皮疙瘩。反之，在我們的巴士，如果有人對大家敬而遠之，寧可一個人坐，也會讓大夥兒覺得怪怪的。在我們車上，上了車，儘管我們誰也沒見過誰，還是有同一族的感覺，自然而然互相問候、閒聊起來。

有一次，有個身穿休閒衫和運動上衣、看起來四十幾歲的人在我隔壁的位子坐下。幾乎打從他坐下的那一刻，我們的話匣子就打開來了。他說，他來自密西根的一個小鎮，就在下半島的最北端。那裡人口只有三千五百人，也只有兩位一般外科醫師。他就是其中的一個，另一個在八十公里外。他們什麼都得幹：貨車車禍、治療胃潰瘍穿孔、切除闌尾、大腸癌、乳癌，偶爾甚至還要接生。他已經在那個小鎮待了二十幾年了。這位外科醫師和我父母一樣都是印度移民。我覺得不可思議，問他怎麼受得了密西根的酷寒？我也說了我父母的故事。差不多在三十年前，我父母決定從俄亥俄州的雅典和密西根的漢考克（Hancock）兩地擇一做爲行醫地點。他們在十一月中搭乘螺旋槳飛機抵達漢考克時，發現積雪已達三呎，可及腰了。裹著印度紗麗的母親一下飛機就決定放棄漢考克，轉往俄亥俄——其實，她還沒去過雅典呢。我隔壁那位醫師聽了之後，哈哈大笑，他的反應就像個老北方：「沒那麼冷吧。」我們天南地北地聊，從天氣說到孩子、我的住院醫師訓練，還有他想買的一套腹腔鏡。坐在我們前後左右的人，也是如此，大家都聊得很起勁。也有人爲了職棒吵得面紅耳赤（「洋基」和「大都會」隊的冠軍賽正打得如火如荼），或是爲了政治大小聲（高爾正在與小布希做殊死戰）；有人鬥志高昂，有人垂頭喪氣。搭接駁巴士的那個禮拜，我遇見了一位明尼蘇達州的醫師。他在一個名叫「睡眼鎮」（Sleepy Eye）的地方執業，我們交換外傷病人的故事。車上，還有一位醫師是香港來的，他以英國口音告訴我中國醫療的現況。我跟維吉尼亞大學的外科主任討論病理解剖。還有，克利夫蘭一位住院醫師告訴我哪些手術影片不可錯過。

我想，我們就像做公關的人說的，在搞關係，稱兄道弟。但這麼說就沒表達出我們內心的孤獨——我們渴望跟人接觸，也希望找到自己的歸屬之地。也許，我們都爲了現實的理由而來，像是吸收新知、學習、試試新的器械、追求地位、湊學分數或是忙裡偷閒。但我不禁想到，吸引大家前來的可能是更重要的原因。

說來很感傷，像我們這樣走外科的，就像活在一個絕緣的世界裡——一個檢驗報告與血肉模糊的世界。我們是活在病人群中的少數幾個健康人。因此，我們很容易孤立、與世隔絕。就連我們的家人也難以了解這個世界的一切。從某些方面來看，我們的人生跟運動員、軍人和音樂家有點像，只不過我們更加孤獨。住院醫師訓練結束之後，你就整裝待發，前往睡眠這種沒幾個人知道的鳥地方，或是酷寒的密西根北半島，也有可能待在車水馬龍的曼哈頓。病人一個接著一個來，刀一台接著一台開。到頭來，你只是孤零零的一人。好不容易把一個胃癌開下來，卻不知跟誰分享這種喜悅。病人術後因併發症死亡，誰又知道你的感受？你一個人面對家屬的指控、謾罵，一個人爲了醫療給付跟保險單位據理力爭。

於是，每一年，我們都不遠千里飛到一個地方相聚。在此，抬頭一看，同伴的身影就在眼前。他們大方地在你身邊的位子坐下。主辦人說，這次的年會是外科醫師大會師。沒錯，我們自成一國。

第五章

當好醫師變成壞醫師

令人怵目驚心的是，
這種燈枯油盡、力有未逮的例子比比皆是。
醫師應該比多數人更堅強、穩定，抗壓性更高。
但證據顯然不是如此。

郝漢克以前是骨科醫師。他現年五十六歲，身高足足有一八〇，有著一頭濃密、蓬亂的棕髮，還有一雙大手。你可以想像，這雙大手輕而易舉就可以把脫臼的膝蓋推回原位。他看來心平氣和，很有自信。這個人過去是修補骨頭的高手。在他的醫師執照被吊銷之前，一度是最受人敬重的名醫。跟他共事過的一位骨科醫師告訴我：「他是這方面的佼佼者，成績斐然。」曾經，其他醫師如果有親友要做骨科手術，總會去找郝醫師。大概有十來年之久，在郝醫師執業那一州，他的病人最多了。但後來他開始走下坡，變得敷衍了事、馬馬虎虎，不但沒把病人醫好，反而愈醫愈糟，有的甚至遭受到嚴重傷害。過去對他景仰有加的同事變得對他退避三舍，敬而遠之。然而，這種每下愈況的日子還是拖了幾年，他才退出醫界。

一般人口中的壞醫師，非但教人不敢恭維，更是毒蛇猛獸。英格蘭北部就有一個殺人魔醫師希普曼（Harold Shipman）給病人施打過量的海洛因，導致十五個病人死亡而被判刑❶。其實，慘遭毒手的病人可能多達三百人以上。聖地牙哥有一個密醫布朗（John Ronald Brown），不但連續搞砸了好幾台變性手術，一個健健康康的人被他截了左腿，還因壞疽命喪黃泉❷。俄亥俄州還有一個令人髮指的婦科醫師柏特（James Burt），乘病人全身麻醉準備接受手術的時候，莫名其妙地幫人切除了陰核包皮，還做了陰道整形——這些手術根本不在預定手術的範圍內。柏特還自稱「愛的醫師」❸。

但我要探討的壞醫師，並不是那些駭人聽聞的特例，而是你常常可以看到的醫師，也就是像郝漢克那樣的醫師。在醫界，我們都知道有這樣的醫師：曾經名震八方的心臟外科醫師年老體衰、技不如前，還不肯退休；德高望重的產科醫師日日買醉；不知怎麼變得脫線的外科醫師。從一方面來看，目前已有確鑿的證據顯示，大多數的醫療疏失不是少數幾個醫師的所作所爲。醫療疏失其實很多，甚至到了比比皆是的地步，難以簡而言之。從另一方面來看，問題醫師的確存在。即使是好醫師也有可能會變成壞醫師。對這些醫師，同事幾乎愛莫能助，無法拉他們一把。

我和郝醫師前前後後談了一年。他和大家一樣困惑，不知道自己是怎麼回事。但他還是願意把自己的故事說出來，讓我們以他的經驗爲師。他甚至讓我和他以前的同事和病人接觸。唯一的要求是，我不要說出他的眞實姓名。

事情是這麼開始的。一九九一年，一個燠熱的八月天，郝醫師在醫院爲病人開刀。這家醫院中央聳立著一棟紅磚砌成的紅色大樓，有著現代風格，許多小小的建築像觸手一樣延伸出去，外頭點了許多泛光燈。附近的診所和醫學院都跟這家醫院有合作關係。在紅色大樓的一樓，走過長長的走廊，開刀房就到了。開刀房鋪著白色磁磚，很寬敞，病人一個個躺在天井式的手術燈下。穿著藍色手術衣的醫師忙進忙出的。郝醫師就在其中一間。他剛開完一台刀，準備下一台。由於開刀房清理需要時間，他就利用這個空檔，脫下手術袍，拿起掛在牆壁上的電話。先前，在他開刀的時候，他的助理從門診打電話來，要他回覆。助理想要跟他討論D太太的病情。

D太太才二十八歲，育有二子，先生是當地一家汽車修理廠的業務經理。起先，D太太是爲了膝蓋積水上門求診。她的膝關節雖然不痛，但積水一直不退。郝醫師建議她開刀，她也同意了。在回覆助理電話的前一個禮拜，他幫D太太開了刀，抽除積水。但現在，D太太又回來了：發燒、虛弱，膝蓋痛得不得了。助理告訴郝醫師說，他檢查了一下，發現D太太的膝蓋又紅又熱，而且一碰就痛。他拿了一根針戳進關節，惡臭的膿就跑出來了。助理問，該怎麼辦？

從助理的描述來看，顯然D太太的感染情形嚴重，膝蓋得再開一次刀，做引流，而且愈早愈好。但是郝醫師太忙了，完全不考慮這個麻煩的作法。他沒請病人來醫院讓他看看，甚至也沒請一個同事去看看。郝醫師只是吩咐助理，給個口服抗生素就可以打發她走了。助理認爲這樣有點不妥，郝醫師反應：「沒事啦，這個病人只是愛抱怨而已。」

過了一個禮拜，病人又回來了。這下子，郝醫師終於幫她做膝蓋引流。不過爲時已晚，感染不但波及膝關節之間的軟骨，甚至把整個關節破壞了。後來，D太太向另一位骨科醫師求助。這位醫師只好幫她做關節融合術，免得因爲骨頭磨擦骨頭疼痛不已。

我找到D太太，跟她談起這段經歷。沒想到她那麼灑脫，很想得開。她說：「我已經適應了。」她的膝蓋因爲完全固定，不能彎曲，因此不能跑，也不能彎下腰抱孩子。她家原本是上下兩層，她從樓梯上摔下幾次之後，爲了安全起見，決定搬家，改住平房。D太太沒辦法坐在飛機座椅上，看電影時，得坐在電影院的走道上。不久前，她去看一位醫師，向他請教可否裝個人工關節。醫師說，由於關節先前的嚴重損害，對她而言，這種手術恐怕會有風險。

每一個醫師都可能像郝醫師一樣做出愚蠢、輕率的決定，但在郝醫師執業的最後幾年，這樣的錯誤一而再、再而三地發生。有個病人腳踝骨折，郝醫師給他用的固定螺絲尺寸不對，螺絲因而進去太深。病人說會痛，但郝醫師否認有什麼不當，拒絕爲他做進一步的處置。另一個病人手肘骨折，螺絲也太大。病人術後回來找他時，螺絲頭已經穿破皮肉了。本來不至於到這個地步的，把螺絲鋸小一點就好了，然而郝醫師還是將就著用，得過且過。

還有一件糾紛。一個上了年紀的病人髖骨骨折，看來打幾根釘子就可以了。但進了開刀房之後，郝醫師發現病人的髖骨合不起來，應該給他做全髖關節置換。可是郝醫師這天累了，只想速戰速決，因此還是只打幾根釘子就算了事。結果，病人髖骨還是裂開，又出現感染的問題。每一次病人回來找他，郝醫師總是強調該做的都已經做了。最後，病人的髖骨整個碎了，不得已才向郝醫師的同事尋求第二意見。這位同事看了之後，非常震驚。我去訪問他時，他告訴我：「他簡直是見死不救。他不願請病人來醫院看看。X光片明明都已經照出來了，他還是視若無睹。」

在郝醫師執業的最後幾年，醫療糾紛層出不窮，一堆病人告他。然而，他都儘快和病人和解。在他們骨科部門的死亡病例及併發症討論中，多數是他的病例。

我和郝醫師在市中心一家餐廳的角落吃早餐。我問道，事情怎麼會這樣呢？他閃爍其詞，淡淡地說：「我不知道。」

郝醫師是在西北部的一個小鎮長大的，父親是水電承包商，家裡有五個孩子，他排行老二。沒有人想到他有當上醫師的一天。他本來在當地的一間州立大學就讀，是個生平無大志、表現平平的大學生。一天夜半，他還沒睡。他在翻看亨利．詹姆斯（Henry James, 1843-1916）的一本小說，爲了學期報告一邊寫筆記。他啜飲咖啡，時而來一根菸，呑雲吐霧。突然，他心血來潮：「我對自己說，我要上醫學院。」他告訴我，這實在不算是什麼靈感。「說到學醫，我實在沒有什麼基礎或背景可言，只是想做，就決定這麼做了。」有一位牧師告訴他說：「這種召喚甚至比當年上帝給我的召喚要強烈。」

他從此發憤向學，申請到一流的醫學院，畢業後就準備走外科。他在空軍服役，擔任醫官的工作，退役後也申請到最負盛名的醫院骨科做住院醫師。儘管走骨科很辛苦，他還是從中獲得很大的滿足感。他是這一行的高手，面對一個個痛得大呼小叫的病人，有的關節脫臼、有的髖骨骨折，還有四肢骨折、脊椎受傷的，他使他們一一恢復健康、活動自如。他說：「這是我生命中最美好的四年。」一九七八年，他完成手外科的骨科次專科訓練之後，已是炙手可熱的年輕骨科醫師。他還是選擇在西北部執業，一待就是十五年。

郝醫師的一個骨科同事說：「他剛來的時候，科裡有三個年紀較大的醫師，技術生疏就算了，脾氣又大。這三個人已經落伍了，對病人也不是很好。這時加入的郝醫師，不但人好、積極進取，而且有求必應。晚上八點你叫他來，說有一個小孩因爲感染必須做髖骨穿刺。儘管他沒有值班，他也來做。」他也很會教下面的醫學生，因此榮獲教學獎章。他的業務蒸蒸日上，對工作百分之百的投入，而且樂在其中。

然而，在一九九〇年左右，他開始走下坡。像他這樣技藝超群、經驗老道的醫師該知道怎麼做對D太太最好，那個髖骨骨折的老人該怎麼辦，他再清楚不過了，還有其他許許多多的病人該怎麼處理，他也不是不知道，然而他就是沒做。他到底是怎麼了？他只是說，最後那幾年，似乎事事不順。在開刀房大展身手、醫治病人向來是他最快樂的事。但經過了一段時間之後，他只想早點了事。

錢會是一個原因嗎？他開始當主治醫師的時候，年收入是二十萬美元。病人愈多，開的刀愈多，他賺的錢也就愈多。他發現，再加油，他一年就可以賺三十萬美元。再拚命一點，收入甚至可達四十萬美元。他的病人如過江之鯽。骨科其他同事只能瞠乎其後。慢慢地，他也拿業績做爲衡量自己價值的標準。他半開玩笑地說，自己是醫院的「金雞母」。不只一位同事跟我說，他對「業績之王」的寶座非常在意。

郝醫師自視甚高，因此不願把病人推掉（畢竟，他素以有求必應著稱）。不管怎麼說，他的病人實在多到讓他應接不暇的地步。有十年以上的時間，他一週工作時數從八、九十躍升到一百以上。他有老婆和三個孩子。現在，三個孩子都已經大了。在孩子的成長過程中，他常常是個缺席的父親。他的工作排得滿滿的，因此必須注重效率才做得完。他的一天是這麼過的：早晨七點半就開始第一台刀，像是全髖關節置換手術好了，他必須在兩個小時之內完成。走出開刀房，他扯下手術袍，飛快完成手術記錄單。開刀房在清理的時候，他走出紅色大樓，快步走到幾十公尺外的門診區，不管這天是晴、是雲，還是大雪紛飛。這時，另一個病人已經在門診檢查檯上躺好等他了，可能是要做膝關節內視鏡檢查，或是治療腕道症候群（俗稱「滑鼠手」），也就是使手腕受到壓迫的正中神經得以「鬆綁」。一般而言，這些都是小手術。門診快結束時，他就叫護士打電話到開刀房請他們準備，並把病人推進來。第二個病人皮膚一縫合好，他又衝回門診幫下一個病人開個小刀。一整天就這樣，在開刀房和門診之間不停穿梭。他已在苦苦追趕時間，又不免有突發狀況，像是開刀房拖延了、急診冒出新病人，或是在手術時出現無法預期的問題必須馬上解決。經年累月下來，他的耐性愈來愈差，出現一點小狀況就覺得忍無可忍──這也就是他開始覺得諸事不順的時候。要做好醫師就得咬緊牙根，逆來順受：再怎麼忙、再怎麼晚，小孩游泳課上完正等你去接，你還是得先解決突如其來的問題，該做的就要做。然而，郝醫師接二連三都沒做好。

令人怵目驚心的是，這種燈枯油盡、力有未逮的例子比比皆是。醫師應該比大多數的人更堅強、更穩定，抗壓性更高。（嚴酷的醫學訓練不是爲了淘汰弱者？）但證據顯然不是如此。根據多項研究，醫師也有酒精成癮的問題，並不會比一般人來得少。另外，由於藥物和麻醉藥品的取得容易，醫師更可能濫用藥物，有藥物成癮的問題❹。在一般勞動年齡人口中，約有三二%至少曾罹患過一種嚴重的精神功能障礙，像是重度憂鬱、躁症、恐慌症、精神官能症或是成癮的問題❺。醫師也一樣，不能自外。當然，醫師會生病，也會變老、態度變得冷淡或者因爲身心問題感到力不從心，這時照顧病人就比較容易出錯。我們常以爲「問題醫師」是特例。比方說，一個醫師四十年行醫生涯還算平順，少有出現問題的時候，只是不巧有幾次出錯了。當然，並非每一個有「問題」的人都是危險人物。然而，根據統計，在任何一個時候，所有的執業醫師中有三%到五%，實在不能勝任照顧病人的責任❻。

醫界對問題醫師的處置的確有一套公開的標準：同事該聯合起來，儘快驅逐有問題的醫師，不要讓他們繼續危害病人，同時也必須向醫師執照的主管單位舉發，因而使問題醫師得到懲戒或是吊銷執照。然而，這種懲處很希罕。任何一個關係緊密的專業社群都不是這麼運作的。

密西根大學（University of Michigan）的社會學家羅森索爾（Marilynn Rosenthal）曾以問題醫師的處理做爲研究課題，比較美國、英國和瑞典的做法❼。她收集了兩百個以上問題醫師的例子，有濫用鎮靜劑的家醫科醫師，也有因中風、大腦遭到永久損傷還繼續爲病人開刀的五十三歲心臟外科醫師。羅森索爾發現，不管哪個地方都一樣，不管醫師的問題多嚴重，總是要拖上好幾個月甚至好幾年，同事才會採取行動制止壞醫師。

有人認爲這是醫界的陰謀，大家秘而不宣，但羅森索爾認爲，與其說這是陰謀，不如說是無計可施。她發現，同事之間的反應大抵是不相信有這種事，接下來是否認、慌亂，即使插手也常徒勞無功，就像家人不肯面對老奶奶的駕照該撤銷的事實一樣。而且，不是所有的問題都很明顯：或許有人懷疑某個醫師喝太多了，或者年紀太大已經不行了，但這種事不是短期之內可以斷定的。此外，即使是一眼就可看出的問題，同事也常常縮手縮腳，無能爲力。

不願或不能舉發不適任的同事，原因有的是正面的，有的則是負面的。負面原因是多一事不如少一事。袖手旁觀還是比較容易，何必費九牛二虎之力去蒐集證據、去摔破人家的飯碗？而且你得有十足的把握才能這麼做。正面的原因，也是最主要的原因，就是沒有人忍心這麼做。試想，有個你認識多年的老同事，技術不差、人品不錯，也還算有良心，他因爲吃止痛藥上了癮，或是滿腦子都是私人問題，疏忽了對病人的照顧。這時，你會想要幫這個醫師，還是把他毀了？如果是在私人醫療院所執業的，沒有年休，也沒有留職停薪，只有懲戒和向衛生主管單位告發。因此，要幫這個忙，只能悄悄地做，不能大聲張揚。這是好意，但結果通常不是很好。

郝醫師的同事有一段時間一直很想幫他。大概從一九九〇年開始，他們就起疑了。

郝醫師種種怪異的作法、教人憂心的結果和層出不窮的醫療糾紛讓同事議論紛紛。大家愈來愈覺得，不介入實在不行了。

科裡的幾位大老，每一個人都曾找機會私底下跟郝醫師談談，像是在酒會上或是路過郝醫師家的時候。羅森索爾稱這是「當頭棒喝」。他們會把郝醫師拉過來問他，近來怎麼樣，也會把同事擔憂的事傳達給他知道。還有一位大老則是愛之深、責之切，直截了當地告訴他：「我不知道你到底是怎麼回事。你的作法實在教人匪夷所思。最令人難過的是，我不得不跟我的家人說，要他們離你遠遠的。」

這樣開門見山有時也有用。我曾和哈佛一位已經退休的主任談過。他就曾「棒喝」過幾個問題醫師。科裡的大老說話還是有份量的，那些走偏了的醫師經過一頓「棒喝」之後，很多都承認自己碰到了麻煩，大老因而得以及時伸出援手，如爲他們安排心理治療、去戒毒中心或退休。然而，也有執迷不悟的例子，或是矢口否認自己有問題。爲了防衛，有人還興風作浪，像是叫家人打電話來抗議；要忠心的同事在醫院走廊攔下大老，主動說他們從沒看見任何不對的事，或是叫律師來威脅要告他。

郝醫師對同事所言，並非充耳不聞。他認眞聽進去了，點頭表示同意，也承認自己過度勞累，有時病人甚至多到讓他無法應付。他發誓要改變自己，看少一點病人，不再疲於奔命，爲病人開刀完全按照標準程序。聽完同事的話，他覺得很羞愧，決心改過自新。但到頭來，他還是老樣子。

常常，在這種情況下，位置最有利的，反而最無能爲力。像是年輕醫師、護士或行政人員等比較了解郝醫師狀況的人，只能偷偷摸摸地保護病人，讓病人不要受到傷害。護士悄悄地把病人轉介給其他醫師。櫃台掛號小姐也變了，告訴病人郝醫師的時間很難安排。明明是簡單的手術，資深住院醫師也刷手進來，以免出狀況。

郝醫師的助理群中有一個就緊跟在郝醫師後頭爲他善後。他起先跟郝醫師合作的時候，看他幫病人處理骨折、追蹤病人的進展，也在開刀房幫忙，所見所聞讓他對郝醫師心生敬意。後來，他注意到郝醫師變得不正常。這個助理說：「有時，他一天處理了四十個病人，沒有時間花個五分鐘跟病人談談。」爲了亡羊補牢，他總是在門診待在很晚，再三檢查郝醫師的醫囑看有沒有問題。「我常常追蹤病人的情況，必要的時候做些改變。」在開刀房的時候，他也會適時給郝醫師一些好建議，像是「螺絲會不會太長？」或是「髖骨這樣接合好嗎？」然而，他說，儘管如此，還是不免出錯，還有一堆「多開的刀」。如果可能，他儘量把病人轉介給其他醫師，只差這麼一句：「這個人瘋了。」

不適任的醫師可能一拖再拖，不肯罷手。到了所有的善意都白費，再怎麼「棒喝」也沒有用，甚至到欲蓋彌彰的地步時，就有可能變成一觸即發的局面。儘管是最不起眼的一件小事也有可能掀起軒然大波。對郝醫師而言，他的導火線就是在死亡病例及併發症討論會一再缺席。這是每週一次必須出席的重要會議，但從一九九三年秋冬開始，他絕少現身。儘管他對病人的處置過於馬虎，導致官司連連，成為醫院裡挨告最多的醫師，同事還是不想批評他。但他連討論會都不來，顯然已經瀆職，同事終於有具體的證據可以向他興師問罪。

很多人都警告過他，語氣一個比一個嚴厲。他們告訴他，要是他再不來開會，麻煩就大了。他的一位同事說：「他老兄還是我行我素。」過了一年，醫院調查委員會將他列入察看名單。沒想到，他開的刀更多了，併發症更是接二連三。又過了整整一年。一九九五年勞動節剛過不久，調查委員會和律師請他在長桌的一端坐下，告知他從現在開始，他已經不能再為病人開刀了，他們也將向州立醫事委員會檢舉他的疏失，請求進一步的調查。醫院請他走路了。

郝醫師從未向家人吐露他遭遇的問題，也沒告訴他們他失業了。有好幾個禮拜，每天早晨他還是穿西裝打領帶光光鮮鮮地去自己的診所看病人，好像一切如昔。他看完所有預約的病人，需要開刀的就轉介給其他醫師。不到一個月，他的診所就沒有人上門了。他的太太覺得怪怪的，一再逼問。最後，郝醫師不得不說出實情。她聽了之後啞口無言，驚恐萬分：眼前這個人不像她的丈夫，她不認識這個人。或者，這個人是個容貌跟她先生一模一樣的騙子。郝醫師就此足不出戶，鎮日躺在床上，好幾天不發一語。

他被迫停業兩個月後，另一件醫療糾紛的官司又來了。有一個農夫的太太因肩膀關節炎嚴重，請他診治。他爲她的肩膀換了人工關節，結果手術失敗。這樁官司就是讓他全面崩潰的最後一擊。他告訴我：「我已經一無所有了。沒錯，我還有朋友，還有家人，但是我沒有工作了。」對很多醫師來說，職業正代表自己的身份。

他走到地下室，帶了一把威力最大的自動手槍——點四四口徑、有「沙漠之鷹」之稱的馬格南（Magnum）。這是他去阿拉斯加釣魚的時候買的，怕萬一碰到大熊用來防身的。他找到子彈，思索著要怎麼做。畢竟，他是個外科醫師，知道怎麼做可以一槍畢命。

一九九八年，我參加在棕櫚泉附近召開的一場醫學會議。議程緊湊，演講一場接著一場。突然間，有個題目讓我的眼睛爲之一亮：「醫師異常行爲：兩百個病例報告」。提出報告的是奈夫醫師（Kent Neff）。這場演講是在離演講廳有段距離的一間小教室舉行的，大概只有幾十個人參加。奈夫五十來歲，身材頎長，滿頭白髮，態度誠懇。他研究的項目可說是醫學中最隱密的一個領域：醫師與其他專業人士的行爲異常問題。一九九四年，他曾表示，他將主持一個小型的研究計劃，幫助醫院或醫療團體中的問題醫師。不久，全國各地都有人向他求助。到今天爲止，他已經幫助過兩百五十個醫師，累積了了不起的治療經驗。他抽絲剝繭般地整理資料，像是疾病管制局的科學家分析肺結核流行一樣❽。

研究結果正如所料：直到發生重大疏失，不適任醫師的問題才變成紙不包住的火。很少有人評估醫師成癮或精神疾病等方面的問題。問題終於出現時，總是留下一個難以收拾的爛攤子。奈夫這人眞是教人印象深刻。他單槍匹馬，沒有研究經費，也沒有助理，只是憑著一股像唐吉訶德的傻勁兒處理這個棘手的問題。

聽了他的演講，幾個月後，我飛到明尼亞波利斯的包爾宏區（Powerhorn）去看看他做得如何。他就在此地的亞柏特西北醫院（Abbott Northwestern Hospital）進行他的計劃。我到了醫院，有人引領我到醫院大樓旁的一間磚砌建築。奈夫就在這裡的五樓。進去後，我看到一條幽暗的長廊，兩側都是房間，房門緊閉，門上也沒有標示，地上鋪著米白色的短毛地毯。這裡一點都不像醫院。牆上寫著幾個斗大的字：「專業評估計劃」。身穿斜紋軟呢夾克、戴著金屬框架眼鏡的奈夫從其中的一間跑出來，帶我參觀一下。

每個禮拜天晚上，都會有醫師提行李住進來。完成報到手續之後，就有人帶他們到宿舍一樣的房間，在此住個四天四夜。我去參觀的時候，仍有醫師在此接受治療。奈夫說，醫師要來要走他們絕不干涉。但我知道事實並非如此，有的醫師服務的醫療院所爲他們付了七千塊美元，明白告訴他們，如果他們還想繼續執業，就得到明尼亞波利斯接受治療。

令人覺得驚奇的是，奈夫真的說服醫院把問題醫師送來治療。似乎他只是表白協助的意願，醫院就願意跟他合作。儘管有些猶豫、不安，醫院和診所還是渴望奈夫能給他們的問題醫師帶來轉機。需要協助的專業人士不只是醫師，不久航空公司也把不正常的飛機駕駛送來了。法院也送來問題法官，大企業也把他們的執行長送來這裡。

奈夫的工作有一小部分稱得上是管閒事了。他就像是那種醫生：你問他孩子咳嗽該怎麼辦，他卻告訴你生活方式該如何改變。醫院把問題醫師送來時，他來者不拒，如果他發現問題已經拖太久了，也會直截了當地說出來。他解釋說，從一些行爲可以看出問題的端倪。這些行爲就像預警事件，如醫師在開刀房扔刀子，或是飛機駕駛在飛行途中大發脾氣。然而，很多時候，大家都不把這些事件當一回事，會說：「他是個好醫師，偶爾情緒低落，才這麼發飆。」

奈夫發現可做爲預警事件的行爲有四種模式。一種是一直無法控制自己的怒氣，喜歡在別人的身上出氣。另一種是怪異的行爲。（他就看過一個每天總要花兩、三個小時整理辦公桌的醫師。原來這個醫師有嚴重的強迫症。）還有一種是踰越自己的專業。（奈夫見過一個對十來歲的男生特別好的家醫科醫師。不但和他們共進晚餐，還曾跟一個男生去度假。後來才發現，這個醫師對青春期的男生有著無法控制的性幻想。）更常見的一種模式就是醫療糾紛多得異乎尋常，官司不斷。（郝醫師就是一例。）奈夫利用這個研究計劃說服了很多醫院、診所、航空公司、企業等注意這類的預警事件。很多企業或組織因此在契約中言明，如果在服務期間出現異常行爲，必須接受專業評估。

其實，奈夫的工作大抵是諮商，就像心臟科醫師爲病人診治胸痛一樣。他爲前來求助的醫師做檢查、安排一些測驗或檢驗，提出正式的意見，說明問題何在、表示能否返回工作崗位，還有是否需要治療、接受什麼樣的療程等。在醫界，幾乎沒有一個醫師願意去評判同行，奈夫是例外。不過，他比較喜歡用「評估」的字眼。然而，他比同事所能做的更完全，而且更客觀。

我去奈夫那兒蒐集資料的那個星期，發現奈夫第一步是請三個同事和他一同進行評估的工作。從星期一早上開始，接下來這兩天的時間，這四個醫師分別跟每一個問題醫師談談。他們要上門求助的醫師一次又一次地把自己的經歷說出來，有時甚至得說個七、八次，爲的就是鉅細靡遺、全盤掌握，希望醫師不要逃避問題、顧左右而言他，爲自己辯護。在他們來到這裡以前，奈夫已把每一個人的資料整理出厚厚的一疊。在治療進行的那個星期，奈夫發現自己和同事記錄的有什麼不清或有出入，就會立刻把同事叫來。

奈夫協助的醫師也得經過詳細的身體檢查，包括血液檢驗等以確定這些問題醫師不是因爲身體上的疾病才出現異常行爲的。（有一個醫師好幾次開刀開到一半身體僵住了，奈夫發現原來他得了帕金森氏症，而且已相當嚴重。）他們也給醫師做酒精和藥物測試，還有各種心理測試，看有無毒癮或是妄想型精神分裂症。

評估的最後一天，奈夫會召集共同診療的醫師，在一間沒有什麼陳設的小房間裡開會。同時，求助的醫師在自己的房間裡等。每一個病例，奈夫和同事都花了一個小時左右的時間討論，之後做出三點決議。首先是診斷。他們發現，大多數尋求協助的醫師都有精神疾病，如沮喪、躁鬱症、藥物或酒精成癮，甚至有嚴重的精神異常。幾乎沒有例外的是，這些情況先前都沒有診斷出來，也沒有接受治療。有的則只是一時情緒問題，像是壓力太大引起的，受到離婚的衝擊，或者因爲悲傷或疾病而有異常的表現。接下來，奈夫等人必須評估上門求助的醫師能否回到工作崗位，繼續執業。奈夫給我看一些典型的報告。他們的用詞總是很明確，一點也不拐彎抹角，像是：「鑑於X醫師酒精成癮的問題，此時執業，不管是技術表現，還是病人的安全都會受到影響。」最後，他們會提出具體建議，要醫師配合。對於有些堪稱適任的醫師，他們也會建議採取預防作法，像是不時接受毒癮測試、指派同事監控，或是加上特別的限制才准執業。對不適任的醫師，奈夫等通常會建議他們至少得停業某一段時間，並詳述療程和再次接受評估的細節。最後，奈夫會在辦公室跟每一個醫師說明他們的結論，且這份報告也將送到他們服務的醫院或診所。奈夫說：「醫師聽了我們的建議之後很意外，十個有九個沒想到我們會這麼嚴格。」

奈夫再三強調，他們只是提供建議。然而一旦建議印在報告書上，醫院或醫療組織很難不從善如流，必然會送醫師去接受治療計劃。奈夫這麼做的好處是，萬一出現問題，可以快刀斬亂麻，按照一定的模式來處理：明尼亞波利斯，評估，診斷，治療計劃。問題醫師知道上哪兒求助，同事也不必扮演法官的角色。奈夫和他的同事已使好幾百個幾乎毀了的醫師得以再站起來——或許，因此有好幾千個病人得以倖免於難。

這類拯救問題醫師的計劃不是只有奈夫在做。近一、二十年來，國內外的醫療社群已組織了好幾個，為「生病的」醫師診斷、治療。但很少有像奈夫這樣獨立在做的，而且這麼有系統。

然而，就在我去明尼亞波利斯參觀之後不到幾個月，奈夫的計劃就終止了。雖然這個計劃引起全國醫療院所的注意，成績也斐然可觀，這個專業評估計劃還是因為經費短缺，無以為繼。奈夫無法說服亞柏特西北醫院繼續贊助這個計劃。我和奈夫上回談到這個困境時，他正在尋求協助，希望在別的地方另起爐灶。

不管這個計劃能否繼續，奈夫已經證明他們可以做到什麼。然而，對醫師而言，他們能接受奈夫的作法嗎？這恐怕是個難以回答的問題。對病人來說，那就更難了。奈夫的作法太直接了，也許過於直接。因此，只有在問題醫師的同事忍無可忍，診斷呼之欲出的時候，才會把他們送到奈夫那裡去。這時，我們不該把問題醫師視做有反社會人格、病態的人，他們其實是在掙扎當中的可憐人。奈夫說到自己的原則是：「態度親切，做法嚴格，以矯正異常行爲。」也許，大家還是希望這種事不聞不問比較好。請問問你自己：如果一個計劃能讓問題醫師東山再起，像是染上毒癮的麻醉科醫師、狂躁症的心臟外科醫師，或是對小女孩垂涎三尺的小兒科醫師，你會接受這樣的計劃嗎？或者，從另一個角度來問：你願意看到郝醫師重新操刀嗎？

郝醫師的命正是奈夫幫他撿回來的，或許日後他還能懸壺濟世呢。一九九五年十二月中，自殺的念頭在郝醫師腦子裡縈繞不去時，郝醫師撥了個電話給奈夫。郝醫師的律師聽說了奈夫的計劃，就給他奈夫的電話號碼。奈夫告訴郝醫師，你趕快過來。第二天，郝醫師就動身去找奈夫。他們談了一個小時，快談完的時候，郝醫師終於有如釋重負的感覺。奈夫快人快語，而且同爲醫師，因此能設身處地爲人著想。他說，他願意幫忙，還對郝醫師說，他的人生之路還沒走完，不可尋死。郝醫師相信他。

過一個禮拜，郝醫師自費參加了奈夫的評估計劃。那四天眞是難熬，有時還不免針鋒相對。他還沒準備好，難以承認一切都是他的錯，而很難接受奈夫等醫師提出的一切。奈夫給他的診斷主要是長期沮喪。結論和以往一樣毫無隱諱：「郝醫師由於嚴重沮喪的問題，此時並不適合執業，何時能夠重新執業也難以斷言。」然而報告也說了，如果有足夠、長時間的治療，「我們預期該醫師仍有潛力再度回到工作崗位。」診斷本身或許不及調停來得重要：用權威明明白白地告訴他，他出了狀況，不適合繼續執業，然而等到有一天他恢復之後，還是能再行醫。

郝醫師在奈夫的建議下進入一家精神療養院接受治療。回家後，他定期看精神科醫師和一位內科醫師。醫師要他吃抗憂鬱劑 Prozac，後來又改爲 Effexor。郝醫師堅持不輟。他告訴我：「第一年，我根本不在乎自己是死是活。第二年，我想活下去了，但我不想工作。第三年，我終於想回去工作了。」最後，他的精神科醫師、內科醫師和奈夫一致同意，他已經恢復了，可以再度執業。由於這些醫師的建議，州政府衛生局允許郝醫師執業，不過有但書：一開始，他的工作時數一週不可超過二十個小時，而且必須接受監督；必須定期回去看精神科醫師和內科醫師；重新執業至少六個月後，才能再爲病人開刀，但只能擔任助手，直到進一步的評估之後，才能決定他是否能夠像過去一樣主刀；此外，必須接受不定時的藥物和酒精測試。

然而，有人願意接納他嗎？郝醫師過去的同事並不歡迎他回去。他們說：「過去的包袱太沈重了。」郝醫師差一點就去度假村附近的一家小醫院了。這裡就在湖畔，離他的度假小屋很近，但人煙稀少，只有夏天人氣比較旺，這個季節來此遊玩的旅客約有四萬五千人。這家小醫院的醫師知道郝醫師過去的問題，但他們徵求骨科醫師多年，一直沒人上門，所以同意郝醫師來這裡上班。但又過了一年，郝醫師才找到保險公司讓他投保醫療險。他想，重振旗鼓後壓力勢必會跟著而來，還是謹慎一點得好。最後他決定從保險公司審查醫師開始做起。

不久前，我去郝醫師他家看他。他住在一棟不起眼的磚砌平房，客廳擺滿了許許多多的裝飾品，有狗、有貓，還有鳥。廚房的一角有一部電腦和一個書架。架子上有很多骨科醫學期刊和光碟書。他穿著休閒服、卡其褲，看來輕鬆、悠閒，甚至有點懶散。除了跟家人在一起、看看醫學期刊，他幾乎沒有什麼好忙的。這樣的生活可謂和外科醫師的生涯距離十萬八千里，不過他感覺到他的熱情和幹勁回來了。我想像他再度穿著綠色手術服站在開刀房，在電話中和另一個助理討論病人膝蓋感染的處置。誰知道日後會怎麼樣？

不管怎樣，在我們生病時，我們的性命都掌握在別人的手上。這些人不是完美的人，而是免不了會犯錯的凡人。這是令人難以接受的事實，而且無可避免。每一個醫師都有力有未逮之處，知道該怎麼做，只是還沒學會。醫師會有判斷錯誤的時候，也有禁不起誘惑的時候。我比眼前的這個人堅強嗎？我比他更可靠嗎？我比他更有良心嗎？我比他更有自覺，知道自己的限制而且小心翼翼嗎？我希望告訴自己，是啊，我比他好，這樣才能日復一日地照顧病人、爲病人開刀。不過，現在，我眞的不知道，也沒有人知道。

我和郝醫師在市區的一家餐廳吃飯，然後開車兜風。我們路過他以前服務過的那家漂亮又現代的醫院。我問，我可以進去瞧瞧嗎？還說，如果他不想去，也沒有關係，我一個人去。過去四年，他只進去過兩、三次吧。他遲疑了一下，說道，好吧，我跟你一起去。我們穿過自動門，在光潔的白色走道上走著。突然間傳來爽朗、熱情的招呼聲，我看得出郝醫師後悔跟我進來了。

「哇！郝醫師！」服務台後方一個滿頭銀絲的太太跟他問好。她面露微笑，人很親切的樣子。「好幾年不見。您上哪兒去了？」

郝醫師停下來，開口想要回答，但話語總在嘴邊轉又縮回去。最後，他才說出這麼一句：「我退休了。」

她頭一偏，一副大惑不解的樣子：奇怪，郝醫師看起來這麼健壯，足足比她小二十歲的樣子，怎麼會呢？她好奇的眼睛打量著郝醫師，之後才慢慢回過神來，說道：「退休之後，您過得還不錯吧。」

郝醫師說起打算去釣魚的事，語氣不是很自在。我們走開之後，他又停下腳步，轉過身來對她說：「我還是會回來的。」

【注解】

❶ 原注：有關Harold Shipman的報導，見Eichenwald, K.,寫的〈True English murder mystery: town's trusted doctor did it〉，《*New York Times*》13 May 2001, p. A1.。

❷ 原注：負責John Ronald Brown一案的檢察官宣稱，Brown爲一個洛杉磯婦女隆乳，結果食鹽水袋外漏，他居然用瘋狂快乾膠來補。被他截肢後來送命的是Philip Bondy，Brown因此被控二級謀殺，相關報導見Ciotti, P.,在《*LA Weekly*》17 December 1999刊登的文章〈Why did he cut off the man's leg?〉。

❸ 原注：見James Burt Griggs, F.的文章〈Breaking Tradition: Doctor Steps in to Stop Maiming 'Surgery of Love'〉，《*Chicago Tribune*》25 August 1991, p. 8。

❹ 原注：醫師濫用藥物的問題參看Brook, D.,等寫的文章〈Substance abuse within the health care community〉，見Friedman, L.S.等編著的《*Source Book of Substance Abuse and Addiction*》（Philadelphia: Lippincott, 1996）。

❺ 原注：精神疾病在一般人口的發生率見《*Mental Health: A Report of the Surgeon General*》（Rockville, Md; U.S. Department of Health and Human Services, 1999）；以及Kessler, R. C.等人發表的論文〈Lifetime and 12-month prevalence of DSM-III-R psychiatric disorders in the United States: results from the National Comorbidity Survey〉，《*Archives of General Psychiatry*》51（1994）, pp. 8-19。

❻ 原注：問題醫師比例的資料來自Marilynn Rosenthal的回顧論文〈Promise and reality: profession self-regulation and 'problem' colleagues〉，見Lens, P.與Van der Wal，G., 共同編著的《*Problem Doctors: A Conspiracy of Silence*》（Netherlands: IOS Press, 1997），p.23。

❼ 原注：參看Marilynn Rosenthal著《*The Incompetent Doctor: Behind Closed Doors*》（Philadelphia: Open University Press, 1995）。

❽ 原注：Kent Neff是在加州舉行的醫學會議（Annenberg Conference on Enhancing Patient Safety and Reduction Errors in Health Care）上提出有關問題醫師的研究結果。時間是一九九八年十一月九日。

【英文藥名、商品名對照表】

❶ Effexor/Efexor：抗憂鬱劑；速悅（惠氏）

❷ Prozac：抗憂鬱劑；百憂解錠（禮來）、杜樂膠囊（禮來）

第❷部

難解的謎

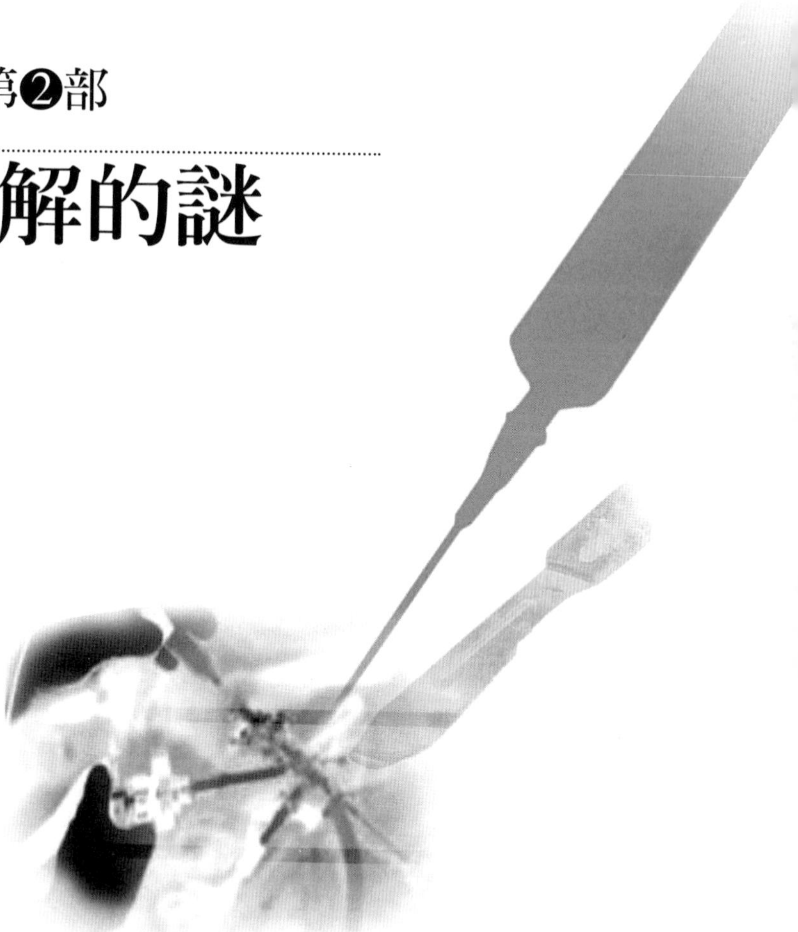

第六章

十三號星期五的月圓夜

幾天後，我翻看日曆記事本，

注意到那個星期五晚上也是月圓之夜。

突然間，有那麼一下子，我的自信心垮了。

我不由得這麼想：也許，那晚真會累得人仰馬翻。

高球名將尼可拉斯（Jack Nicklaus）口袋裡沒放三個銅板不會上場打球。喬丹披上芝加哥公牛隊的戰袍出征的時候，裡面一定要穿北卡羅萊納大學校隊的藍色短褲。要是樂團成員有人穿黃的，艾靈頓（Duke Ellington）公爵就拒絕登場。對在掌聲中討生活的人來說，迷信似乎是一種習慣。職棒選手的迷信是出了名的。沒有人不知道波士頓紅襪隊以前的明星三壘手波格斯（Wade Boggs）每次出賽前一定要吃雞肉。前洛杉磯道奇隊老教頭拉索達（Tommy Lasorda）吃義大利麵有個奇癖：如果對方投手右手擲球，那就一定要淋上紅色蛤蜊醬，要是對方的球隊派出左撇子投手，那就要淋上白色醬汁。說到迷信，紐約大都會隊的投手溫德爾（Turk Wendell）簡直是無可救藥。為了好運，他上場的時候總會戴一條獸牙項鍊，不穿襪子，絕不踩到界外線，而且每一局結束他就去刷牙。他在與大都會簽一九九九年的合約時，堅持年薪要一百二十萬元九毛九分。他告訴記者：「我就是喜歡九九這個數字。」

我還不知道外科醫師有這樣迷信的。醫師崇尚理性，特別是外科醫師。科學主要給人滿足的就是理性，再者人體手術的成功靠的是有條有理的計畫和思考。如果實用醫學有什麼信條的話，該是合情合理。因此，面對怪力亂神的事，做醫師的我們若不是嗤之以鼻，就是覺得不自在。在醫界，最多你只能發現，有醫師特別喜歡穿某一雙手術鞋，或者幫病人縫合傷口之後用一種怪異的方式覆蓋傷口。儘管人各有所好，再怎麼奇怪的癖好，也可以解釋得頭頭是道，像是：「這雙鞋，開刀穿起來最舒服了，其他的穿起來就是不舒服。」或是「那種膠帶貼了會起水泡」（然而，似乎沒有別人碰過這樣的問題）。一般說來，沒有醫師會冒出這樣的話：碰到這種事，眞的只能說是運氣不好。

因此，下面這件事讓我覺得匪夷所思。一天下午，我和科裡的住院醫師圍著一張桌子坐下，討論下個月急診的夜間值班表，看任務要怎麼分配，結果沒有人自願在十三號星期五的夜裡值班。我們輪流塡選值班的日子，頭幾輪似乎還算正常。星期五晚上乏人問津，週末也不大受歡迎。等到最後，差不多快挑完了，沒剩下幾天的時候，大家都刻意避開十三號星期五這一天。我心想，少來，有那麼邪門嗎？眞是好笑。所以，再次輪到我的時候，我就自告奮勇塡了這一天。「好好養精蓄銳吧，」同事對我說：「那天晚上你會有得忙的。」哈哈，我一笑置之。

幾天後，我翻看日曆記事本，注意到那個星期五晚上也是月圓之夜。有人告訴我，那天晚上剛好也會有月蝕。突然間，有那麼一下子——眞的只是一下子——我的自信心垮了。我不由得這麼想：也許，那天晚上眞的會累得人仰馬翻。我自認是個頭腦清楚、訓練有素的醫師，不會被這些有的沒有的念頭擊敗的。如果有證據，這種似是而非的論調自會不攻而破。爲了證實，我就去圖書館查了一下。

我想找出一篇有關十三號星期五的科學研究報告，看這天是否眞的會運氣很衰。（我不知道這兩者哪一個會比較讓我驚訝：是果眞有人針對這個問題做過研究呢，還是這樣的研究竟然只有一篇。畢竟，在這個世界上，什麼千奇百怪的題目都有人在研究。只要你想得出來，就有人做。有一次，我在圖書館東翻西找的時候，發現有一篇報告是探討在我們咀嚼口香糖的時候，唾液在嘴巴裡面分布的情形。）我找到的那篇研究報告刊登在一九九三年的《英國醫學期刊》，研究人員以倫敦郊區的一個社區爲樣本，比較某個十三號星期五和六號星期五這兩天車禍受傷住院的人數❶。儘管那個十三號星期五路上車子比較少，六號星期五那天車子比較多，在十三號星期五那天車禍受傷的人還是多了五二%。作者的結論是：「有些人認爲十三號星期五這天不吉利，所以這天最好還是待在家裡，不要外出。」然而，待在家裡就不會飛來橫禍嗎？這點，作者並沒有解釋。

然而，我還是告訴自己，這樣的研究只有一個，而且只是針對一個城鎮做研究，實在沒有多大意義。那天車禍事故會特別多，用隨機變異就可以解釋了。類似的研究必須很多，如果一致出現不幸的結果，我們才能相信這一天眞是不祥。因此，這點尙待證明。

反之，另一點已經證明的是，人類常常把子虛烏有的事（不管是好事或壞事）說得活靈活現，煞有其事。這只是我們的腦子想出來的。即使是完全隨機出現的模式，在我們眼裡看來，常常是「經過特別安排的結果」。統計學家費勒（William Feller, 1906-1970）就曾描述過一個非常經典的例子：二次大戰，德軍密集轟炸倫敦南區，有人發現這個區域有些地方常常被炸，有的則從來就沒有被炸過。那些僥倖沒有被炸的地方，看來似乎是德軍刻意手下留情的結果。有人就說，這些地方一定是德軍間諜的藏身之處。然而，費勒對炸彈落點進行統計，發現轟炸的地點完全是隨機選取的❷。

有一個德州神槍手的故事也可說明這種繪聲繪影的傾向。據說，德州有一個槍手很厲害，總是百發百中。原來他是對著穀倉牆面擊發完畢，才去以彈孔爲心畫成靶子❸。那些不尋常的事總是會特別引起我們的注意（例如一天當中碰到四件倒楣事），然後我們就把這些倒楣事「畫成靶子」，牽強附會一番。我認爲，其他日子，像是十三號星期四或五號星期五，也會像十三號星期五一樣發生倒楣的事，只不過十三號星期五就像一種恐怖的流行病，已經傳開來了。北卡羅萊納的行爲科學家鐸喜（Donald Dossey）根據調查研究，估計全美國有一千七百萬人到二千一百萬人得了「十三號星期五恐懼症」（paraskevidekariaphobia）。這天諸事不宜，大家避免外出。不得已必須出門的人，有人會來一些趨吉避凶的儀式。這天，有人會請假不去上班，有人延期搭機，要談大筆生意也擇日再議。每年因爲這個黑色的星期五，損失的商業利益高達七億五千萬美元。

更多人相信月亮的魔力。一九九五年的民意調查發現，有四三%的美國人相信人類的行爲會受到月亮的影響。有趣的是，心理衛生專業人員比起一般人更相信這點。好幾個世紀以來，在世界上不同文化的地區，都有人都把月亮和瘋狂聯想在一起。當然，月亮陰晴圓缺的週期性使得人類情緒爲之起伏甚至發狂，這個觀念似乎要比十三號星期五的效應要來得有道理。科學家一度認爲這種生物的週期性是無稽之談，但現在都同意季節會影響情緒和行爲，而且人都免不了有晝夜節律，也就是生物體的各種生理機能，如體溫、警覺性、記憶和情緒會因晝夜變化而有所不同。

我在電腦上搜尋，找到了百來篇有關月亮與人類行爲的文章。最讓我好奇的一篇是發表在《澳洲醫學期刊》（*Medical Journal of Australia*）的研究報告[4]。這個研究長達五年，追蹤一九八八年到一九九三年間澳洲新南威爾斯一家醫院治療的服藥或服毒自殺案例。在這段期間，這家醫院總共住進了二千二百一十五個藥物過量中毒或企圖服毒自殺的病人。研究人員想知道的是，這種事件的多寡和月亮的週期有沒有關係？另外，這跟一個人的星座或命盤中的數字是否有關？這數字是根據著名占星學家宙拉（Zolar）寫的《遠古禁忌百科全書》（*Zolar's Encyclopedia of Ancient and Forbidden knowledge*）裡頭的公式計算出來的。正如所料，仰藥自盡的比率跟星座無關，不會因爲一個人是處女座或天秤座就比較有這種傾向。依照宙拉的書算出的「姓名數」、「出生月分數」或「生辰總數（出生年、月、日的總合數）」，也看不出跟自殺率有什麼關係。然而，女人在月圓之時，服藥自殺的比例要比在新月的時候少二五％（注意：這只是女人方面的統計數字，男人就不是如此了）。

巧的是，其他研究也有同樣的結果。然而，就算心理狀況和月亮的盈虧有任何關連，關連性似乎很小。一九九六年有篇報告研究的是法國多爾多涅地區（Dordogne）十年來的自殺率，作者以文法彆腳但不失趣味的英文下結論道：「法國人在圓月時死得少，在新月時死得多。」❺另外，以俄亥俄州庫亞荷嘉郡（Cuyahoga County）和佛羅里達州戴德郡（Dade County）爲目標的研究也發現，在月圓之時，自殺率是下降的。至於月圓是否有快樂效應，使得自殺率下降？這些研究並沒有證明這點。還有許許多多的研究無法找出月圓月缺與自殺的關連❻。

其他瘋狂事件似乎也和月亮扯不上關係。研究人員翻閱警察局的記錄本，看看月圓時求助的電話是不是比較多，也向精神科醫師請教，看月圓時病人是否比較會出現問題。另外，也有人統計月圓之時殺人案件等常見的瘋狂事件是否較多。我還注意到有人研究月圓的時候上急診的人是不是變多。結果，沒有人發現月亮和這些事件有明確的關連。

於是，我鬆了一口氣，心滿意足地離開圖書館。我已經知道，在我值班的那個晚上，不管月亮是圓的還是扁的，不管大家認爲那個星期五多麼不祥，出事的機率其實和平常沒有什麼兩樣。兩個禮拜後，這一晚終於來了。我在下午六點整準時步入急診和日班的住院醫師交接班。我赫然發現，這天病人如潮水般湧來，白天的住院醫師已經招架不住，快活活累死了。還有很多病人沒處理，正等著我。我一接手，就來一個車禍病人——臉色蒼白、一身是血的二十八歲男子，因高速對撞陷入昏迷。根據警察和緊急救護人員的說法，原來這個年輕人持槍和女友逛大街，見了警察，拔腿就跑，跑到自己的車內，猛踩油門。警察也追上來，就此展開一場大追逐，最後以撞車收場。

這只是開頭，後來也好不到哪裡。我簡直是累斃了，一整晚忙得團團轉，連找個兩分鐘坐下來歇歇腿的時間都沒有，病人好像永遠處理不完似的。

「誰叫這天是十三號星期五，又是月圓之夜。」護士解釋說。

我本來想說，研究顯示，其實災禍跟這種日子並沒有什麼關連。話還沒說出口，呼叫器又響了。又來一個全身是傷的病人。

【注解】

❶ 原注：見Scanlon, T. J.,等人發表的報告〈Is Friday the 13th bad for your health?〉，《*British Medical Journal*》307（1993），pp. 1584-89。

❷ 原注：William Feller有關納粹轟炸倫敦的研究見Feller著《*An Introduction to probability Theory*》（New York: Wiley, 1968）。

❸ 原注：德州神槍手的典故，可參看Rothman, K. J.,《*American Journal of Epidemiology*》132（1990），pp. S6-S13。

❹ 原注：見Buckley, N.A., Whyte, I. M.與Dawson, A. H.,〈There are days... and moons: self-poisoning is not lunacy〉，《*Medical Journal of Australia*》159（1993），pp. 786-89。

❺ 原注：參看Guillon, P., Guillon, D., Pierre, F.,與Soutoul, J. H.,發表的〈Les rythmes saisonnier, hebdomadaire et lunaire des naissance〉，《*Revue Francaise de Gynecologie et d'Obstetrique*》11（1988），pp. 703-8。

❻ 原注：有關月亮與人類行爲最精闢的兩篇報告，一篇是Martin, S. J., Kelly, I. W.,和Saklofske, D. H.,所寫的〈Suicide and lunar cycles: a critical review over twenty-eight years〉，《*Psychological Reports*》71（1992），pp. 787-95；另一篇是Byrnes, G.,和Kelly, I. W.,發表的〈Crisis calls and lunar cycles: a twenty-year review〉，《*Psychological Reports*》71（1992），pp. 779-85。

第七章

疼痛之謎

即使在沒有外界刺激下，大腦也能生出疼痛經驗。
打個比方，假如你碰到了一個瘋狂科學家，
他把你身體其他部位都去除了，
只剩下一個腦子裝在罐子裡，你還能感覺得到疼痛。

不管是什麼樣的疼痛，都說來話長，像是一個故事。老羅的故事可以追溯到多年前，也就是他五十六歲那年發生的事。他是波士頓的建築師，熱愛航海，一頭白髮閃亮耀眼，對領結和荷蘭小雪茄情有獨鍾。他的事務所就在畢肯街上，業務興隆，麻州大學醫學院的大樓就是他設計的。一九八八年的一個三月天，他在爲富蘭克林動物園興建涼亭，一個不愼從工地的鷹架上摔下來。他的背還好，但左肩脫臼、骨折，開了好幾次刀。秋天，他再度坐在繪圖桌前，突然，他感到背部一陣疼痛襲來，痛得像是被蛇咬了一樣。這種痛又襲擊了他幾次，一開始他想置之不理，然而，不久就痛得教他受不了。有好幾次，他正在和客戶討論的時候，背痛突然來襲，他痛得差點叫出聲來，客戶及時抱住他，幫他坐下或躺下。還有一次，他跟同事在餐廳吃飯，背痛又冷不防給他一擊，讓他痛到吐在桌子上。不久，他的工作時間已縮短到一天兩、三個小時以內，事務所也只好拱手讓給合夥人去經營。

老羅的骨科醫師幫他照了數不清的X光片。從這些片子實在看不出一個所以然——可能有一點關節炎吧，不過看起來實在沒怎麼樣。於是骨科醫師請他去看疼痛科。疼痛科醫師把一支長長的針筒打進他的脊椎，針筒裡滿滿的是類固醇和局部麻醉劑。這種硬脊膜外注射，頭幾次還可以一針見效，讓他撐個幾天，甚至幾個禮拜，之後藥效就愈來愈差，最後竟完全失靈❶。

我看過這個病人電腦斷層掃描的片子。他的檢驗報告和X光片、超音波等醫學影像也有一大疊，我也翻過了。這些片子實在無法讓人看出他的背痛有這麼嚴重：看來沒有骨折、沒有腫瘤、沒有感染，甚至絲毫沒有關節發炎的跡象。他的脊椎排列得整整齊齊，就像方方正正疊起來的棋子。椎間盤（連接相鄰兩個椎體的彈性水墊）也沒有破裂。他的下背，也就是腰椎的地方，有兩塊椎間盤的確有點突出，但這個年紀的人通常會這樣，這種突出似乎不會壓迫到神經❷。即使是實習醫師，看了這些片子，也看得出這個病人的背部沒有開刀的必要。

醫師碰到老是抱怨這裡痛、那裡痛的病人，又找不出身體有什麼毛病怎麼辦？我們常不相信病人眞的有病。我們認爲這個世界是可以解讀的，而且是合邏輯的。如果碰到問題，也要這問題是我們看得到、感覺得到，至少可以用儀器測量出來的，才算是問題。因此，像老羅的背痛，我們的結論可能是：這根本是他腦子想出來的毛病。這種病痛不大眞實，和身體的疼痛有別，可說是一種「精神疼痛」。因此，老羅的骨科醫師也建議他，除了找物理治療師，也要去看精神科醫師。

我曾去老羅的家看他。他家在波士頓城外，靠海。我看到他的時候，他像平常一樣待在在廚房的工作桌邊，面前的窗子跟牆一樣寬，望出去，可以看到一個小小的花園。桌上有一捲捲未完成案子的藍圖。桌子的一角放著電話。桌上還有一個文具盒，裡面有十來支各種繪圖筆、小小的尺和量角器。他擠出一個微笑，站起來跟我打招呼。我想到他的病痛，所有檢查能做的都做過了，他的脊椎影像也很清晰。這人難道是裝病？

當我這麼問他，他有氣無力地笑了一下說道，有時候連他自己也會這麼懷疑。他說：「不過，這樣過日子也不錯。」他領有殘障車牌、不用爲了錢操心，而且沒有事業的壓力。如果他不想做什麼事，只消說「我的背痛死了」就可以了。儘管他手臂上有塊貼布，高劑量止痛藥可以一天二十四小時不斷地從皮膚滲進他的體內，但他連最簡單的事都做不來，像是站著排隊、爬樓梯都不成，甚至無法一連睡上四個鐘頭。每每睡到一半就痛醒：「好像有人從我背上擰下一塊肉似的。」

他的太太很高，比他小幾歲，長得不錯，眼神中有幾許哀愁。我問她，是否曾經想過她先生可能是裝的。她說，十年來，每天看她先生被疼痛折磨得死去活來，疼痛不只是變本加厲地在考驗他的忍耐極限，也在考驗她。她眼睜睜看著他被疼痛擊垮。她知道，她的先生不會放棄自己的尊嚴裝出那副德性，像是答應幫忙提購物袋，因爲疼痛發作，寸步難行，不得不放下，過一會兒再提。他本來很愛看電影的，就是因爲背痛，好幾年不敢進電影院。還有不知有多少次，他痛到無法動彈，不能及時衝到廁所，就在褲子上大小便。

然而，他的疼痛有些地方還是讓她不解，讓她不得不懷疑這種疼痛不是眞的。她注意到，他要是焦慮或脾氣暴躁，就會痛得更厲害，心情好或是有什麼轉移他的注意力的時候，疼痛就可能消失了。有幾次，他陷入沮喪，似乎不管做什麼，隨時都可能痛起來。他太太和醫師一樣，很想知道疼痛有可能到使人變成失能、傷殘，同時身體又查不出有任何異常嗎？有一些會引發疼痛的情況又怎麼說？像是心情、一個念頭，有時甚至來得無緣無故。這幾點讓她覺得怪，希望能找出個答案。但是，更令人費解的事實是：像老羅這樣的人還眞不少。就這些長期慘遭疼痛凌遲的病人而言，老羅其實很典型。

四十來歲的麻醉科醫師羅斯（Edgar Ross）是波士頓布力根婦女醫院（Brigham and Women's Hospital，哈佛醫學院附屬教學醫院）慢性疼痛治療中心的主任。老羅也在他那裡治療。向羅斯醫師求助的病人，什麼樣的疼痛都有：背痛、脖子痛、關節痛、全身痛、神經痛、愛滋病引起的疼痛、骨盆疼痛、慢性頭痛、因癌症而起的疼痛，還有幻肢疼痛。通常，這些病人不知已經看過幾個醫師了，也試過各種療法，包括手術，就是沒用。

這個疼痛中心的候診室跟一般診所沒什麼兩樣，鋪著深藍色的地毯，書架上擺了些過期雜誌，一長排病人面無表情靜靜地靠著牆壁坐著。這裡有個玻璃櫃，裡面放著病人寫給醫師的感謝信讓大家看。最近，我去找羅斯醫師，我注意到這些和一般病人寫的感謝信大異其趣，不是盛讚醫師妙手回春，謝謝醫師治好了他們的病，只是感謝醫師眞的相信他們說的，相信他們的疼痛不是假的，當眞治療他們的病。其實，我和其他醫師都很感謝疼痛科醫師，慶幸他們願意把我們手上的「燙手山芋」接過去。雖然我們在面對病人的時候，情感要保持中立，不可有情緒化的反應，但是我們不得不承認，慢性疼痛的病人實在很難纏。他們的病，我們既無法解釋清楚，又不能爲他們減輕痛楚。這種病人教我們做醫師的很灰心，甚至很煩，最後覺得自己的能力和權威都打了折扣。像羅斯這樣的醫師願意對這種病人伸出援手，我們眞是高興都來不及。

羅斯帶我進去他的辦公室。他說起話來慢條斯理的，態度溫文儒雅——這樣的人做疼痛科醫師再適合不過。他告訴我，像老羅這樣的病人，其實很常見。長期背痛已是員工告假最主要的原因，僅次於一般感冒。員工因爲傷殘請領撫卹金，背痛這個原因就佔了四成。事實上，背痛在今天的美國眞成了一種流行病，然而沒有人可以解釋爲什麼。一般說來，我們認爲背痛是物理上的原因，也就是對脊椎施壓不當的結果。美國的職工醫療保險計畫已有六十年左右的歷史，現在甚至有什麼「背部訓練學校」，教人提起重物的正確姿勢等。儘管現在從事勞動的人口已經持續減少，爲背痛所苦的人卻有增無減。

羅斯說，只是以物理因素來解釋背痛八成是錯的。的確，以不當姿勢舉起重物可能造成肌肉拉傷或椎間盤滑脫，但這種用力過度的經驗幾乎每個人都有，大多數的人都不會自此長期飽受背痛折磨。目前已有好幾十項研究想找出背痛的身體因素，希望能夠藉以預測哪些劇烈的背部傷害會引發長期背痛，但還沒找到。例如，醫師過去常以爲椎間盤損傷和疼痛有關，最近的研究發現不一定有關。從脊椎核磁共振看來，很多沒有背痛的病人也有椎間盤突出的現象。反之，很多像老羅那樣長期背痛的病人，脊椎卻看來好好的，沒有問題。即使是脊椎出現異常的病人，疼痛的程度和異常的程度也沒有一定的關連。

如果背部情況不能預測是否會有長期背痛的問題，什麼可以預測呢？嗯，可能是生活中有些不如意的事引發的，但醫師和病人都不大願意考慮這點。研究指出，某些非器質性因素，像寂寞、官司纏身、被資遣或對工作不滿可能會引發背痛。比方說，背痛在醫界也很流行。保險中有一種叫做傷病保險，如果受保人因疾病或意外以至於不能工作，這種保險計畫會定期支付受保人做爲生活保障。由於醫師不會放棄工作，他們便成了這種保險計畫最理想的客戶。醫師在手術檯上彎腰駝背，數十年如一日，患有關節炎，也會忍耐，甚至活到老，做到老。保險公司爲了吸引更多的醫師投保，紛紛打出低保費和優厚的理賠條件。近幾年來，因爲背痛或頸部疼痛請領傷病保險金的醫師急遽增加❸。不用說，醫師不是因爲突然要做搬運工的粗活兒才會如此。目前我們已找出一個原因：健保制度與管理醫療的抬頭，致使醫師懸壺濟世的成就感大大降低，因此大嘆時不我予，不如歸去。

翻開醫學史，不少人一直想解開疼痛的謎題。笛卡兒（Rene Descartes, 1596-1650）早在三百多年前就曾試圖提出一個解釋。笛卡兒認爲，疼痛完全是一種身體現象：組織受損使得某些神經受到刺激，神經纖維再把神經衝動傳到腦部，疼痛的感覺因之而生❹。笛卡兒說，這種現象就像拉扯繩索敲響大腦中的鐘。笛卡兒這番說法影響深遠，甚至已經深入人心。二十世紀疼痛研究的焦點就在尋找和疼痛有關的神經纖維（現在命名爲Aδ纖維和C纖維；Aδ纖維傳導速度較快，C纖維傳導速度較慢）和神經傳導路徑。醫師平常看到抱怨這裡痛那裡痛的病人，常會採用笛卡兒式的觀點——把疼痛視作身體現象，組織受到傷害的徵象。於是，醫師會做一番檢查，看看病人的椎間盤是不是破損、有沒有骨折、感染，是否長了腫瘤，然後想辦法把出了問題的地方修理好。

多年前我們已經知道，這種解釋顯然不夠周全。二次大戰期間，畢雀（Henry K. Beecher, 1904-1976）曾針對傷勢嚴重的士兵進行研究。當時，他是派駐到北非作戰的美軍中校。這份研究報告至今已成經典之作。以笛卡兒的觀點來看，受傷愈嚴重的，疼痛應該愈甚，兩者的關係成正比。然而，畢雀發現，在傷兵（複雜骨折、中彈、肢體殘缺等）當中，五八％只覺得有一點疼痛，甚至不覺得痛，只有二七％的傷兵需要藥物以緩解疼痛。一般老百姓要是傷重至此，沒有止痛藥就活不下去了。畢雀認爲，傷兵對疼痛的耐受力會這麼高，顯然和心理因素有關——這些傷兵該是因爲可以保住一命欣喜若狂，這種狂喜甚至抑制了疼痛訊號的傳導❺。由此可知，疼痛的傳達路徑很複雜，不是一條簡單的單行道，不是受了傷必然就會發出「啊」的一聲。

一九六五年，加拿大心理學家梅爾扎克（Ronald Melzack）和英國生理學家華爾（Patrick Wall）就提出以閘門控制理論（Gate-Control Theory of Pain）來取代笛卡兒說的疼痛模式❻。他們認爲，在疼痛訊號傳送到大腦之前，在脊髓中必須經過一道像是閘門的機制。這些閘門可以控制疼痛訊號的傳導，使得神經纖維無法將疼痛的神經衝動傳送到大腦。事實上，研究人員眞的在脊髓找到了這個「閘門」，此處就是脊髓背角。這個理論解開了某些謎題，像是腳痛的時候，爲何按摩就可以覺得舒服一點。（那是因爲按摩可以把訊號傳送到脊髓背角，以關閉控制疼痛訊號傳達的閘門。）

梅爾札克和華爾最驚人的假設是，閘門的控制不只是阻止感覺神經把訊號傳到大腦，也可阻斷來自大腦的訊號。也就是說，拉扯繩索，鐘不一定會響，而且鐘本身（也就是心靈）也可以不響。在這種理論的啓發下，很多研究人員紛紛探討情緒、性別和信仰對疼痛經驗會有什麼影響。例如，在一項研究中，研究人員比較了英國一家芭蕾舞團五十二個舞者和五十三個大學生的疼痛閾値（個體能感知疼痛的最小刺激強度）和疼痛耐受度（個體能忍受的最大疼痛強度）❼。研究人員利用的方法是冷壓測驗。這種測驗很簡單，但不失巧妙（我自己也曾在家裡試過）：你把手浸在和體溫差不多的水中兩分鐘，做爲基準情況，兩分鐘後把手沒入一盆冰水，開始以順時鐘方式旋轉。你開始覺得疼的時候，把時間記下來：這就是你的疼痛閾値。你痛得受不了，不得不收手的時候，你也把時間記下：這就是疼痛耐受度。爲了避免受傷，這個測驗做到一百二十秒的時候就必須停止。

結果讓人驚異。女學生平均十六秒就開始有疼痛的感覺，在三十七秒的時候收手。女舞者的疼痛閾値和耐受度幾乎是女學生的三倍。已有研究顯示，除了懷孕最後幾個星期，女性對疼痛的敏感度要比男性來得高❽，可想而知，男性的疼痛閾値和耐受度要比女性來得高，冷壓試驗也證明這點。但是男舞者的疼痛閾值和耐受度仍比男學生高出許多，正如女舞者與女學生之間的差異。這種差異要如何解釋？或許這與芭蕾舞者的心理有關。專業舞者無論是自律、體能，或競爭心都是特別強的，也多半有慢性運動傷害。他們的求勝好強和這個圈子的競爭文化顯然是他們能忍受痛苦的原因，這也就是爲什麼他們即使腳扭傷了或是挫傷還能登台演出。這也可以解釋，爲何有半數的舞者長期飽受運動傷害之苦。（我也和一般男學生差不多，在二十五秒左右就開始覺得痛，但是我的手可以一直浸在冰水裡直到一百二十秒結束。諸君可以猜想，這點或許和外科住院醫師訓練養成的順從習性有關。）

關於疼痛研究，還有一些研究顯示，外向的人比起內向的人，疼痛閾值和耐受度要高，而有毒癮者兩項都低[9]，此外，對疼痛的敏感度是可以透過訓練降低的。目前已有驚人的證據，證明即使是最簡單的暗示，都會對疼痛產生強大影響。有一項研究，以五百個牙科病人爲研究樣本。在這些病人中，有人注射的只是安慰劑，但醫護人員告訴他們，這一針可以減輕他們的疼痛，這些人果然不會感到不舒服。只是給一針安慰劑，但醫護人員沒說什麼，效果就大打折扣。有些病人注射麻醉藥劑，但醫護人員沒有做任何暗示，效果甚至比不上只注射安慰劑但得到暗示的病人。今天，已有充分的證據顯示，在疼痛的經驗中，大腦並非只是被動的接受，也有主動的參與。換言之，大腦不只是和繩索連著的鐘。今天，每一本醫學教科書都告訴我們，閘門控制理論不只是理論，也是事實。問題是，像老羅這種背痛還沒有人能解釋清楚。

閘門控制理論接受笛卡兒的觀點，同意你感覺到的疼痛是組織受傷後，由神經纖維將訊號傳送到大腦的結果，但閘門控制理論更加上一點：大腦也能控制傳送傷害訊號的閘門。然而就老羅的慢性背痛而言，他身上的組織到底是哪裡受傷了？另以幻肢疼痛爲例。很多病人在截肢之後，有一段時間還感覺得到，那切掉的手或腳有一種很難消除的灼熱感或一陣痙攣，好像那手或腳還在一樣。事實上，手或腳既然已經不在了，閘門已沒有神經衝動要控制的。那疼痛從何而來？繩索和鐘錘都沒了，但那鐘還在響。

一九九四年的一個春日，約翰霍普金斯醫院的神經外科醫師藍茲（Frederick Lenz）要爲一個雙手不時顫抖的病人開刀。這個病人，就叫他馬克吧，才三十六歲，但多年來他的手因爲抖動得太厲害，連最簡單的事，像是寫字、扣襯衫釦子、拿杯子喝水都難辦到，更別提他的工作——他是公司裡的採購，常要在鍵盤上敲敲打打的。由於藥物控制無效，他因爲這個毛病，之前不只一次被公司解雇。天知道他多麼希望過正常生活。因此，他決定接受一種精細的手術：利用腦神經外科手術破壞視丘（感覺與運動訊號主要協調中樞）中的部分細胞，以免手部接受過度刺激，抖個不停。

然而，馬克的問題還不止如此。過去十七年來，他不斷爲一種嚴重的精神官能症所苦，也就是恐慌症。每個禮拜至少會發作一次，有時是上班坐在電腦前面的時候，或是在家裡的廚房餵孩子吃飯的時候，他會突然覺得胸痛，而且痛得不得了，好像心臟病發作一樣。他覺得心臟狂跳、耳鳴、喘不過氣來，想要奪門而出。藍茲醫師在手術前向精神科醫師諮詢過，確定他的恐慌症不大可能會影響到手術才爲他開刀。

藍茲說，手術一開始進行得還算順利。他在病人頭頂打了局部麻醉劑，然後開個小洞。（因爲只是做局部麻醉，病人在手術中仍是清醒的）。接下來，他小心翼翼地把一支細細、長長的弱電探針插進病人腦袋，進入視丘。藍茲一邊開刀，一邊跟馬克說話，有時請他吐舌頭，有時要他手動一下，大概要他配合做出十來種不一樣的動作，看看他的狀況如何。這種手術的危險是目標判斷錯，破壞了無辜的細胞：控制顫抖的視丘細胞離視丘其他感覺和運動控制細胞很近。因此，在用另一隻更大的探針燒灼之前，醫師必須找到正確的目標，用微弱的電流刺激看看，再三確認之後再來燒灼。藍茲在馬克的視丘找到了一個地方，標示爲第十九區，用低電壓的電流刺激。藍茲告訴我說，他已經到過這兒不下一千次了，每每刺激這個部位，病人會覺得前臂被輕輕刺一下。藍茲接著刺激鄰近區域，也就是標示第二十三區的地方。這時，通常病人會覺得胸口癢癢的，就像一般的搔癢。但馬克的第二十三區受到刺激，卻覺得痛得要命，跟他恐慌症發作的胸痛如出一轍，而且一樣有窒息之感，當下覺得自己就快完蛋了。他痛得大叫，差點從手術檯上跳起來。藍茲一停止刺激，這種感覺就消失了，馬克隨即恢復平靜。這個現象讓藍茲百思不解，於是他在第二十三區再刺激一下，馬克又痛個半死。他就此打住，並向馬克道歉說，對不起方才讓他不舒服。接下來，藍茲找到控制手部顫抖的細胞，加以燒灼。手術成功。

儘管手術已經完成，藍茲還在不停地想。那種現象，先前他也看到過一次。病人是個六十九歲的老太太，長期飽受心絞痛的折磨，卻拿這病沒有辦法。不只在出力的時候會發作，連輕微的動作都可能讓她的心臟危機一觸即發。藍茲爲她開刀，處理和馬克一樣類似的問題時，發現她的第二十三區一經刺激，胸口就痛得很，跟她平常發作的胸痛很像，但更強烈，她描述這痛：「很深、很可怕，像要被壓死似的。」一般醫師很容易忽略這樣的話，但藍茲對疼痛的鑽研已有多年，他了解到自己看到了一個非同小可的現象。後來，他把馬克和那老太太的反應寫成一篇報告，發表在《自然醫學》（*Natural Medicine*），指出這兩個病人對刺激的反應和一般人有著天壤之別：絕大多數的人只是感覺被輕輕刺一下，他們卻痛得死去活來。在他們的大腦中，掌管一般感覺訊號傳輸的部位，看來異常敏感，只是接受一點小小的刺激，產生的反應卻強烈無比[10]。以老太太的例子來看，她的胸痛像是心臟病發作的訊號，但在手術中她的心臟好好的，沒有發病的跡像。她的胸痛是大腦受到刺激的結果。像馬克的例子又更奇怪了。他的胸痛並不是生理有任何病變，而是恐慌症造成的。也就是說，他的胸痛是心理情況引起的。從藍茲的研究結果看來，所有的疼痛都是「腦子生出來的」。有時，還不只如此，像是馬克（或許老羅也是），疼痛系統錯亂不一定是身體遭受傷害引起的。

這就是疼痛的最新理論。主要鼓吹這個理論的人，正是當初提出閘門控制理論的梅爾札克。他在八〇年代晚期，放棄了眾所周知的閘門控制理論，修正了自己的想法，改爲支持這個新理論⓫。這個轉變，很多人都覺得不可置信。但梅爾札克提出證據，告訴大家疼痛或其他感覺並不是大腦**被動**的感受。是的，受傷的時候，神經訊號在傳輸時會通過脊髓這個閘門，但眞正產生疼痛經驗的還是大腦。即使在沒有外界的刺激之下，大腦也能生出疼痛經驗。梅爾札克打個比方：假如你碰到了一個瘋狂科學家，他把你身體其他部位都去除了，只剩下一個腦子裝在罐子裡，你還能感覺得到疼痛。事實上，所有的感官經驗也都還在，沒有失去。

根據這個新理論，疼痛等感覺是大腦中「神經模組」的作用，就像電腦硬碟裡的程式或是CD音響上的按鈕。你覺得痛，那是因爲大腦中產生疼痛經驗的神經模組正在運作，就像你在CD音響按下「播放」鍵一樣。很多情況都可以觸動這個按鈕（神經外科醫師用微弱的電流刺激腦中的神經元只是一例）。梅爾札克進一步解釋說，疼痛的神經模組不是一個獨立的單位，而是一個網絡，與大腦的每一個區域相連。訊號輸入方面，除了感覺神經，還有記憶、情緒等中樞，每一個都像委員會的成員，可以決定音樂是否播放。如果訊號強度到達某一閾値，就會觸動神經模組。這時，播放出來的不是單音的旋律。疼痛像是一首交響曲，是一種複雜的反應，其中不只是有特定的感覺，還涉及肌肉運動、情感變化、注意力以及全新的記憶。

突然間，像腳趾踢到東西這樣的事件似乎不是那麼簡單了。從新的疼痛理論觀點來看，來自腳趾的訊號必須經過脊髓的閘門，但還會加上來自大腦的訊號，像是記憶、期待、情緒和注意力等。總之，這許許多多的因素加起來才會觸動腳趾疼痛的神經模組。有些人或許可以讓身體受到的刺激消除，幾乎沒注意到腳趾踢到東西，也就不大有疼痛的感覺。關於這點，沒有什麼好奇怪的。梅爾札克的理論讓人大開眼界的是，腳趾明明沒有踢到東西，同樣的神經模組卻會運作，使得腳趾痛得要死，就像踢到東西一樣。馬克大腦裡的第二十三區就是一個很好的例子。幾乎任何情況都可能觸動這個神經模組，如碰觸、突然其來的恐懼感或打擊，只是想起什麼事也可能引發。

這種有關疼痛心理學的新理論，爲疼痛藥理學的研究指引了一個新的方向。眞可謂無心插柳柳成蔭。對藥理學家來說，對付慢性疼痛的終極目標就是研發出一種可以比嗎啡要強效的藥丸，又沒有嗎啡的副作用，像是成癮、昏昏欲睡和運動障礙[12]。如果毛病出在神經系統的過度反應，如果研發出一種可以壓抑神經系統反應的藥物，問題就可迎刃而解。現在已有愈來愈多的疼痛科醫師開抗癲癇藥物給最難治療的病人使用，如carbamazepine和gabapentin。十年前，這種做法看起來很奇怪，現在已很平常。畢竟，這些藥物可以調節大腦神經元，降低其興奮性。然而，目前看來，這種藥只對一些人有效。像老羅服用了半年的gabapentin，就不再活在疼痛的陰影下，而且沒有多大的副作用。儘管如此，藥廠還是再接再厲，希望能研發出可以穩定神經系統的新一代藥物。

矽谷有一家小小的生物科技公司神瑞〔Neurex，現已改名爲艾蘭藥廠（Elan Pharmaceuticals）〕不久前就在這種構想之下，利用芋螺[13]毒液設計出一種新的止痛藥。不用說，毒液會在生物體產生強烈作用，芋螺毒液中的蛋白質不像其他從自然界取得的蛋白質，可以逃過人體防禦系統的攻擊。關鍵就在如何減低芋螺毒液的毒性，使之成爲良藥。芋螺毒液讓人致命的原因是，它會阻斷大腦中的某些神經路徑，使得神經元無法發揮作用。神瑞的科學家利用芋螺毒液研發出一種叫做Ziconotide的強效止痛藥。這種藥物不會癱瘓神經元，只是使其興奮性減低。在最先的臨床試驗中，Ziconotide對癌症和愛滋病引起的慢性疼痛，控制效果不錯。另外，亞培藥廠（Abbott Laboratories）也在研發新一代的止痛藥，即ABT-594。他們是利用一種叫做三色箭毒蛙（Epibpedobates tricolor又名幽靈箭毒蛙）的厄瓜多青蛙分泌的毒液。亞培藥廠已在《科學》（*Science*）期刊發表這種藥物的動物實驗成果：ABT-594減輕疼痛的效果要比嗎啡強五十倍。其他藥廠也在投入止痛藥的研發，如NMDA這種可以降低神經興奮度的藥物。如此看來，消除疼痛的萬靈丹指日可待。這正是老羅這類病人夢寐以求的良藥。

然而，這些藥物充其量只能解決一半的問題，可說只是治標，不是治本。對科學家來說，問題的根本在於疼痛系統的控制，能夠在一開始就阻止病人的疼痛系統出現錯亂當然最好。病人說起自己疼痛的遭遇，總是從最先的受傷事件開始說起。因此，我們向來認爲，要避免長期疼痛之苦，最好避免急性傷害。人體工學產品之所以大發利市，就是因爲這種觀念的盛行。然而，看看羅斯醫師的疼痛門診、瞧瞧藍茲醫師的手術檯，我們發現疼痛不只是病人的肌肉或骨骼受到傷害的結果。事實上，某些長期疼痛甚至像是一種社會流行病。

在八〇年代初的澳洲，有很多員工——特別是電腦操作員——突然出現手臂疼痛的問題。醫師的診斷是「重複施力傷害」（repetition strain injury，簡稱RSI，包括手腕無力、疼痛、無法舉雙肩等手腕神經壓迫症、脊椎神經傷害、頸部及腰部僵硬酸痛等）⓮。這不是輕微的肌張力異常而已。一開始只是酸痛，不是很嚴重，但症狀會愈來愈糟，直到疼痛不堪到無法工作的地步。這類患者的病假天數平均是七十四天。就像長期背痛的病人，面對這些手臂疼痛的病人，醫師有時也找不到「病根」，查不出病人身體究竟是哪些部位受傷，也沒有有效的療法。然而，這種手臂疼痛像是流行病一樣，患者愈來愈多。在一九八一年以前，這種病症很少見，但到了一九八五的高峰期，有這種問題的病人多到不可勝數。在澳洲有兩個省，在某些產業中，有三〇%的人力都出現RSI的症狀，但有些部門的員工幾乎完全沒有這樣的問題。即使是在同一家公司，也有這種現象。以澳洲電信（Telecom Australia）爲例，同一個城市裡的電話接線生，在某些部門得RSI的比例很高，有些則很低⑮。這種病症是否和工作環境有關？是不是重複性的動作引起的，還是設備不符合人體工學？研究人員發現這些和RSI沒什麼關連。然而，這種病症來得快，去得也快。到了一九八七年，幾乎消聲匿跡。九〇年代末，澳洲研究人員甚至抱怨RSI病例少到沒法做研究了。

反之，長期背痛則是揮之不去的病痛。這病痛糾纏我們太久了，讓我們難以退一步去追查這種病症的社會病因，更別提文化的因素了。從澳洲曾經流行的手臂疼痛看來，文化的因素不可小覷，可能造成眞正的病痛，讓人因此失去工作能力，且影響可能擴散到全國，然而我們還不大了解這種病痛的成因以及控制之道。目前有幾個研究顯示，社會支持網絡比較健全的，像是婚姻幸福且對自己的工作滿意者，較少罹患嚴重的長期背痛。另外，從統計數字來看，從醫師那兒得到診斷證明的人愈多，加上可以領到傷病保險金，這種長期背痛就會更加厲害。以澳洲爲例，很多研究人員認爲，RSI的診斷證明和澳洲政府早期發放的RSI傷病保險金，就是引發RSI流行的兩個主要因素。醫師不再願意開立這種診斷證明，RSI也沒有保險金可以請領時，這種病症就突然變少了。此外，一開始媒體的報導讓社會大眾注意到這種病症的徵象，關心這個問題的社會團體也來推波助瀾，相關報導便愈來愈多，很多設備也改善了，以符合人體工學設計，RSI這種流行病卻有增無減。近來，在美國也出現了類似的與工作相關的流行病，例如「重複性壓力傷害」或「反覆性動作疾病」，更流行的說法是「累積性的創傷」。這種病症到底是怎麼來的？目前大家仍爭辯不休，莫衷一是。同樣地，比較顯著的危險因素似乎和社會有關，不是身體眞正出了什麼毛病。

身體找不出什麼毛病的病症不只是背痛和手臂疼痛。研究顯示，很多慢性疼痛的症候和社會脫不了干係，像是慢性骨盆腔疼痛、顳顎關節症候群和長期的壓力性頭痛等。同樣地，這些患者眞的飽受疼痛的折磨，不是裝病。正如梅爾札克告訴我們的，疼痛不一定是身體受了傷，大腦產生的疼痛一樣教人痛個半死。因此，針對慢性疼痛，比較體恤病人的做法是，除了詳盡的身體檢查，也要了解病人所在的社會環境有沒有問題。慢性疼痛往往不是我們身體**裡面**出了毛病，而是我們身體**外面**的問題。從疼痛的新理論來看，這個層面的影響最奇特也最爲深遠：疼痛似乎也是一種政治問題了。

【注解】

❶原注：關於長期背痛之謎，文獻很多。在我閱讀過的書籍和研究報告中，我覺得讓我獲益最大的有以下幾篇：Hadler, N.,著《*Occupational Musculoskeletal Disorder*》（Philadelphia: Lippincott Williams and Wilkins, current edition 1999）以及Haldeman, S.,發表的〈Failure of the pathology model to predict back pain〉，《*Spine*》15（1990）, p. 719。

❷原注：有關背部的MRI報告，請參看Cleveland Clinic的研究：Jensen, M. C.,等人發表的〈Magnetic Resonance Imaging of the lumbar spine in people without back pain〉，《*New England Journal of Medicine*》331（1994）, pp. 69-73。

❸原注：見Hilzenrath, D.,的文章〈Disability claims rise for doctors〉，《*Washington Post*》，16 February 1998。

❹原注：笛卡兒描寫疼痛的文字在他的《*Meditations*》（1641）一書。

❺原注：Henry K. Beecher的研究發表在兩個地方：一是〈Pain in Men Wounded in Battle〉，《*Bulletin of the U.S. Army Medical Department 5*》（April 1946）, pp. 445；另一是〈Relationship of Significance of Wound to Pain Experienced〉，《*Journal of the*

American Medical Association》161（1956）, pp. 1609-13。

❻ 原注：Ronald Melzack和Patrick Wall描述閘門控制理論的經典論文是〈Pain Mechanism: A New Theory〉，《*Science*》150（1965）, pp. 971-79。

❼ 原注：相關論文參看Tajet-Foxell, B.,和Rose, F. D.,發表的〈Pain and Pain Tolerance in Professional Ballet Dancers〉，《*British Journal of Sports Medicine*》29（1995）, pp. 31-34; Berkley, K. J.,〈Sex Differences in Pain〉，《*Behavior and Brain Sciences*》20（1997）, pp. 371-80; Barnes, G. E.,〈Extraversion and Pain〉，《*British Journal of Social and Clinical Psycholog*》14（1975）, pp. 303-8。

❽ 原注：見Cogan, R., Spinnato, J. A.,〈Pain and Discomfort Thresholds in Late Pregnancy〉，《*Pain*》27（1986）, pp. 63-68。

❾ 原注：見Compton, M. D.,〈Cold-Pressor Pain Tolerance In Opiate And Cocaine Abusers: Correlates of Drug Type and Use Status〉，《*Journal of Pain and Symptom Management*》9（1994）, pp. 462-73；Bandura, A.,等人發表的〈Perceived Self-Efficacy and Pain Control: Opioid and Nonopioid Mechanism〉，《*Journal of Personality and Social Psycholog*》53（1987）, pp. 563-71。

❿ 原注：Frederick Lenz的病例報告見下：Lenz, F. A. et al.,〈Stimulation in the human somatosensory thalamus can reproduce both the affective and sensory dimensions of previously experienced pain〉，《*Nature Medicine*》1（1995），pp. 910-13及〈The sensation of agina can be evoked by stimulation of the human thalamus〉，《*Pain*》59（1994），pp. 119-25。

⓫ 原注：Melzack的新理論見他發表的論文〈Pain: Present, Past, and Future〉，《*Canadian Journal of Experimental Psychology*》47（1993），pp. 615-29。

⓬ 原注：由於新藥發展的腳步很快，建議讀者參看比較新的資料。在此描述的研究見Miljanich, G. P.,的〈Venom peptides as human pharmaceuticals〉，《*Science and Medicine*》（September/October 1997），pp. 6-15; Bannon, A. W., et al.,〈Broad-Spectrum, Non-Opioid Analgesic Activity by Selective Modulation and Neuronal Nicotinic Acetylcholine Receptors〉，《*Science*》279（1998），pp. 77-81。

⓭ 芋螺：有的芋螺很毒，牠的齒舌倒鉤的毒箭，在捕食時會射出毒液，注入獵物體內，使其昏迷麻醉。

⓮ 原注：見Hall, W.,和Morrow, L.,發表的〈Repetition strain injury; an Australian epidemic of upper limb pain〉，《*Social Science and Medicine*》27（1988），pp. 645-49; Ferguson, D.,〈RSI: Putting the epidemic to rest〉，《*Medical Journal of Australia*》147（1987），p.

213。

⓯ 原注：參看Hocking, B.,的〈Epidemiological aspects of 'repetition strain injury' in Telecom Australia〉，《*Medical Journal of Australia*》147（1987）, pp. 218-22。

【英文藥名、商品名對照表】

❶ carbamazepine：抗癲癇藥物；癲通（Tegretol，台灣諾華）

❷ gabapentin：抗癲癇藥物；鎮頑癲（Neurontin，輝瑞）

第八章

噁心的感覺

儘管噁心嘔吐屬於一種適應作用，
讓我們得以在自然世界存活下去，
然而像艾美這樣的劇吐症，似乎已經失控，
也可能會對孕婦的身體造成傷害，我們得幫幫她。

一開始，艾美並不怎麼擔心害喜。她懷孕八週，超音波看來，懷的是雙胞胎。艾美看過姊姊和朋友懷孕，了解害喜只是懷孕的一部分而已。然而，那噁心想吐的感覺第一次來襲時，她還眞有點招架不住。那個早晨，上班的尖峰時刻，她開著一部喜美，經過紐約羅斯福大道。時速到了八十公里左右，她就忍不住想吐。

艾美現年二十九歲，有著一頭烏黑、濃密的長髮，皮膚白皙，笑起來有酒渦，使她看來幾乎像個妙齡少女，讓人很難相信她是華頓商學院（The Wharton School）的企管碩士。她的老公是投資銀行家，他們住在曼哈頓。她每天開車到長島的曼哈賽特上班，在美東最大的醫療管理集團——北岸醫療集團（North Shore Health System）——擔任管理顧問。她已經快忍不住了，在這涼颼颼的三月早晨，她得趕快找個地方停下車來。

她準備從羅斯福大道轉往三區橋（Triborough Bridge）。她覺得頭暈目眩，胃在翻騰——這時就是科學家所說的嘔吐前驅期：唾液不斷增加，有時甚至像泉湧一般，瞳孔擴大，心跳加快，皮膚血管收縮——她看來更加蒼白了。從膚色蒼白的程度可以看出是否暈車或暈船。由於有的太空人不願承認自己會「暈船」（在太空船中頭暈、想吐），美國太空總署的科學家於是利用皮膚感應器來偵測他們的皮膚是否變得蒼白。這時，人往往會出一身冷汗，不到幾分鐘就覺得很累、想睡。注意力、反射動作都變差，無法專注。

此時，胃部會產生一種異常的電流活動，讓胃部放鬆，避免胃裡的東西跑出來。同時，食道收縮，把胃的上半部往上提，超越橫隔膜，進入胸腔，食道到胃因而形成漏斗狀。然後，小腸會出現所謂的「逆行大收縮」，上半部會將腸子的內容物往上推到胃部（這時胃裡的東西就快從口腔衝出了），下半部則做小小的有節奏的收縮，把裡面的東西推向結腸❶。

艾美下交流道，出口成扇形，大家爭先恐後。她想在右邊找個地方停下來。沒有空位。於是，她轉到左邊找找看，前面就是收費站，車潮川流不息。她開始乾嘔，立刻伸手去找空的塑膠袋。她吐了一堆，吐出來的東西有些沾到洋裝和外套，一些則及時落入她一手拿的袋子裡。她眼睛張得大大的，繼續平穩行駛。終於脫離車陣，她踩了剎車，繫著安全帶的身子前傾，把胃裡剩下的東西吐得精光。

嘔吐分兩階段。第一階段是乾嘔期，腹部肌肉、橫隔膜和呼吸肌肉會一起收縮數次。這時，胃裡的東西還沒跑出來。到了第二階段，也就是排出期，橫隔膜和腹部會來一次很長的強力收縮，胃部的壓力很大。接著，食道放鬆，像是消防栓的接頭打開般，胃裡的東西隨即奔瀉而出。

嘔吐之後通常會舒服多了，至少暫時可以好一點，但艾美還是覺得難受。一部又一部的車子呼嘯而過，她坐在車裡等著，想等好一點再上路，然而還是不舒服。最後，她只好強忍，開車過了橋，調過頭來，回家，爬上床去。接下來幾天，她失去食慾，完全無法忍受味道強烈的東西。那個週末是復活節，老公載她回娘家去探望家人。她娘家在維吉尼亞州的亞力山卓（Alexandria），這一趟車教她如坐針氈，幾乎都在後座躺著忍耐。再度回到紐約，是好幾個月以後的事了。

回到娘家，害喜的症狀更是變本加厲。週末，她任何食物或湯水都嚥不下，結果嚴重脫水。復活節之後的禮拜一，她在醫院躺了幾個小時，打點滴以補充水分和營養。母親介紹她去看當年幫自己接生的產科醫師。這位醫師告訴她，噁心、嘔吐是懷孕的正常現象，建議她遠離味道強烈的東西，不要喝冷的，吃東西的話儘可能一小口一小口慢慢吃，可以試試餅乾之類的碳水化合物。這些都是平常而實用的建議。由於艾美的症狀還算平常，醫師不想開藥給她。她說，這種害喜的現象到了十四週通常會消失，頂多拖到第十六週。

艾美下定決心要熬過這一關，但她還是什麼都吃不下，頂多只能嚥下一小塊餅乾或土司。一個禮拜過去了，她又脫水了。醫師於是安排家訪護士到她娘家幫她打點滴。艾美覺得她無時無刻不想吐。她本來很能吃，什麼都愛吃，現在即使是味道最清淡的食物都教她作嘔。她以前最喜歡到遊樂園享受心臟蹦跳欲裂、胃部翻攪扭曲的刺激和快感。現在不只是一上車就暈車，連站著或是頭傾斜一下都頭暈眼花，坐在床上看電視或翻雜誌一樣暈眩得難受。在接下來幾個禮拜，她一天總要吐個五、六次。一般懷了雙胞胎的孕婦，這時體重會增加。她非但沒增加，反而瘦了五、六公斤。更糟的是，她覺得自己的生活已經失控。公司主管對她忍無可忍。現在，她又在父母的羽翼下過日子，回到她小時候住的家。她的母親是個高中老師，為了照顧她，請了長假。艾美覺得自己就像個無助的孩子。

噁心這個既奇怪又可怕的怪獸，到底是什麼東西？關於這個主題，醫學院的課往往跳過或是草草帶過。然而，噁心卻是病人求診時主訴的第二大不適，僅次於疼痛。藥物典型的副作用是噁心。很多接受外科手術的病人，在麻醉過後清醒之時，往往會嘔吐❷，因此手術恢復室的病床旁通常會擺上一只嘔吐盆。很多化療病人也為噁心所苦，一致認爲這是化療最難挨的部分❸。六〇%到八五%的孕婦有害喜的現象，而懷孕的職業婦女中有三分之一曾因噁心嘔吐、身體不適而請假。在一千個孕婦中，約有五個害喜嚴重到體重大幅下降，這就是所謂的「妊娠劇吐症」❹。每一個人或多或少在舟車勞頓之時都曾領教過噁心頭暈的滋味。打從古希臘開始，軍方將領最擔心的就是士兵受不了大風大浪的顚簸之苦。（噁心想吐的英文「nausea」，正來自希臘文中的「naus」，也就是「船」）。在虛擬實境的發展過程中，使用者的暈眩感一直是必須克服的障礙。對太空人來說，坐太空船當然免不了也會頭暈目眩，只是很少人提起這方面的問題罷了。

關於噁心，最特別的一點就是人人都對之厭惡極了（公元前一世紀的羅馬大思想家西塞羅曾說，他寧可被殺死，也不要忍受暈船的折磨），噁心也不是一時的難受而已，那折磨往往教人永生難忘。不少婦女忘了當年生產如何痛得死去活來，但害喜那種噁心的感覺仍呼之欲出，一想到就怕。有些婦女甚至怕到不敢再生。噁心就是這麼特別的感覺。有人在滑雪的時候摔斷了腿，痛個半死，復原之後，還會再度登上滑雪坡。反之，如果喝了瓶琴酒或吃了牡蠣，讓你噁心想吐，儘管事隔多年，恐怕你還是敬謝不敏。在英國小說家柏吉斯（Anthony Burgess, 1917-1993）寫的《發條桔子》（*A Clockwork Orange*）中，獄方爲了讓凶殘成性的主角亞力改邪歸正，讓他接受一種治療：如果想到性與暴力時，就會反胃想吐，而不是疼痛。德國有些城鎮也執行過類似的處罰手段。根據一八四三年的一份手稿所載，他們把作奸犯科的青少年關在一個擺在鎮公所外面的箱子裡。警察高速旋轉箱子，讓人觀看，直到觀眾看到他們的「噁心演出」爲止。

噁心嘔吐這種可怕的生理反應對生物體而言，似乎是一種特別的設計。吃了有毒或腐壞的東西，能夠吐出來，當然是好的，我們才能把體內的毒素驅逐出去。噁心的經驗也會阻止我們再度吃下那樣的東西。這也可以解釋，服藥、接受化學治療或全身麻醉之後，通常會有噁心嘔吐的反應：劑量雖然經過小心控制，藥劑本身還是有毒的，因此會遭到身體的排斥。

其他會引發噁心嘔吐的事就不是那麼容易解釋了，但科學家發現這種大自然的設計還是有道理的。以害喜而言，你可能認爲，成長中的胚胎需要營養，害喜讓孕婦噁心嘔吐、吃不下東西，這在演化上對人類不利。但根據演化生物學家普羅菲特（Margie Profet）在一九九二年發表的著名研究報告，害喜其實有保護作用。她指出，對一般成人無害的食物往往會危害到胚胎。例如，所有的植物都會產生毒素，我們的身體於是演化出精緻的解毒系統，才能把植物送入口中。但是這些系統仍然不能完全去除有毒的化學物質，胚胎又很敏感，即使是微量的化學毒物都無法承受❺。（例如，馬鈴薯中的毒素，那個量儘管對母體無害，還是會使動物胚胎的神經系統出現異常。愛爾蘭人嗜吃馬鈴薯是有名的，脊柱裂這種神經管背側融合異常的畸形發生率也是全世界最高，也許這種病變和嗜吃馬鈴薯有關。）

普羅菲特認爲，害喜可能可以使胚胎避免自然毒素之害。她指出，因此女人在懷孕的時候特別喜歡吃麵包和穀物這種清淡又不容易腐壞的東西，然而對含有比較多毒素的食物，像是苦的、辛辣刺鼻的或是有一點不新鮮的魚肉則敬而遠之。這種理論也可解釋爲何害喜多發生在懷孕的初期——這是正是胚胎器官發育的關鍵期，也是對毒素對敏感的時候。同時，這個時期胚胎的熱量需求很小，光靠母體儲存的脂肪就夠了。整體看來，孕吐害喜程度從中等到嚴重的，比起輕微或完全不會害喜的，流產率要來得低。

那麼，動暈症又有什麼好處？這就不好解釋了。一八八二年，哈佛心理學家詹姆斯（William James）觀察到一個現象：有些聾子不會暈船，自此，大家就把研究焦點放在前庭系統——我們內耳主司平衡的主要結構，讓身體有很好的空間概念。科學家認爲，劇烈的搖擺震盪會過度刺激這個系統，大腦因此產生訊號，引發種種自律神經失調的症狀，如噁心和嘔吐❻。但麻省理工學院的航空生理學家歐曼（Charles Oman）指出，這個理論有不足之處，難以解釋所有的現象：像我們在跑步、跳躍或者跳舞的時候幾乎不會暈眩，但如果不是我們所能控制的動作，像是在園遊博覽會坐上重力加速機高速旋轉，就會讓人頭暈想吐。另外，車子或飛機的乘客比較會暈車或暈機，駕駛就很少如此。有時，完全靜止不動也會暈眩，像是進入虛擬實境產生的暈眩症或觀看寬銀幕電影引起的暈眩感。歐曼發現，最容易讓太空人暈眩的，就是觀看同伴頭下腳上飄浮在空中——自己會有身體顛倒的錯覺，頓時覺得頭暈、想吐❼。

研究人員已經確認，如果我們感知的動作和我們預期的動作相反，會讓我們有暈眩的感覺。光是頭部要在肩膀上保持平衡或是身體在臀部和兩隻腳上維持平衡，就需要敏銳的本體感覺：這個系統可以根據視覺、肌肉，特別是內耳輸入的訊號，早一步知道下一個動作是什麼。如果大腦接收到感官訊號不是所預期的，就會有頭暈反胃的感覺。例如，對第一次搭船的人來說，腳下不再踏實，起起伏伏的，會覺得暈眩；戴上頭盔進入虛擬實境的人，明知自己的身體是不動的，卻看到自己的身體上天下地，也會覺得天旋地轉。（自己開車就比較不會，因爲行進速度是自己可以控制的，也可感受到自己身體的移動）。簡而言之，動暈症是沒有預期到的動作帶來的暈眩感。

爲何沒有預期到的動作會讓人如此難受呢？最主要的一個解釋回到先前提到的概念：噁心嘔吐是保護身體免於受到毒素侵害的機制。從人類演化的角度來看，在更新世（距今一百六十四萬年至一萬年前），人類還沒有機會體驗搭車、坐船這種持續、被動的搖晃動作。很多具有迷幻效果的藥物，吃了之後，也會頭昏眼花，酒喝多的人也可以證明這點。因此，暈眩引起的噁心嘔吐可能是現代生活的副產品，和把毒素排出體外，避免吸收到毒素這個標準防禦系統有關。然而，這個理論不像孕吐的理論那樣，有詳細的檢驗。此外，焦慮、看到有人鮮血直流或目睹別人嘔吐也會讓人覺得頭暈、反胃。爲什麼呢？這個問題還沒有讓人信服的解釋。

儘管噁心嘔吐屬於一種適應作用，讓我們得以在自然世界存活下去，然而像艾美這樣的劇吐症，似乎已經失控。在第二次世界大戰以前，還不知道利用靜脈注射給病人補充體液時，妊娠劇吐症的病人常會死亡。要活下去，常常必須中止懷孕。即使到了今天，儘管妊娠劇吐症致死的病例很罕見，嚴重嘔吐也可能會對孕婦的身體造成傷害，如吐到食道裂傷、肺部塌陷、脾臟破裂。像艾美吐成那樣，又有什麼好處？我們得幫幫她的忙。

艾美的體重掉了六公斤後，醫師就開藥給她吃，以減緩噁心嘔吐的症狀，使她得以進食、喝水。一開始，醫師用的藥是Reglan——這種藥物是用來治療全身麻醉引起的嘔吐。艾美腿上掛了一個注射器，二十四小時把藥打入體內。然而，這種藥不但沒什麼效用，反倒生出一些副作用，像是顫抖、牙關緊閉、軀幹僵硬、呼吸困難等。醫師又試第二種藥Compazine，她還是吐個不停，接著又試了止吐栓劑Phenergan。換了這種藥，她覺得昏昏欲睡，嘔吐的症狀依然嚴重。

上述三種藥物都是大腦多巴胺受體的阻斷劑。現在，止吐藥已有更新的產品，這是一種血清素受體的阻斷劑，是噁心嘔吐治療的一大突破。這種藥賣得最好的是Zofran。

這藥可不便宜，一天藥量要價一百二十五美元，但研究顯示，這種新藥成效不錯，的確使化療病人和接受手術病人的嘔吐症狀減輕不少，也還沒有造成胎兒畸形的報告。因此，醫師利用靜脈注射給艾美打了幾個禮拜的 Zofran 。但是，這種新藥用在艾美身上，一樣失靈。

醫師為艾美做了血液檢驗、超音波檢查，也會診其他各科，因為噁心可能是腸胃道阻塞、嚴重感染或中毒引起的。結果沒有什麼發現，艾美該是單純的孕吐。

艾美說：「我知道醫師已經盡了全力。」她也盡力了。她告訴自己，一定要撐下去。艾美不愧是個企管碩士，關於嘔吐已培養出一套管理辦法。她買了許多形狀像腎臟的塑膠嘔吐盆，經過一番盤算後放在家裡的各個地方，也買了一套有塑膠吸頭的抽吸器，唾液冒出來讓她作嘔的時候，就可以吸個一乾二淨。整個懷孕期間，她要不是彎下腰去對著盆子吐，就是閉著眼睛躺在床上。

同時，她的親友也組成一個啦啦隊，為她加油，也為她的劇吐症蒐集資料，不管是傳統療法或是另類療法，統統報上來。艾美試過草藥、推拿和加了檸檬的水。有一篇報導說，生薑對孕吐可能有效，她就去吃❽。她也試過止吐帶——這是一種有指壓作用的腕帶，可在上臂內側的「內關穴」（即手腕橫紋向上的三橫指正中線上的兩筋之間）施壓。（有人說這種指壓對孕吐有效，但研究人員還看不出這對化療或動暈症引起的噁心嘔吐有明顯的效果。）❾艾美覺得推拿還滿舒服的，不過她的嘔吐還是無法改善。

更讓人傷透腦筋的是，她的孕吐不像醫師說的，過了一段時間就好了。懷孕四個月後，她還是一樣吐到有氣無力。她實在是個特例。艾美憔悴得可怕，像生了重病一樣。她的體重已經掉了七、八公斤，於是到喬治華盛頓大學醫院住院，由高危險妊娠的醫師幫她診治。醫師利用點滴幫她補充營養，她的體重也終於上升了一點。在接下來的幾個月，她幾乎以醫院爲家了。

對醫師來說，像艾美這樣的病人實在令人挫折，看到她就想起自己的無能爲力。這種病人的存在像是對醫師和他們的專業打了一記巴掌。面對這種棘手的病人，醫師也有幾個應對之道。艾美在住院期間，眞是看多了：有的醫師不斷安慰她說，也許再過一、兩個禮拜，她就可以解脫了。有一個醫師問她，她想不想回紐約治療。這個問題讓她覺得醫師想把她趕走。還有一個醫師似乎認她的嘔吐是可以利用意志力克服的，要她再努力多吃一點。她看得出這些醫師的挫折感。後來，醫師甚至建議她去看精神科醫師。這個建議不無道理，焦慮和壓力的確也是噁心嘔吐的原因。只要能夠止吐，艾美什麼都願意做。不過，艾美說，她去看精神科醫師的時候，醫師一直問她，她是不是在生寶寶的氣，無法接受人妻、人母的角色。還有一種說法是，妊娠劇吐症是潛意識排斥懷孕造成的，儘管這個佛洛依德式的理論並不可取，令人驚訝的是現在仍有不少醫師相信。

艾美的情況愈來愈糟，醫師不但束手無策，而且百思不解。艾美的親友從報章雜誌上看到阿諾史瓦辛格的太太——NBC的新聞女主播史瑞華（Maria Shriver）——克服妊娠劇吐症的經驗，就對醫師施壓，要他們試試。這種療法是注射一種叫做droperidol藥物，這是一種手術病人用的鎮靜劑，以減輕術後噁心嘔吐的症狀。艾美用了這種藥物，不但沒好，反倒更嚴重，到每十分鐘就吐一次的地步，吐到食道出現小小的裂傷，甚至吐到吐血。

她的折磨眞是沒完沒了。有些妊娠劇吐症的病人實在受不了，於是選擇人工流產以脫離嘔吐的痛苦。對面病房有個孕婦就是如此。醫師也問艾美，要不要做人工流產。她完全予不考慮，一來因爲自己是個虔誠的天主教徒，二來每天護士都會推一部小小的超音波機到她的床邊。她聽得到，在她的子宮裡有兩顆小小的心臟撲通撲通地跳著。這就夠了，她決心奮戰到底。

止吐劑沒有萬靈丹，沒有一種止吐劑是對什麼樣的噁心嘔吐都有效的。像是含有東莨菪鹼的皮膚貼片，就有抑制前庭腦幹反應及嘔吐中樞的效果，對暈車船等動暈症和術後嘔吐有效，但對孕婦或化療病人的嘔吐無效。又如，Phenergan這樣的多巴胺拮抗劑對孕吐和暈車船有效，但對化療病人失靈。至於像Zofran這種先進的新藥，號稱對抗嘔吐有盤尼西林對抗細菌那樣的神效，但也不是每一個嘔吐病人吃了都有效。根據研究報告，Zofran對化療或麻醉引起的嘔吐非常有效，但對暈車船或妊娠劇吐症則沒有什麼效果[10]。（抽大麻似乎對化療病人有點止吐的效果，但不宜用於對抗孕吐，因爲大麻就像香菸，會危害到胎兒[11]。）

由於嘔吐不是單單一種刺激引發的，可能會引發嘔吐的刺激有很多種，這也就是止吐藥物難以面面俱到的原因。會引發噁心嘔吐的刺激應有盡有，像是突如其來的搖晃、難聞的氣味、藥物以及懷孕時荷爾蒙濃度的變化等。正如科學家的解釋，大腦有個管理嘔吐的機制（或稱嘔吐「模組」），可以接受所有輸入的訊號，並做出反應。這些訊號的來源如鼻子、腸胃道和大腦的化學接受器觸發區、偵測胃部飽脹和懸雍垂（懸掛在軟顎後方的組織，又稱「小舌頭」）搔癢的接受器、內耳的運動感測器，還有更高的大腦中樞（管理記憶、情緒和認知的中樞）等。然而，目前研發出來的止吐劑，只能干涉某些訊號的傳導路徑，對其他的則無能爲力。因此，止吐劑不是對每一種嘔吐都有效。

此外，我們常常認爲噁心和嘔吐是同一種現象的一部分，其實不然。噁心和嘔吐大不相同，在大腦中是由不同的模式控制的，因此，對治療噁心有效的止吐劑，也許不能止住嘔吐，反之亦然。從另一方面來看，嘔吐也不一定會有噁心的感覺。我記得有個六年級的小學生就有隨意嘔吐的本領。他用不著挖喉嚨就可以吐了，而且一點不舒服的感覺都沒有。這種「特異功能」叫做反芻症，可以在食物下肚後不久吐出來，而且不會有任何噁心的感覺。（有一篇報告提到，他們可以視當時的場合，看要不要把食物再呑回去，或是從嘴裡吐出來⓬。）相反地，即使頭暈噁心到了極點，也不一定眞的會吐出來。所以，能夠止住嘔吐的藥，不一定能消除噁心的感覺，然而還有很多醫師和護士不知道這一點。例如，醫護人員對Zofran評價很高，但病人就不一定覺得Zofran這麼神奇。羅徹斯特大學醫學院的莫洛（Gary Morrow）對噁心這個課題有深入研究。他帶領一個研究團隊對Zofran進行研究⓭。他們發現Zofran這類藥物的風行確實使化療病人嘔吐的情況大爲改善，但病人的難受、噁心仍在。事實上，今天的病人比起在Zofran問世之前，對噁心的耐受時間要來得久。

科學家研究化療病人噁心嘔吐的現象之後，有驚人的發現。化療病人向來是科學家研究噁心嘔吐的主要對象。研究人員發現化療病人經歷到的噁心嘔吐有三種形式。第一種是急性噁心嘔吐，在使用某種化學治療的藥劑後幾分鐘到幾個小時內出現，但不舒服的感覺會慢慢消退——這種反應正像吃了有毒物質。很多化療病人過了一兩天，又會噁心嘔吐，這就是延遲性的嘔吐。接受化療的病人中，有四分之一甚至在藥物注射之前，就會出現預期性的噁心嘔吐。莫洛把這幾種形式的噁心嘔吐和特點記錄下來⓮。一開始的急性嘔吐愈厲害的，就愈容易出現預期性嘔吐。化療做過愈多次，愈容易引發預期性嘔吐：病人看到護士拿藥過來就開始嘔吐，後來更是看到任何護士的身影就會吐，把車開進醫院停車場準備接受化療的時候也會作嘔。莫洛說，有一個病人甚至在高速公路上看到往醫院的指標就會嘔吐。

當然，這些反應類似《發條桔子》中描述的心理制約的結果。這種制約或許在其他嘔吐情況中的延遲嘔吐（包括孕吐）屬關鍵性的因素。延遲性或預期性的嘔吐一旦形成，即使是專門對付嘔吐的新藥也無用武之地。根據莫若等人所做的研究，只有像催眠或深度放鬆的技巧等行爲療法得以大幅改善嘔吐的情況。然而，這種行爲療法也不是對每一個病人都有效，只有一些病人能夠受益。

總而言之，到現在爲止，醫學對抗噁心嘔吐的武器仍很原始。但不少人仍爲噁心嘔吐所苦，如果能消除噁心嘔吐，花再多錢都沒關係，藥廠於是投入數百萬美元，希望能研發出更強效的新藥。以默克藥廠（Merck）爲例，他們已發展出一種頗有潛力的新產品，目前叫做MK-869。這類新藥叫做「P物質拮抗劑」[15]。默克宣稱此藥在臨床上用於憂鬱症的患者效果似乎不錯，因此大受矚目。其實，《新英格蘭醫學期刊》也有一篇報告論及MK-869對化療病人的噁心嘔吐藥效頗佳，這篇就比較少人注意到了[16]。

這個研究結果非比尋常，原因有二：一、這種藥物可**同時**改善急性嘔吐和延遲性嘔吐；二、MK-869不但可對付嘔吐，還能改善噁心的情況。在接受化療之後的五天內，原本只有二五%的病人完全沒有噁心的感覺，使用MK-869之後，這樣的病人多達四九

%。

然而，所有的藥物都有限制，似乎對很多病人仍然沒有療效。即使是MK-869這樣的止吐新藥，只有半數左右的化療病人用了有效。（至於MK-869可否用來緩和孕吐的症狀，由於醫學倫理和法律限制，藥廠通常會避免讓孕婦參加新藥的人體試驗，這個問題恐怕難以在一段期間內找到答案。）目前就噁心而言，還沒有像嗎啡對付疼痛那樣的特效藥，因此一直會是個難以控制的問題。然而，臨床醫療出現一種新的專門學科，即緩和醫療（又名安寧療護），卻有亮眼的表現。這是個很棒的計畫，企圖以科學方式來研究病人的苦痛。令人驚喜的是，他們做到別人做不到的，竟然找到了些解決之道[17]。

從事緩和醫療的專業醫療人員照顧的是生命到了末期的病人，希望能夠增進這些病人的生活品質，而非只是延長他們的生命。或許有人認爲我們不需要這個專業，但證據顯示，從事緩和醫療的醫師、護士或社工貢獻不小。病患的生命到了末期常會爲疼痛所苦，很多會噁心，有些因爲肺部功能很差，儘管可吸入足夠的氧氣，得以存活，但經常會有呼吸急促的感覺，像是快淹死的人一樣。有的病人得的是不治之症，緩和醫療的專業人員給這些病人很大的幫助。關鍵在於，他們認眞看待這些病人的苦痛，把這苦痛當成必須解決的問題——這點，和一般醫療人員不同。一般的醫師或護士只是把病人的苦痛看成症狀，當作是疾病的線索，目標還是在疾病本身的治療。因此，看看身體出了什麼毛病：如果闌尾發炎，就開刀切除；如果骨折就復位、固定；肺炎的話，就用抗生素治療——我們認爲這正是爲病人解除痛苦。（如果我不是這麼想的，就不會當上外科醫師。）但病人的痛苦，不一定是開刀、吃藥等處置就可以解決的，噁心就是一個明顯的例子。通常噁心並不是一種病理現象，而是一種正常反應，像是搭乘車船或懷孕，即使是像化療、使用抗生素或接受全身麻醉這種有益的治療也會引起噁心、嘔吐的反應。此時，病人雖然沒病，還是難受得不得了。

想想看所謂生命徵象的意義吧。病人在住院期間，每四個小時左右，護理人員就會到床邊來記錄病人的生命徵象，以評估病情。全世界的醫療院所都這麼做。一般而言，生命徵象記錄的四大要點是體溫、血壓、脈搏和呼吸速率。的確，我們可以從這些臨床檢查數據得知病人的身體有無好轉，至於病人是否難受，就不一定看得出來了。緩和醫療希望能夠改變這點，提出「痛苦」（病人不舒服的程度）做爲第五個生命徵象。緩和醫療引發的風波迫使醫師正視痛苦的問題，讓醫師了解自己在緩解病人痛苦上做得還不夠。此外，由於緩和醫療的興起，也出現了更好的治療策略。例如，病人在嚴重噁心或疼痛不已的情況下，通常會抗拒治療。緩和醫療的專家發現，最好在症狀輕微的時候甚至在症狀出現之前，就給予治療。因此，在搭車船以前或化療之前可先使用止吐劑以防患未然。（臨床腫瘤醫學會已在學會的臨床方針中爲這種預防療法背書，認爲這種療法對化療病人有益。）回到那個醫師動不動就開藥給孕婦止吐的一九六〇、七〇年代，那時至少有三分之一的孕婦使用止吐劑，妊娠劇吐症也比較罕見。但自從 Bendectin 這種暢銷止吐藥物造成畸胎事件、引起眾多訴訟以來，除非萬不得已，醫師不再開藥爲懷孕婦女止吐（儘管很多研究證明，Bendectin 不會對胎兒造成傷害）[18]。目前，產科的標準作法是，如果孕婦因爲嘔吐出現嚴重脫水、不能進食，才會開止吐處方，就像艾美的情況。因此，因爲妊娠劇吐症而住院的病人也就倍增。

或許，緩和醫療最了不起的論點就是指出症狀和痛苦的分別。如凱賽爾醫師（Eric J. Cassell）在《痛苦的本質與醫學的目標》（*The Nature of Suffering and the Goals of Medicine*）一書指出的，對某些病人來說，只要了解他們，知道他們痛苦的來源，以不同的角度來看痛苦，或者只是接受有時人類無法馴服自然的事實，這麼一來，痛苦就能控制住了[19]。儘管藥物失靈，醫師還是能幫助病人。

艾美說，爲她治療的醫師群中，有少數幾個承認她這種噁心嘔吐不知如何解釋，也不知道該怎麼辦。他們說，從來沒看過孕吐像她這麼嚴重的病例。艾美感受得到他們的同情。這幾個醫師正是她最欣賞的。她承認，這種坦白讓她覺得矛盾。有時，她會不安，心想自己是不是該換個比較高明的醫師，也許他們有所疏失也說不定。她實在試過所有的療法，醫師也都盡力了，那噁心的感覺就是不肯放過她。這似乎真的是沒有人可以理解的。

頭幾個月最可怕，她眞是不曉得怎麼過來的。慢慢地，她覺得自己開始有所轉變，毅力變強了，有時甚至覺得不會那麼糟了。她每天禱告，相信肚子裡的兩個寶寶是上帝賜給她的禮物。爲了這寶貴的禮物，所有的難受和折磨只是她必須付出的代價。她不再繼續尋找止吐的靈藥。懷孕二十六週之後，她不再要求醫師讓她試試實驗療法。她的噁心嘔吐依舊，但她相信自己終會獲得最後勝利。

最後，她終於看到了一點希望的曙光：到了第三十週，她發現有四種食物她可以吃得下一點點，也就是牛排、蘆筍、鮪魚和薄荷冰淇淋。爲什麼是這四種？她也說不上來。同時，她也能喝下一種富含蛋白質的飲品。還是會覺得噁心，但沒那麼嚴重了。到了第三十三週，比預產期早四個禮拜，艾美陣痛了。她的先生從拉瓜底亞機場搭機前來，及時趕到產房。醫師說，她的雙胞胎恐怕很小，只有一千三百公克左右。九月十二日，晚上十點五十二分，琳達先出來，體重是二千一百五十六公克。過了五分鐘，傑克也出來了，甚至重達二千二百七十公克。兩個寶寶都很健康。

剛生完，艾美又吐了一次。她回憶那時的情景說道：「那是最後一次了。」翌日早晨，她喝了一大杯柳橙汁。那天晚上，她啃下一個大漢堡，還有藍紋乳酪和薯條。她說：「噢，眞好吃。」

【注解】

❶ 原注：有關嘔吐生理學，可參見一篇精采的摘要報告，見Sleisinger, M.,編著的《*Handbook of Nausea and Vomiting*》第一章。（New York: Parthenon Publishing Group, 1993）。

❷ 原注：見Watcha, M. F., and White, P. F.,〈Postoperative nausea and vomiting: its etiology, treatment, and prevention〉，《*Anesthesiology*》77（1992）, pp. 162-84。

❸ 原注：參看Griffin, A. M., et al.,〈On the receiving end: patient perceptions of the side effects of cancer chemotherapy〉，《*Annals of Oncology*》7（1996）, pp. 189-85。

❹ 原注：參看Jewell, D., and Young, G.,〈Treatment for nausea and vomiting in early pregnancy〉，《*Cochrane Database of Systematic Review*》4 March 2000。

❺ 原注：見Profet, M.,的〈Pregnancy sickness as adaptation: a deterrent to maternal ingestion of teratogens〉in Barkow, J. H., Cosmides, L., and Tooby, J.,《*The Adapted Mind*》（Oxford: Oxford University Press, 1992）。

❻ 原注：論motion sickness的經典之作是Reason, J. T.,與Brand, J. J.,合著的《*Motion Sickness*》（New York: Academic Press, 1975）。

❼ 原注：這方面的研究，比較短但實用的一篇文章見Oman, C. M.,發表的〈Motion sickness: a synthesis and evaluation of the sensory conflict theory〉，《*Canadian Journal of Physiology and Pharmacology*》68（1990），pp. 294-303。

❽ 原注：請參看Fischer-Rasmussen, W.等發表的研究報告〈Ginger treatment of hyperemesis gravidarum〉，《*European Journal of Obstetrics, Gynecology, and Reproductive Biology*》42（1991），pp. 163-64；O'Brien, B., Relyea, J., and Taerum, T.,〈Efficacy of P6 acupressure in the treatment of nausea and vomiting during pregnancy〉，《*American Journal of Obstetrics and Gynecology*》174（1996），pp. 708-15。

❾ 原注：有關妊娠劇吐症的治療，Nelson-Piercy, C.發表的研究報告中有寶貴的參考資料，見〈Treatment of nausea and vomiting in pregnancy: When should it be treated and what can be safely taken?〉，《*Drug Safety*》19（1998），pp. 155-64。

❿ 也有研究顯示，在二十餘種止吐劑中，Zofran對妊娠劇吐症的治療是最有效的，見Frederic Paik Schoenberg〈Summary of Data on Hyperemesis Gravidarum〉，《*The Birthkit*》Spring, 2000, p. 4, 8。

⓫ 原注：有關大麻在醫療上的用途，可參見下面這篇客觀的摘要：Voth, E. A., Schwartz, R.,〈Medicinal applications of Delta-9-tetrahydrocannabinol and marijuana〉，

《*Annals of Internal Medicine*》126（1997），pp. 791-98。

⓬ 原注：見 Malcolm, A., 等發表的研究報告〈Rumination syndrome〉，《*Mayo Clinic Proceedings*》72（1997），pp. 646-52。

⓭ 原注：關於 Zofran 和嘔吐的研究，見 Gary Morrow 研究團隊中 Roscoe, J. A.,等人提出的報告〈Nausea and vomiting remain a significant clinical problem: trends over time in controlling chemotherapy-induced nausea and vomiting in 1,413 patients treated in community clinical practices〉，《*Journal of Pain and Symptom Management*》20（2000），pp. 113-21。

⓮ 原注：有關嘔吐心理學，Morrow 有篇回顧報告寫得極好〈Psychological aspects of nausea and vomiting: anticipation of chemotherapy〉，見 Lee M, Feldman M.,的《*Nausea and vomiting in Gastrointestinal Disease*》Fifth Ed Sleisinger, Fordtran Eds, WB Saunders Company（1993）。

⓯ P 物質：由神經細胞釋放的物質，能把疼痛相關的脈衝傳至中樞神經。

⓰ 原注：有關 P 物質拮抗劑治療嘔吐的效果，見 Navari, R. M.等發表的重要報告〈Reduction of cisplatin-induced emesis by a selective neurokinin-1-receptor anagonist〉，《*New England Journal of Medicine*》340（1999），pp. 190-95。

⑰ 原注：關於緩和醫療的貢獻，請參看 Hearn, J. 與 Higginson, I. J.發表的論文〈Do specialist palliative care teams improve outcomes for cancer patients?: a systematic literature review〉，《*Palliative Medicine*》12（1998）, pp. 317-32。

⑱ 原注：有關 Bendectin 這種藥物的研究，見 Koren, G., Pastuszak, A., Ito, S.,等發表的〈Drug therapy: drugs in pregnancy〉，《*New England Journal of Medicine*》338（1998）, pp. 1128-37。譯按，Bendectin曾經是治療孕吐的暢銷藥品，自從一九五六年開始銷售以來，全球已有三千三百萬名婦女服用過此藥。當時在服藥後，一些婦女產下的嬰兒手指或四肢骨骼缺失，因此提起訴訟。研究顯示，上述生育缺陷不一定是Bendectin引起的，上訴法院的判決因而有利於藥廠，但是生產該藥的 Merrill Dow藥廠最終因訴訟費用太高而在一九八三年停止生產此藥。美國FDA已在一九九九年宣布 Benectin沒有安全問題，並指出加拿大 Duchesnay公司的 Diclectin（含有維他命和抗組織胺多西拉敏的孕吐治療藥）從一九七五年就開始上市，加拿大已有三千三百萬名懷孕婦女服用過，安全無虞。這家藥廠並準備生產與 Bendectin具有相同化學結構的藥物。事實上含有 Bendectin的成分（多西拉敏）的止吐劑已在美國藥房販售。

⑲ 見 Cassell, E. G.,《*The Nature of Suffering and the Goals of Medicine*》（New York: Oxford

University Press, 1991）。

【英文藥名、商品名對照表】

❶ Bendectin/doxylamine：止吐劑／抗組織胺劑；舒寧內服液／杜西拉明（瑞士藥廠）

❷ Compazine/ Prochlorperazine：止吐劑；普洛陪拉辛糖衣錠（榮民製藥）、蘋果酸普魯氯酸拉喀（東信）

❸ Phenergan/Promethazine：止吐、鎮靜劑；普魯滅消靜（東信）

❹ Reglan/Metoclopramide：止吐劑；別吐注射液（利達製藥）、普寧胃朗糖衣錠（Priperim，杏輝）

❺ scopolamine：防暈貼片；暈得寧防暈貼片劑 1.5 公絲（華健）

❻ Zofran：止吐劑；卓弗蘭注射劑（臺灣葛蘭素威康）

第九章

紅潮

只消剪掉幾條神經纖維，她就脫胎換骨了。
身體一個小得不能再小的改變，
居然能使人改頭換面，
宛如新生，真是不可思議。

一九九七年一月，克莉絲汀．杜露蕊（Christine Drury）登上主播台，在印地安納波利斯地區第十三頻道——一家跟NBC電視台有合作關係的地方電視台——播報午夜新聞。在電視新聞和談話節目的圈子，不少人是這麼起步的。大衛．賴特曼（David Letterman）剛踏入電視圈的時候，就是在這個地方電視台播報週末氣象。杜露蕊工作的時間是從晚上九點到凌晨五點，大半時間在整理新聞稿，午夜十二點到了的時候，先播報一段三十秒的新聞提要，之後還有一段兩分半鐘的提要。如果運氣好，在午夜時分，不管在國內外，剛好有突發的大新聞，上鏡頭的時間就可以長一點，可能繼續留在主播台上播報即時新聞，或是跑到現場利用SNG做現場報導。如果眞是幸運，來了個像是美國聯邦鐵路公司的火車在綠堡（Greencastle）出軌的事故，她就可以待到晨間新聞的時段。

杜露蕊登上主播台的那年是二十六歲。小時後，當她還住在印第安那科科摩（Kokomo）時，就夢想自己有上電視的一天，最好能當新聞主播。新聞主播的自信與風範，每每讓她豔羨不已。在中學就讀的時候，有一天她去一家大型購物中心買東西，驚見十三頻道的當家女主播胡德（Kim Hood）。杜露蕊說：「我希望有一天能跟她一樣。」那天驚鴻一瞥，看見女主播本人那一刻，覺得目標似乎不是那麼遙不可及了。後來，她進了普渡大學（Purdue University），主修電視傳播，有一年暑假，還在十三頻道實習。畢業一年半後，她進了這家電視台從基層做起，職務是助理製作。她幫忙放讀稿機，調整攝影機的角度，人家叫她做什麼，她都乖乖照做。進十三頻道兩年後，她已經可以撰寫新聞稿，最後甚至當上午夜新聞的主播。老闆覺得她很有大將之風，未來不可限量。她能寫出很棒的新聞稿，能夠面對鏡頭侃侃而談，更重要的是，人長得漂亮。她很上相，甜美得就像影星梅格・萊恩，明眸皓齒，金髮碧眼，笑起來很親切。

然而，登上主播台後，她發現自己總是忍不住會臉紅。連芝麻蒜皮的小事都能讓她雙頰緋紅，像是面對鏡頭播報新聞的時候，突然吃了螺絲，或是發覺自己講話速度太快，在那一剎那，她已滿面通紅。她覺得有一股電熱從胸口冒上來，竄升到她的脖子、耳朵、頭皮。用生理學的詞彙來說，這只是血流的轉向。臉和脖子在靠近皮膚表面之處有無數的靜脈分布，因此可以運送比較多的血液。在某些神經訊號的刺激下，其他周邊血管收縮，臉部和脖子的靜脈卻會擴張。因此，臉部潮紅，手可能會變得蒼白、溼冷。對杜露蕊來說，臉紅會讓她分心，這點比生理反應更讓她困擾。她的兩頰一紅，腦袋就一片空白，唸起稿來也就會吃螺絲。她有一種衝動想用雙手摀住自己的臉，從攝影機前逃走，找個地方躲起來。

杜露蕊說，就自己記憶所及，從小皮膚白皙的她，就很容易臉紅。上課的時候，老師一叫到她的名字，她幾乎立刻羞紅了臉。在學校餐廳想找個位子坐下來的時候，也會臉紅。長大成人之後，她去超市購物，收銀員去查看她買的玉米片標價多少，如果後面還有一大堆人等著結帳，她也會不好意思，頓時面紅耳赤。開車的時候，有人對她按喇叭，她也會滿臉通紅。這麼容易臉紅的人居然會選擇在鏡頭前工作，做一名公眾人物，似乎有點不可思議。

但杜露蕊一直在努力克服自己的害羞和臉紅。高中時，她是啦啦隊長、網球校隊，還當選學校舞會之花。上了普渡，她也參加校際網球賽，和朋友一齊參加划船比賽，畢業時更獲得優秀大學生榮譽學會會員殊榮。她做過餐廳的服務生，也曾在美國零售業巨人威名百貨（Wal-Mart）擔任助理經理，在威名工作的時候，每天早晨還會帶領所有的同仁呼喊口號。她合群、大方，因此身邊總是少不了朋友。

然而，坐在攝影機前面的她，還是難以克服臉紅的問題。看她早期播報新聞的節目帶，像是超速罰鍰提高、飯店食物中毒事件或是智商高達三二五、十二歲就拿到大學文憑的天才兒童，鏡頭上的她，的確兩頰很紅。後來，她就穿高領的套頭衫以遮住脖子，臉上塗上厚厚的一層遮瑕霜，再加上一層粉底。結果，雖然她臉上的紅暈看不出來，但這樣的濃妝讓她的臉看來格外暗沈。

而且，觀眾還是看得出似乎哪裡怪怪的。她一旦臉紅，就會變得僵硬、不自然、眼神呆滯、動作像是機械，說話速度快了，而且音調變高。電視台的一名製作人說：「燈光一照，她活像被人撞見的一頭鹿。」

杜露蕊不再喝所有含咖啡因的飲料，練習呼吸控制技巧，認眞研讀表演工作者看的如何克服怯場等書，假裝攝影機是她養的小狗、她的朋友或媽媽。她還曾試過在播報新聞的時候，頭部以某個角度固定不動。然而，她的臉依舊緋紅。

午夜新聞看的人少，加上曝光率低，很多希望成爲名主播的人只是把這個工作當作跳板，磨個一年，播報技巧進步後，就尋覓更好的時段更上層樓。但杜露蕊一直升遷無望。製作人說：「她差得遠呢，還不能調到白天時段。」一九九八年十月，在午夜新聞幾乎待了兩年後，她在日記上寫著：「我一直有不斷下沈的感覺。一整天以淚洗臉。我就要去上班了，還是涕淚縱橫，面紙都不夠我用了。上帝明明知道我無法勝任這個工作，爲什麼偏偏要讓我做。我一定得想個辦法。在放棄之前，我得什麼法子都試過才行。」

臉紅這種特別的現象究竟爲何？是皮膚反應？還是代表某種情感？是一種血管表現？科學家還不知如何形容最爲確切。臉紅不但是一種生理現象，也跟心理有關。從一方面來看，臉紅是非自願的、無法控制的外在表現，就像長疹子。從另一方面來看，臉紅也和思考與情感等高階大腦功能有關。馬克．吐溫（Mark Twain, 1835-1910）曾言：「人是唯一會臉紅的動物。也可以說，只有人類有這個需要。」

注意到這個現象的人，往往認爲臉紅只是內心羞愧的外在表現。佛洛依德學派就認爲臉紅取代了勃起反應，是性欲受到壓抑的結果❶。但達爾文（Darwin, 1809-1882）在一八七二年的一篇文章中提出反駁，他認爲會讓人臉紅的不是羞恥本身，而是想到即將裸露身體或受到羞辱的反應❷。「如果有人指出我們說錯了話，雖然不是什麼大錯，我們會覺得羞愧萬分，但不會臉紅。可是，如果我們懷疑有人知道我們說錯了話，就會立刻臉紅，特別是知道我們說錯話的人是我們討厭的人。」

如果我們在意的是羞愧，爲什麼聽到別人讚美我們的時候，雙頰也會出現紅暈？爲什麼別人爲我們唱生日快樂歌的時候，我們也會臉紅？有人盯著我們看的時候，我們的臉爲何也會紅通通的？美國紐澤西醫學暨齒科大學（University of Medicine and Dentistry of New Jersey）的精神醫學教授路易斯（Michael Lewis）經常在課堂上舉例說明臉紅的反應❸。他說，他的手指頭將隨便指向一位同學。這個動作沒有任何意義，也不代表他對這位同學有任何意見。然後，他閉上眼睛，伸出手指。每一個人都目不轉睛看他最後指向誰。結果，被指的那個人總是滿臉通紅。幾年前，兩位社會心理學家鄧普頓（Janice Templeton）和李瑞（Mark Leary）做過一項奇特的實驗。他們把臉部溫度感測器裝在受試者臉上，然後面對一面單面透視鏡。之後，把鏡子移開，原來另一邊坐著滿滿的觀眾，都在看他們。實驗進行時，有一半時間觀眾戴墨鏡，另一半時間則沒戴。很奇怪，只有在受試者看得到觀眾的眼睛的時候，才會臉紅❹。

關於臉紅，更令人不解的是，何以產生間接反應？臉紅主要是羞愧，但可能引發極度的難爲情、困惑和分神。（達爾文曾努力對這點提出解釋，他猜想可能是因爲大腦中的血液流向顏面的關係。）

爲什麼人類會有臉紅這種反射？這實在是個謎。一個理論是說，臉紅是羞赧的表徵，正如微笑是快樂的展現。因此，這種反應才會只出現在身體可見的地方，如臉部、脖子、胸部上半。如此，爲什麼黑人也會臉紅？研究顯示，不管膚色爲何，幾乎每一個人都會臉紅。只是有些人臉紅讓人看不出來。其實，不一定要臉紅才會看出一個人難爲情。根據研究結果，在你面紅耳赤**之前**，旁人可能已看出你的尷尬。顯然，臉紅需要十五秒到二十秒才會到達高峰，而大多數的人在不到五秒就可察覺一個人是不是難爲情。他們是在一個人眼神轉移的剎那看出端倪的：先是往下看，然後往左看。或者，半秒到一秒之間，那人會露出羞怯、不安的一笑。可見，臉紅的目的不完全是爲了表達。

然而，有愈來愈多的科學家相信另一個看法：十分難爲情或許不是臉紅附帶的感覺而已，可能就是臉紅的原因。這種概念聽來荒謬，其實不然。難爲情的感覺令人討厭，眞是難爲情的時候，我們會儘可能隱藏這種感覺。但難爲情還是有其重要性，這種感覺不像悲傷、憤怒或愛情，基本上難爲情和道德有關。我們對別人有何想法很敏感。難爲情是一種痛苦的警示，讓一個人知道自己太過分了，有逾矩之過。自己的難爲情看在別人眼裡就像是一種歉意的表達。難爲情讓我們在這世上站得住腳。如果臉紅會提高這種敏感度，那臉紅對人類來說終究是有好處的。

問題是，臉紅要如何止住？如何才能恢復神色？難爲情會讓人臉紅，而臉紅又會讓人更覺得難爲情——這樣的循環要如何才能停下來？沒有人知道。不過，有一些人的臉紅顯然是有問題的，是身體機制出了毛病的結果。有人經常會不由自主地臉紅，而且紅得發燙。令人驚訝的是，這種人還眞不少。他們形容這樣的臉紅——誇張、突如其來，而且令人羞愧萬分。有一個很容易臉紅的人告訴我，他即使一個人在家裡看電視，看見電視上的人臉紅了，他的臉也會紅。他本來是個企管顧問，就是因爲臉紅被解雇。老闆認爲他的臉紅似乎不夠專業，表示他面對客戶會「不自在」。我還知道有一個研究神經的科學家，就是因爲容易臉紅，不得不離開臨床醫學，轉而從事孤獨的研究工作。儘管如此，他還是無法擺脫臉紅的糾纏。他對大腦的遺傳疾病有深入的研究，由於成果斐然，各方邀約不斷，有人要他演講，也有人要他上電視，臉紅的問題讓他裹足不前，於是他儘可能婉拒。有一次爲了逃避CNN記者的採訪，他不得不躲在辦公室廁所。還有一次，他受邀發表研究報告，觀眾是五十名頂尖的科學家，個個大有來頭，其中有五位還是諾貝爾獎得主。碰到這種場合，通常只要關燈，放幻燈片，問題就解決了。但這次報告一開始就有人對他提出問題，這位腦神經學家臉紅得不得了。他支支吾吾了一會兒，退到講台後面，偷偷摸摸地觸動呼叫器的開關。他低頭看了一下呼叫器，向眾人道歉說，對不起，臨時有緊急事件，他不得不先行告退。之後，他在家裡躲了一整天。這個人是研究大腦和神經系統的行家，他卻不知道自己爲什麼這麼容易臉紅。

這種臉紅的症候沒有正式的名稱，有人稱爲「嚴重臉紅」，也有人叫做「病理性的臉紅」。沒有人知道世上到底有多少人是這種臉紅的患者。粗估，一般人口中有一％到七％的人有這種臉紅的問題。他們不像大多數的人，過了青春期之後，漸漸可以擺脫容易臉紅的困擾。長期爲臉紅所苦的人，年紀愈大，就愈嚴重。一開始，他們認爲問題是在臉紅的程度，也就是他們臉上的紅暈格外明顯，事實證明不然。科學家在一項研究中以感測器偵測受試者臉部膚色和溫度。他們請受試者站在觀眾前高歌一曲，像是唱美國國歌「星條旗永不落」（The Star-Spangled Banner）或是跟著音樂跳舞。長期爲臉紅所苦的患者和一般人相比，臉紅的程度差不多，但他們的確比較容易臉紅。杜露蕊形容臉紅的惡性循環給我聽：一個人擔心自己會臉紅而臉紅，而臉紅的難爲情教人更加臉紅。臉紅和難爲情到底哪一個先？她不知道。她只希望她的臉不要再紅了。

一九九八年秋天，杜露蕊去看一位內科醫師。醫師告訴她：「總有一天，妳可以擺脫這個困擾。」杜露蕊追問，這是什麼意思，她的臉紅眞有解決的一天嗎？醫師最後同意讓她試試用藥物治療。臉紅有什麼特效藥嗎？關於病理性臉紅，醫學教科書並沒有什麼解釋。有些醫師認爲臉紅的問題是焦慮引起的，於是會開抗焦慮劑給病人，像Valium。也有醫師開乙型拮抗劑，這是一種交感神經抑制劑，可以抑制身體的壓力反應。也有人開Prozac等抗憂鬱劑。目前，已展現一些成效的療法不是藥物，而是一種做叫「欲擒故縱」（paradoxical intention）的行爲療法來對付臉紅，也就是鼓勵病人儘量臉紅，而不是叫自己不要臉紅。等到對臉紅處之泰然之後，臉紅的症狀就會減輕。杜露蕊一開始試了乙型拮抗劑，後來又吃了抗憂鬱劑，最後也尋求心理治療，但情況一直沒有改善。

一九九八年十二月，她終於對自己的臉紅忍無可忍，鏡頭上的她滿臉通紅，眞是讓她覺得羞死了。她的主播夢眼看著就要破滅了。她在日記上寫著，她已準備辭職。有一天，她在網路搜尋有關臉紅的資料，看到一篇文章，文中提到瑞典有一家醫院利用外科手術幫患者解決臉紅的問題。這種手術是將胸部的某些神經切斷，這麼一來臉紅的神經訊號就不會從脊髓傳到腦部。杜露蕊對我說：「我從這篇文章得知有些人眞是跟我同病相憐。我們有著一模一樣的問題，而他們已經解脫了。我覺得不可置信。我讀著，讀著，淚水直流。」第二天，她告訴她父親，她決定接受這種手術。這個做父親的很少對女兒的選擇提出質疑，這次他實在覺得這麼做不妥。他回想那一刻，說道：「我眞的很震驚。她媽媽得知之後，比我更震驚。她媽媽絕不同意女兒去瑞典動手術。」

杜露蕊同意三思，等到充分了解這項手術之後，再做最後決定。有關這項手術的報告，醫學期刊上沒有幾篇。她跟醫師討論，也向接受過這項手術的病人請教。過了幾個禮拜，她的信心更堅定了。她告訴父母，她就要去瑞典了。眼看著女兒即將成行，做父親的於是決定陪她去。

這種手術叫做經胸腔內視鏡交感神經切斷術（endoscopic thoracic sympathectomy），簡稱ＥＴＳ，目的是切斷交感神經系統中的一些神經纖維。這些神經纖維屬於自主神經系統，調節一些我們無法用意識去控制的生理現象，如呼吸、心跳、消化、出汗等基本生命功能，也包括臉紅。在胸腔後面、脊髓兩旁有兩條平滑、白色的交感神經幹，這是交感神經將訊號送到各個器官的幹道。二十世紀初，醫師就已嘗試用交感神經切斷術來治療各種疾病，如癲癇、青光眼和某些眼疾。當時，實驗性質還很濃厚，對病人可說弊多於利。但醫師還是發現交感神經切斷術對兩種病症大有幫助：對一些患有嚴重的心臟病又無法接受手術的病人，這種手術可以為病人解除胸痛的症狀；另外，多汗症的患者，如手掌多汗或頭臉容易出汗的病人也可利用這種手術來止汗。

過去，要做交感神經切斷術必須剖開胸腔，因此很少人做。近年來，有些醫師，特別是在歐洲，利用內視鏡來做這種手術，就不必開膛剖胸，手術切口很小。瑞典哥德堡（Goteborg）有一個由三位醫師組成的醫療團隊注意到一點，不少多汗症的病人術後不但解決了出汗的問題，也不再臉紅。一九九二年，這個團隊為少數幾個長期因臉紅困擾不堪的病人施行手術。他們對媒體發表成果之後，發現因臉紅問題上門求診的病人絡繹不絕。自從一九九八年來，已有三千多個病人在瑞典接受這種手術以解決病理性臉紅的問題。

現今，全世界都有醫師為病人做這樣的手術，但哥德堡的醫師是少數發表結果的：他們的病人中有九四%臉紅的症狀得到大幅改善，不少病人完全擺脫臉紅的困擾❺。有一份調查是針對術後八個月左右的病人，有二%因為手術的併發症後悔接受了這項手術，不滿意手術結果的有一五％。那些併發症雖然不會危及生命，但也不能說是無關緊要。最嚴重的併發症是霍納氏症候群，約有一％的病人術後不幸有這種交感神經麻痺的後遺症，如瞳孔縮小、眼瞼下垂、眼球凹陷等。有些病人乳頭以上的身體部位完全不會出汗，這就比較輕微了。大多數的病人都有下半身容易出汗等代償性出汗的問題。（根據一項長期的調查研究，以內視鏡交感神經切斷術治療手汗症十年後，病人的滿意度下降到六七％，最主要的抱怨就是代償性出汗。）約有三分之一的病人會出現味覺出汗（gustatory sweating）的奇特反應，也就是某些東西的味道或氣味會引發異常出汗。此外，由於通常心臟的交感神經束切斷了，病人心跳速率因此減少一〇％左右。也有病人抱怨術後身體的性能變差。不管怎麼說，醫師表示，這項手術該是最後的手段，其他療法如藥物治療等都失敗，再來考慮手術不遲。但是病人打電話到哥德堡求助的時候，往往迫不及待。做過這項手術的一個病人告訴我：「即使醫師表示，手術的死亡率可能是五〇％，我還是願意接受這種手術。」

一九九九年一月十四日，杜露蕊和她的父親來到哥德堡。這個城市位在瑞典西南的海岸線上，也是一個有著四百年歷史的海港。杜露蕊記得那天很冷、白雪飄飄，真是美極了。卡蘭德斯卡醫學中心（Carlanderska Medical Center）看來小小的，而且很老舊。醫院外牆爬滿了長春藤，大門是拱形雙層木門。裡面幽暗、寂靜。這個地方讓杜露蕊想到地牢。這時，她才開始有點擔憂，問自己何以大老遠地飛了一萬四千多公里來到這個陌生的地方，到底要在這裡做什麼。然而，她還是完成了報到手續。護士來幫她抽血做常規檢驗，確定她的病歷資料沒有問題並收費——手術費用是六千美元。她用信用卡付了這筆費用。

病房鋪著白色床單，還有藍色毛毯，看來乾淨、現代，讓她安心不少。第二天一早，手術醫師卓特（Christer Drott）來看她。他的英語是英國腔，而且字正腔圓。聽了他的解說和問候，她的疑慮一掃而空。她說：「他握著你的手，讓你感覺他非常了解你受的苦。他們已經幫助過三千個像我這樣的病人。這些醫師眞是太棒了。」

那天早上九點十三分，工友來送她進開刀房。杜露蕊說：「我們報導過一則新聞，有一個麻醉科醫師在開刀的時候睡著了，接受手術的小孩因而一命嗚呼。我請他們的麻醉科醫師千萬不要睡著，免得讓我在手術檯上香消玉殞。麻醉科醫師笑了一下，對我說，沒有問題。」

杜露蕊在麻醉之下沈沈睡去之後，穿上手術衣、披上無菌袍的卓特醫師用消毒藥水在她的胸部和腋下塗抹，然後蓋上無菌鋪單，只露出腋下的部位。他在她的左側腋下、肋骨之間找到一個地方，就用手術刀的尖端開了一個大小約〇．七公分的小洞，然後把一支粗針穿進去，進入她的胸腔。接著，他利用粗針，把兩公升的二氧化碳打進去，把左肺擠到下方，免得礙事。下一步，他把切除鏡插入洞口。切除鏡是條長長的金屬管，一端有目鏡，可以窺視身體內部，並在光纖照明之下，利用另一端的電燒灼器來切割組織。這種器械很細，可深入尿道，因此也是泌尿科用的器械（當然，對泌尿科病人而言，再怎麼細還是嫌粗。）卓特醫師透過目鏡尋找杜露蕊的左交感神經幹。他怕傷到與心臟相連的大血管，因此步步為營。他在脊椎和肋骨的交界處找到光滑的交感神經幹，然後將第二節與第三節的神經切斷，破壞通往臉部的神經纖維，只留下通往眼睛的。確定沒有出血後，醫師把器械取出，插入導管以排出體內的二氧化碳，讓杜露蕊的肺部可以再度擴張，最後再將〇．七公分的傷口縫合起來。左側的神經纖維燒灼完成後，他繼續做右側的部分。手術進行得非常順利，只費時二十分鐘。

一個人做了手術，之後永遠不再臉紅，會是什麼樣的情況？這樣的手術效果是否像是一種永久遮瑕霜？你不再臉紅，但還是會很在意自己的表現？破壞幾條神經纖維真的能使一個人獲得新生嗎？我記得自己在少年時期曾買了一副反光太陽眼鏡。雖然這副眼鏡戴沒幾個禮拜就不知丟到哪裡了，但我發現自己戴上那副眼鏡的時候，會肆無忌憚地瞪著別人，臉皮也厚了起來。我覺得戴上那副太陽眼鏡之後，別人就不容易發覺那是我，也就感覺比較自在。手術也有這樣的效果嗎？

杜露蕊的手術做完快兩年後，我和她在印地安納波利斯的一家播放運動節目的酒吧吃午飯。我很好奇，她那控制臉紅的神經遭到破壞之後，她的臉色會不會變得蒼白、有沒有污斑，或是不大自然？她說，術後她的膚色乾淨、有一點紅潤，跟以前差不多，只是兩頰不會再冒出惱人的紅暈。有時，她會有一種幻覺，覺得自己雙頰熱燙，其實沒有。我問她，那麼她在跑步的時候，臉頰會不會泛紅。她說不會，但是倒立的時候就會。除了不會臉紅，她也看出自己的身體還有一項改變：她的顏面和手臂都不會出汗，但腹部、背部和雙腿比起以前容易出汗，然而她覺得還好，不會困擾。至於手術傷口，本來就很小，現在更完全看不出來了。

她說，她在手術後的第二天一早醒來，就覺得自己彷彿脫胎換骨。一個英俊的男性護理人員來幫她量血壓。通常，這樣的帥哥一接近她，她就會滿臉通紅，但是那天她還是神色自若。她說，她覺得自由自在，像是卸下滿臉通紅的面具一般。

出院那天，為了測試手術的成果，她跑到街上找人問路。從前，這麼做的話，她一定會臉紅。她父親證實，她不會臉紅了。而且，在向陌生人開口之際，她表現得更大方、平常，絲毫沒有過去的忸怩不安。她回想起，在機場準備搭機回家的時候，準備登機的人很多，報到櫃台前大排長龍，她卻一時找不到護照。她說：「我索性把皮包裡的東西都倒在地上。我突然想起自己在做什麼，可是一點也沒有丟臉的感覺。想到這點，我抬起頭來看我爸爸，不禁喜極而泣。」

回家後，她像是來到了一個新世界。對別人的注目不再不安、害怕。以前跟別人說話的時候，她的內心總會出現這樣的聲音：「拜託，不要臉紅，千萬不要臉紅。天啊，我的臉要紅了。」現在，這樣的聲音已經消失了。她發覺自己更能專心聽別人說話。此外，也比較能與人四目相接，不再有一股衝動，想別過頭去。（她甚至必須教新的自我不要盯著別人。）

手術後的第五天，她就回到主播台。那天晚上，她的妝很淡、很薄。她穿了件深藍色的緊身毛衣。她從來就沒穿過這麼暖和的衣服。她告訴我說：「那天，我一心一意地想著，今天是全新的我第一次登上主播台。結果，很順利。」

後來，我看了她術後幾個禮拜播報新聞的帶子，有牧師不幸被醉漢開車撞死的地方新聞，還有十六歲的少年持槍射殺十九歲的少年。她的儀態比以前自然多了。有一次播出的節目特別引起我的注意。那不是她平常在午夜時分播報的新聞短波，而是一個叫做「印第安納閱讀」（Read, Indiana, Read!）的公益節目，是星期二早晨的現場節目。在這個六分鐘的節目裡，她朗讀故事給一群吵吵鬧鬧的八歲兒童聽。節目字幕有跑馬燈，鼓勵父母多唸書給孩子聽。儘管孩子不守秩序，走來走去，亂丟東西，有的還在攝影機前搶鏡頭，杜露蕊還是從容、鎮靜，繼續唸完她的故事。

除了家人，杜露蕊沒有跟任何人說起手術的事，但她的同事立刻注意到她的不同。

電視台製作人告訴我：「她只是說她要跟她爸爸去旅行。回來後，我看到主播台上的她，不禁對她讚嘆，眞是太神奇了！她面對鏡頭是如此的落落大方，觀眾可以明顯感受到她表現出來的自信。跟從前的她，眞是判若兩人。」不到幾個月，杜露蕊就跳槽到另一家電視台，在黃金時段播報新聞，成爲他們的當家女主播。

只消剪掉幾條神經纖維，她就脫胎換骨了。身體一個小得不能再小的改變，居然能使人改頭換面，宛如新生，眞是不可思議。誰沒有這樣的經驗：看到自己的一張照片、聽到自己的錄音，心想，那不是我！再舉個極端的例子。燙傷病人第一次在鏡中看到自己，總是覺得那不是他本人。然而，對於這樣的相貌，他們不只是會習慣，新的皮膚也讓他們變成另一個人。他們對別人說話的態度、對別人的期待，以及從別人眼中看到的自己都不同於以往。有一個燒傷病房的護士告訴我病人的轉變：本來很有自信的人可能變得沒有安全感而且憤世嫉俗，而原本懦弱的人可能因爲逃過一死而變得堅強勇敢。杜露蕊也覺得她的臉紅像是完全外在的，不是她身體本來的一部分，跟燙傷的傷痕也有相似之處。她稱她的臉紅爲「紅色面具」。但這個面具嚴重干涉到她的內在，阻撓她的夢想，讓她無法變成她想成爲的人。一旦面具卸下，她覺得自己似乎得到新生，得以勇往直前，眞是「昨日種種譬如昨日死，今日種種譬如今日生。」但那個人到哪裡去了？那個受到一點點批評就覺得羞愧萬分的人呢？杜露蕊慢慢發覺，那個人仍在——即使改頭換面，她還是非常在意別人的看法。

一天晚上，她和一個朋友共進晚餐。她決定向這個朋友吐露手術的事。除了她的家人，這個朋友是第一個得知這件事的。結果，他嚇壞了。什麼？她居然動手術消除臉紅？他說，這麼做似乎很反常，不只如此，簡直是虛榮。杜露蕊還忘不了他說的話：「幹你們這一行的人，爲了步步高陞，眞是不擇手段。」

那晚，她哭著回家，既憤怒，又羞愧。她很疑惑，這麼做眞的怪異嗎？是弱者的行爲嗎？在接下來的日子，不知過了幾個禮拜、幾個月，她愈來愈相信自己是個騙子，企圖利用手術來揚名立萬。她說：「手術的確掃除了我在電視生涯上的障礙，但是利用這種不自然的手段來達成目的，教我覺得慚愧萬分。」

她愈來愈擔心有人會發現她動手術的事。有一次，有個好奇的同事問她，她是不是減肥了，才會有這種轉變。她有氣無力地笑了一下，回答說沒有，不想再說什麼。「記得在印第安納五百哩大賽車舉行前的那個週六，電視台辦了員工郊遊野餐。我心裡一直想著，拜託，拜託，今天不要有人問我，你怎麼不會臉紅了？」她發現自己像過去一樣難爲情，現在不是爲了臉紅，而是爲了不再臉紅。

這樣的心結也影響到她在攝影機前的表現，她因此不能專心。一九九九年六月，她換了新工作，但兩個月後才需要上班。在這個空檔，她愈來愈困惑，不知是否該重新出現在電視上。那年夏天，她和工作人員去鄰近城鎮，報導當地因強風暴雨肆虐，樹都被連根拔起。工作人員讓她練習站在攝影機前。她確定自己看起來沒有什麼異樣，但她的感覺就是不對。她說：「我覺得自己不屬於那裡，不該站在那個地方。」幾天後，她遞出辭呈。

辭職後，有一年多的時間，她都在掙扎，不知如何恢復正常生活。失業的她，退縮、羞愧，不願與任何人來往，整天呆坐在沙發上看電視，她就快被沮喪淹沒。然而，慢慢的，還是出現了轉機。儘管心裡有一萬個不願意，她還是開始向朋友和以前的同事坦誠手術的事。令她驚訝的是，幾乎每一個人都對她的決定表示支持。她有鬆了一口氣的感覺。二〇〇〇年九月，她甚至創立了一個非營利的社團組織——紅色面具基金會（Red Mask Foundation）❻——來幫助長期爲臉紅所苦的人並提供相關訊息。她把秘密吐露出來，胸中塊壘因此消除，終於又能繼續向前走。

那年冬天，她找到了新的工作。這次是在廣播電台——這個選擇似乎很有道理。她在印第安那波利斯的大都會廣播網擔任副台長，每個禮拜一到禮拜五早上在兩家廣播電台播報新聞，下午則在這兩家電台和其他台做交通實況報導。二〇〇一年春天，她已恢復信心，於是跟電視台聯絡，打算東山再起。福斯（Fox）電視台的地方台同意讓她做後補。七月初，電視台突然叫她上場，在三個小時的晨間新聞節目中，報導交通實況。

我看了這個節目的帶子。這種新聞節目通常是雙主播，一男一女，兩人端著咖啡杯，坐在柔軟的沙發椅上嘰哩呱啦。每隔半個小時左右，他們就要杜露蕊做二分鐘的交通情況報導。她站在城市地圖的投影片前，提醒觀眾哪些地方由於車禍事故或是正有工程正在進行，因此車多擁擠。偶爾，主播會調侃她，說她似乎是個生面孔，不是平常報導交通情況的那個美眉。她哈哈一笑，處之泰然地跟他們開玩笑。她說，這麼做，很好玩、刺激，但對她而言，其實並不容易。她還是會有一點不安，在意別人對她復出的看法。但這種感覺並沒有將她擊倒。她說，她開始對自己的皮膚覺得自在。

或許有人想知道，她的困擾究竟是生理還是心理引起的？這個問題就像臉紅是生理反應還是心理反應一樣無法回答。就像分析人的本質：人只是血肉之軀，還是性靈的？其實，兩者皆是，就算是用手術刀也無法把人分爲生理和心理兩部分。我問過杜露蕊，她是否會後悔做了這樣的手術。她說：「我無怨無悔。」她甚至稱手術是她的「救星」，又說：「但是大家應該知道，手術並不能解決一切，之後還有問題需要面對。」她說，她發現自己終於能夠折衷，而且很快樂。她已經不會因爲臉紅而感到不安，但她也接受這個事實：她無法百分之百擺脫這個問題。十月，她開始在ABC電視台在印第安納波利斯的地方台（即第六頻道）做兼職播報員。她希望有一天能做全職的。

【注解】

❶ 原注：佛洛依德學派的看法見 Karch, F. E.,發表的論文〈Blushing〉，《*Psychoanalytic Review*》58（1971），pp. 37-50。

❷ 原注：達爾文論臉紅一文，見其著作《*The Expression of the Emotions in Man and Animals*》（1872）。

❸ 原注：見 Michael Lewis 在論文中的詳細探討〈The self in self-conscious emotions〉，《*Annals of the New York Academy of Sciences*》818（1997），pp. 119-142。

❹ 原注：此處描述的有關臉紅的理論和心理學，包括 Leary 和 Templeton 的研究，資料來源主要有三，見 Leary, M. R.,等人發表的〈Social blushing〉，《*Psychological Bulletin*》112（1992），446-60；Miller, R. S.,所著《*Embarrassment: Poise and Peril in Everyday Life*》（New York: Guilford Press, 1996）；以及 Edelmann, R. J.,寫的〈Blushing〉一文，見 Crozier, R.,與 Alden, L. E.,共同編著的《*International Handbook of Social Anxiety*》（Chichester: John Wiley & Son, 2000）。

❺ 原注：參看 Drott, C.等發表的〈Successful treatment of facial blushing by endoscopic transthoracic sympathicotomy〉，《*British Journal of Dermatology*》138（1998），pp.

639-43。關於這項手術，也可參考Drummond. P. D.,發表的報告〈A caution about surgical treatment for facial blushing〉，《*British Journal of Dermatology*》142（2000），pp. 195-96。

❻ 紅色面具基金會的網址是：www.redmask.org。

【英文藥名、商品名對照表】

❶ Valium：抗焦慮劑；煩寧（羅氏大藥廠）

第十章

吃個不停的人

胃繞道手術是減肥的非常作法和終極手段，
在我參與過的手術中算是奇特的一種。
這種手術不為治療任何疾病，
只為操縱一個人的內臟，讓人不再吃太多。

胃繞道手術是減肥的非常作法和終極手段，在我參與過的手術中算是奇特的一種。這種術式是把胃囊縮小，加上將胃和空腸連接在一起，越過部分小腸，所以叫做胃繞道手術。這種手術不是爲了治療任何疾病，也不是爲了修補任何身體缺陷或損傷，只是爲了控制一個人的意志力、操縱一個人的內臟，讓人不再吃太多。然而，這種手術愈來愈受歡迎，光是一九九九年，在美國已有四萬五千個肥胖病人做了這種胃繞道手術❶。到了二〇〇三年，接受這種手術的人可能會多達九萬人。文斯·卡西里（化名）也躍躍欲試。

一九九九年九月十三日上午七點三十分，一個麻醉科醫師和兩個醫院勤務工把文斯推進開刀房，我和主治醫師正等著。父母移民自義大利的文斯現年五十四歲，是重機械操作員，也承包馬路工程。結婚已有三十五年，育有三女，女兒也都嫁人生子了。文斯雖然身高只有一七〇，卻有一百九十四公斤。這位老兄眞是可憐，胖到無法走出家門，健康情況愈來愈糟，已不知正常生活的滋味了。

要幫這麼肥胖的病人麻醉，危險性很高；如果是腹部外科大手術，一個不愼，就很容易演變成難以收拾的局面。肥胖會增加開刀的風險，如呼吸衰竭、心臟病發、傷口感染和疝氣等——幾乎每一種併發症都有可能發生，包括猝死。我很緊張，主治醫師藍道看來卻很輕鬆，跟護士小姐聊天，問她們週末打算上哪兒玩，然後跟文斯說，放心，這種手術他已經做過一千例以上，沒有問題的。我看著文斯千辛萬苦地從推床爬到手術檯，爬到一半還得停下來喘口氣，擔任開刀助手的我，實在看得心驚肉跳，生怕他會跌下去。他終於爬上手術檯，龐大的屁股滾到一邊。我再度檢查手術檯尖角的墊子是否包得牢靠，免得他碰傷了。由於我們的病人服只有一種尺寸，套在他那龐大的身軀上，小得像是餐巾，下半身完全赤裸。怕他不好意思，護士拿了條毛毯幫他蓋住下半身。我們請他躺下，但他一躺下就呼吸急促，臉色發紺。我們不得不讓他坐著麻醉。呼吸管插好、人工呼吸器裝好，呼吸規律之後，我們才讓他躺平。

手術檯上的他，像一座山。我身高一八七，已經是個高個兒了，手術檯也調到最低，但我還是必須站在凳子上，才能開刀。藍道醫師甚至要站在兩張疊起來的踏腳凳上。他向我點頭示意，於是我從病人腹部中央切下去。刀子劃破皮膚，深入油亮、密實的黃色脂肪層。他的脂肪恐怕有十來公分厚。他的肝臟韌帶上有一條條的脂肪，腸子也包裹著厚厚的脂肪，胃看起來倒是很平常，跟一般人沒有兩樣——表面平滑、約莫兩個拳頭大的袋子，色澤是灰灰的粉紅。我們把金屬拉鉤鉤好，以撐開傷口，推開肝臟和一圈圈滑來滑去的腸子。我們的手肘深入他的腹中，用夾釘把他的胃縮小成一盎司（二十八立方公分）大小。手術前，他的胃可以容納將近一公升的食物和飲料，術後將只有一個小酒杯的容量。我們把這個縮小後的胃囊繞過六十公分左右的十二指腸（也就是膽汁和胰液消化食物的地方）與小腸的後段相連。這就是手術中繞道的部分。如此一來，胃裡面的東西就不容易吸收了。

這次手術總共花了兩個多小時。手術中，文斯情形不錯，一直很穩定，但術後的恢復則困難重重。一般而言，病人術後只要再住院三天就可以回家，然而文斯在術後兩天才清醒過來，知道自己身在何處。他的腎臟有二十四小時的時間不能作用，肺部有積水的現象。接著，陷入譫妄，在牆上看見幻影，扯掉氧氣面罩還有和心電圖機相連的線路，甚至拔掉手臂上的點滴。我們醫護人員都很擔心，他的老婆和女兒更是嚇壞了。幸好，他慢慢好轉了。

術後第三天，他已經可以喝幾口白開水、蘋果汁、加味汽水等清流質性飲料。每四個小時約可喝個三十毫升。下午，輪到我查房時，我問文斯，喝得下嗎？他說，可以。於是我們開始給他約一百公克的代餐（一種高熱量飲料）爲他補充蛋白質和熱量。他只吃得下一半，而且這一頓足足花了一個小時。他說，他覺得很脹，而且肚子劇痛。藍道醫師已經跟他說過了，要再幾天才能吃固體食物。不過，文斯已經好多了，不再需要打點滴，傷口也不怎麼疼了。我們讓他在醫院的復健中心再待一下，就讓他回家了。

幾個禮拜後，我向藍道醫師問起文斯的情況。他答道，很好啊。雖然我跟過幾次這樣的刀，還沒看過病人術後的進展。我又問，那麼文斯完全瘦下來了嗎？現在能吃多少？藍道醫師說，你何不自己去看看？因此，十月的一天，我給文斯打了個電話。接到電話，聽到我的聲音，他似乎很開心。他說：「來嘛！來我家坐坐！」那天下班後，我就去他家一探究竟。

他家住波士頓城外不遠處，是間不起眼的連棟平房，一棟大的連上一間小的。我走一號公路到他家。我算了一下，沿途總共經過了四家唐先生甜甜圈、四家披薩店、三家牛排館、兩家麥當勞、兩家啤酒屋、一家墨西哥速食連鎖店、一家冰淇淋專門店，還有一家鬆餅店。（這是再尋常不過的街景，但想到我們以食物自我毀滅的行爲，不禁讓我感慨萬千。）我按了門鈴，等了許久，約莫過了一分鐘後，才聽到緩慢的腳步聲咚咚前來。文斯氣喘吁吁地開了門。他看到我，露出燦爛的笑容，用力地握著我的手，他的手傳來一陣暖意。他用手扶著桌子、牆和門框，以支撐身體，緩慢前行，帶我進去貼著碎花壁紙的廚房，請我在早餐桌坐下。

我問他，身體怎麼樣？還好嗎？他說：「很不錯。」他的手術傷口已經癒合，所以不會疼痛了。術後才三個禮拜，他就已經瘦了十八公斤。但他還重一百七十七公斤，穿六十四腰的褲子，XXXXXXL的運動衫（這已是附近大尺碼專賣店最大號的衣服了）。他還沒感覺到有很大的不同，在木椅上坐下來的時候，他得兩腿分開，讓下垂的肚子有地方擺，而且每一兩分鐘就得換個姿勢，以免屁股麻了。汗水從他額頭的皺褶汩汩流下，稀疏、花白的髮絲也黏在頭皮上。他的棕眼溼溼、紅紅的，感冒似的，下方掛著黑黑的眼袋，呼吸起來有哮喘聲，讓人聽了覺得很難受。

我們談起他出院回家後的情況。他最先嘗試的固體食物是一匙炒蛋。只是小小的一匙，就讓他飽脹得痛苦。他說，眞的很痛。「像是胃要裂開來。」他只好吐出來。他怕以後再也不能吃固體的東西。慢慢地，他發現自己可以吃幾口柔軟的食物，如薯泥、通心粉，還有切得碎碎的、含有水分的雞肉。如果吃的是麵包和乾乾的肉，常常會卡在喉嚨，就不得不用手指挖喉嚨來催吐。

這種日子實在辛苦，但他還是願意接受。他說：「過去一兩年，我好像活在地獄。」

這場與肥胖的長期抗戰在他還不到三十歲的時候就開始了。他說：「我的體重老是直線上升。」他和泰瑞莎（化名）結婚那年只有九十公斤。過了十年，體重已達一百三十六公斤。這時，他開始減肥，曾經瘦掉三十五公斤左右，然而不久復胖，又增加了四十五公斤。到了一九八五年，他甚至已經胖到一百八十一公斤。他曾利用一種減肥法甩掉將近一百公斤的肥肉，但是後來這百來公斤又回到身上。他告訴我：「我這樣來回減重、復胖，體重上下的變化總計可能有四、五百公斤之多。」因爲肥胖，高血壓、高膽固醇和糖尿病都來了。他的膝蓋和背老是疼痛，活動力也大不如前。以前，每逢冰上曲棍球賽季，他總是會買季票，爲波士頓熊人隊加油。夏天到了，他則會去喜孔克（Seekonk）看賽車。多年前，他還自己開車去。現在，他連車庫都走不到。自從一九八三年，他就不曾搭過飛機。過去兩年，爬樓梯有如登天，自己家裡的二樓也就沒上去過了。他說：「去年，我老婆買了部電腦放在樓上的工作室。我還沒看過一眼。」由於無法上樓，他就不能在樓上的主臥室睡，改到樓下廚房旁邊的小房間睡。因爲無法平躺，只能在躺椅上坐著睡，而且只能打個小盹，否則就有呼吸暫停的危險。很多病態肥胖的人都很容易出現睡眠呼吸暫停症候群。有人認爲，這可能和舌頭和上呼吸道軟組織的脂肪過多有關。每次睡個三十分鐘，他就會因爲窒息突然驚醒。這種日子讓他過得很累，老是覺得精疲力竭。

還有其他令人難以啓齒的問題。他說，像他肥胖到這個地步的人，幾乎無法保持良好的衛生習慣。他無法站著小便。大便之後常要淋浴，排泄的地方才能乾淨。他身上的肥肉一圈一圈的，皺褶處會擦傷、紅腫，有時還會長癤子和感染。我問：「這樣，婚姻生活會受到影響嗎？」他答道：「當然囉，像我這樣的人，哪有性生活可言？眞希望瘦了之後會有改善。」然而，對他來說，最糟的是失去養家活口的能力。

文斯的父親在一九一四年離鄉背井，從義大利來到波士頓討生活，一開始在建築工地幹活。不久，他就買了五部蒸汽怪手，自己開公司了。六〇年代，文斯和他的兄弟接掌父親的公司。一九七九年，他獨立創業。他對重機械的操作很有一套，是開怪手的行家，特別是格瑞道（Gradall）液壓挖掘機——這個大傢伙重達三十噸，一部要三十萬美元。他長期雇了幾個工人，跟他一起修築道路和人行道。有一天，他終於有錢買下一部格瑞道、一部十輪沙石車、一部反鏟裝載機，還有一長排的小貨車。但過去三年，他肥胖到難以操作格瑞道。機械需要每天保養，他也做不到，只能坐在家裡，指揮手下的人去做粗重的工作。他找了一個姪子來幫他管理工人、處理合約。由於自己無法親自去市政府辦事，工程又難招攬到，公司營運費用也就愈來愈高。要不是泰瑞莎有工作——她在波士頓一家養護中心做業務主任——他們只好喝西北風了。

泰瑞莎有著一頭紅髮，臉上有黑斑，但風韻猶存（常常，老公極度肥胖，老婆卻很苗條，形成強烈對比）。多年來，她一直要文斯減肥、做運動，文斯也發誓他眞的想要瘦下來。但日復一日，一餐接著一餐，控制自己的飲食似乎不是他能做到的事。他告訴我：「習慣成自然。我這個人尤其擺脫不了習慣。」就拿吃東西來說，他就改不了這個最壞的習慣。怎麼說呢？吃東西不是每一個人都有的習慣嗎？他的習慣有什麼不同？他說，他吃東西的時候習慣拿很多，而且每次總是吃得精光。如果鍋子裡還有，他也會吃得一乾二淨。爲什麼呢？我實在很好奇。是不是愛吃呢？他想了一下，不認爲自己對食物情有獨鍾。他說：「吃的那一刻，實在爽快。不過，這種爽快也只是片刻的感覺。」他是餓壞了才這麼吃的嗎？他說：「我從來不覺得餓。」

看來，文斯吃東西的理由跟每一個人一樣：「食物很可口啊」，或者「已經晚上七點，也該吃了」，或者「瞧，那一桌的好菜，看了就垂涎三尺」。他放下餐具，不再吃了的理由也跟大家相同：「飽了啊，再吃就不舒服了」。然而文斯跟一般人最大的不同似乎是，他是個超級大胃王，食量大得驚人，要吃非常多的東西才會飽足。（他輕輕鬆鬆就可以吃下一個大披薩。）就減肥而言，他所面對的困難跟一般人也沒有兩樣：還沒吃飽、胃口還很好，實在停不下來；另一個大難題就是運動。有些運動他可以做一會兒，如果有人提醒或是有教練指導，也許能做更久一點，但僅止於此，無法持之以恆。他說：「沒辦法，我身體虛弱。」

一九九八年初，文斯去看內科的時候，醫師嚴正地告訴他：「如果你的體重減不下來，就不得不用非常手段了。」這位女醫師指的是手術，她向文斯解說什麼是胃繞道手術，也給了他藍道醫師的電話號碼。對文斯來說，他不可能接受這種手術的。他一想到手術就怕。再說，公司業務恐怕得停頓多日。過了一年，也就是一九九九年春，文斯兩條腿出現嚴重感染：由於體重有增無減，他的下肢出現靜脈曲張，皮膚變得薄弱，因此破皮、化膿、潰爛。儘管發燒又疼痛不堪，文斯還是不肯就醫，老婆說好說歹，他才同意上醫院。醫師說，這種病症是嚴重的蜂窩性組織炎。文斯在醫院住了一個禮拜，接受抗生素靜脈注射。

住院期間，他還做了超音波掃描，以檢查腿部有無血栓。之後，放射科醫師告訴他結果。文斯描述當時醫生跟他的對話：「醫生跟我說：『你實在很幸運。』我問：『怎麼？我中了樂透了嗎？』他說：『我真的很驚訝。你居然沒有血栓。我不是騙你的。像你這種情況，有血栓的可能性很大。可是沒有。』」醫師繼續說，如果他能減重成功，健康情況可以說相當不錯。

不久，感染科醫師來看他。醫師幫他拆掉繃帶、察看傷口，之後再幫他包紮回去。醫師說，他的腿好多了，接著又說：「我得告訴你一件事。我看了你所有的病歷資料，知道了你的背景、職業和目前的健康情況。現在，既然你人在醫院，我就明明白白地告訴你。我可不是想拍你的馬屁喔。聽我說，你把體重降下來，瘦了之後，就很健康了。你的心臟很好，肺也不錯，算是很強壯的人喔。」

文斯說：「他們的話，我銘記在心。那兩個醫師說得幾乎一模一樣。他們對我的認識，完全是從病歷資料來的。他們不一定要煞費苦心跟我說這樣的話。他們必然是認爲我的體重是個大問題。如果我能甩掉身上的肥肉……」

出院回家後，他還是不舒服，又在家裡躺了半個月。同時，他的公司已經完蛋，完全招攬不到新的工程。他知道，目前手上的工程完成後，他就得讓手下的工人各奔東西。泰瑞莎幫他打電話掛號，叫他去看藍道醫師的門診。藍道醫師爲他詳細解說胃繞道手術是怎麼一回事，也坦白告訴他手術的風險：這種手術的死亡率約是千分之五（每兩百個病人中有一人死亡），併發症（如出血、感染、潰瘍、血栓或手術接合處有滲漏的現象等）發生的機率則是一〇%。醫師也告訴他，手術之後，他的飲食習慣永遠不會再像以前那樣。文斯因爲肥胖，已經失去了工作、尊嚴、健康，剩下的只有羞辱和痛苦。他決定放手一搏，手術是他唯一的希望。

一想到人類的食慾，就令人感慨萬分，懷疑人眞能主宰自己的人生。我們相信意志力。有些簡單的事，我們的確可以自行決定，像是要坐還是要站、要不要開口說話、要不要吃一塊派等。然而，不管胖瘦，沒有幾個人得以想瘦就瘦。翻看人類減肥史，眞是悲壯慘烈。不管何種減肥方法，流質減肥法啦、高蛋白質減肥法啦、葡萄柚減肥法啦、區域減肥法❷啦、阿金醫師的大魚大肉減肥法啦❸，或是前白宮健康醫療顧問歐尼許醫師（Dean Ornish）倡導的素食高纖減肥法等，雖然都有立竿見影之效，但很難持之以恆。一九九三年美國國家衛生研究院的專家小組回顧了幾去幾十年的減肥研究報告，發現有九〇%到九五%的人在一年內，減下來的體重會再回來三分之一到三分之二，而且不到五年，會完全復胖❹。爲了幫助病人減肥，醫師眞是無所不用其極❺，諸如：用金屬線把顎骨綑綁起來，讓病人不能開口吃東西，只能喝流質食物；把氣球置入病人胃部；大規模地切除身體脂肪；給病人吃安非他命或服用甲狀腺激素，甚至不惜開腦，利用神經外科手術破壞位於下視丘的飢餓中樞。然而，這樣還是不一定能夠瘦下來。以顎骨綑綁法爲例，的確可以使體重大幅下降，要求這種療法的病人也決心要這麼做，然而有些病人在牙關緊閉之下，還是會吸吮過多的流質食物而使體重增加，還有些人則在顎骨鬆綁後復胖。人類經過長久的演化下來，耐受得了飢餓，卻無法抵抗美食的誘惑。

在悲慘的減肥史中，只有一群人例外，他們往往得以成功地控制體重。這群人就是兒童。很令人意外吧。這不是說兒童自我控制的能力比成人要來得好。根據四個隨機研究，一群六歲到十二歲過度肥胖的兒童接受簡單的行爲訓練（先是每週一次的課程，進行八到十二週，之後每月一次，進行一年），十年後發現，他們較少有過度肥胖問題，而沒有接受訓練的，日後很多變成胖哥胖妹。此外，當年受過訓練的兒童，當中有三〇%日後再也沒有過胖。顯然，兒童的食慾可塑性很大，成人的食慾則比較難以控制❻。

另外，從進食的過程也可洞視肥胖的問題。至少在兩種情況下，我們一次會吃太多。一種是慢慢吃，但吃很久。普瑞德威利氏症候群的患者就是這樣。這是一種由於遺傳異常所引起的疾病，由於下視丘異常，無法有飽足感。雖然這類患者吃東西的速度只有一般人的一半，但是會一直不停地吃。除非讓他們拿不到食物，否則會變成病態肥胖❼。（有的患者在食物遍尋不著的情況下，甚至不惜吃垃圾或寵物飼料。）

另一種更常見的進食問題是吃太快。人類受制於科學家所謂的「脂肪吊詭反應」❽。一旦食物進到你的胃和十二指腸（小腸開始的部分），就會觸動伸扯感受器、蛋白質感受器和脂肪感受器，這些感受器會傳送訊號到下視丘，引發飽足感。其中，又以脂肪最容易刺激這種反應。即使只是吃了一丁點兒的脂肪，這脂肪一到十二指腸，我們就不再吃了。然而，我們還是會吃下過多的脂肪。這是怎麼一回事？問題在於速度。食物也能觸動我們嘴裡的感受器，訊號傳到下視丘，我們就會**加快**進食的速度。只要舌頭嘗到一點點脂肪，嘴裡的接受器就會使我們吃得很快，在腸道的感受器發送叫停的訊號之前，食物已經下肚。東西愈好吃，我們就會吃得愈快——這種現象就叫「開胃效應」❾。（這時，我們不是咀嚼得很快，而是咀嚼得比較少。法國研究人員發現，爲了吃得多、吃得快，咀嚼時間會縮短。在每一單位的食物吞下去之前，咀嚼的次數變少了。換句話說，這就是狼吞虎嚥[10]。）

嘴巴和腸胃道傳來的訊號是互相衝突的，端賴一個人的下視丘和腦幹如何判定。這種判定可能會註定一個人是肥是瘦。有些人沒吃幾口就覺得飽了，還有一些人像文斯，「開胃效應」持續得比較久。關於這種控制機制，過去幾年的研究成績很可觀。例如，我們現在終於知道，像是脂瘦素[11]和神經肽Y這類荷爾蒙的濃度會隨著體內脂肪的多寡而有升降，進而調整食慾。但我們對這個機制的認識還很粗淺。

一九九八年有篇醫學報告描述了兩個患有嚴重失憶症的病人BR和RH[12]。這兩個人就像電影「記憶拼圖」（Memento）的主人翁[13]，可以跟你對答如流，但是一旦分心，就完全忘了剛剛跟你講什麼，甚至不記得跟你說過話。（BR得過病毒性腦炎，而RH是嚴重癲癇的患者，病史已有二十年之久。）賓州大學的心理學教授羅辛（Paul Rozin）想到以這兩位患者爲研究對象，以探討記憶和吃東西的關係。在連續三天的實驗中，羅辛教授等研究人員爲BR和RH端來午餐（BR吃的是烤牛肉餅、薏仁湯、蕃茄、馬鈴薯、豆子、麵包、奶油、桃子，飲料是茶；RH吃的則是淋上蕃茄調味醬和帕馬森乳酪去焗烤的小牛肉和麵條，四季豆、蘋果蛋糕，喝的是果汁。）每天，BR都吃光光，RH還剩一點。吃完也好，吃不完也好，研究人員都會把餐盤端走，過了十到三十分鐘左右，又端來同樣的餐點，宣布：「飯來了。」這兩人忘了剛剛已經吃過的事，又開始大塊朵頤。過了十到三十分鐘，又送來第三頓。這兩人聽到「飯來了」，知道吃飯時間到了，又吃了。有時，RH甚至可以吃四頓。之後，RH終於露出不想再吃的樣子，說他的胃「有點脹」。可見，RH胃部的伸扯感受器還有點作用。這個實驗顯示，一個人吃得再飽，但因爲失憶，忘了自己方才吃過東西，光是社會情境（看見有人端午餐走過來），就足以激發食慾。

你可想像大腦中有幾種不同的力量在互相競爭，有的會讓你覺得飢餓，有的讓你感到飽脹。你有味覺接受器、嗅覺接受器，加上讓你飄飄欲仙的視覺刺激，你不禁垂涎三尺，然而你的胃腸的接受器會告訴你：「飽了！夠了！」你體內的脂瘦素和神經肽Y會通知你，儲存的脂肪過多，還是不足。你的社會經驗和個人經驗也會告訴你，可不可以再吃多一點。這些機制，一旦有一個出了毛病，就會讓你吃不了兜著走。

人類的食慾其實很複雜，我們的認識又很粗淺，也就難怪控制食慾的減肥藥成效有限。〔「芬芬」（fen-phen）是有史以來最成功的減肥妙方，主成份是芬芙拉命（penfluramine，氟苯丙胺）加上芬他命（phentermine）[14]，然愛用者中有人因此出現心臟瓣膜缺損的異常，這種減肥妙藥只好黯然下架。〕研究人員和藥廠還在積極研發能有效治療肥胖的新藥。然而，現在還聽不到什麼福音。儘管如此，醫學界證明有一種療法的確有效，也就是利用手術這個非常手段來減肥。

我們醫院恢復室有一個護士小姐。我們姑且叫她卡拉吧。她今年四十八歲，身高只有一百五十二公分。她的頭髮是淺棕色，剪得短短的，像是男生一樣，看來年輕有勁，體格更是結實得像運動員。有一天，我們一起在醫院的咖啡館喝咖啡。不久前，我才去過文斯家。這個護士告訴我一個秘密：她曾經胖到一百多公斤以上。卡拉解釋，她是十五年前左右做了胃繞道手術才瘦身成功的。

她從五歲就胖嘟嘟的。在初中的時候，什麼減肥法她都試過了，也吃過一些減肥藥，如瀉藥、利尿劑和安非他命。她說：「對我來說，減肥從來就不是問題。問題是復胖。」她記得，有一次她跟朋友去迪士尼樂園玩，她因爲太胖，過不了入口處的旋轉柵門。這件事對她是一大打擊。三十三歲那年，她更胖到一百二十公斤。有一天，她跟她的伴侶一起去紐奧爾良參加醫學會。走在熱鬧的波本街上漫步時，她發現自己竟上氣不接下氣。她說：「一種恐懼襲上心頭。我擔心，這麼一來，不僅生活品質很差，也活不久。」

那時是一九八五年，已有醫師企圖用外科手術解決病態肥胖的問題，但這種手術實驗性質仍然濃厚，想投入的醫師也愈來愈少。然而，還是有兩種術式看來頗有希望：一種是空腸迴腸繞道術，把胃和小腸的末端相連，幾乎繞過所有的小腸，因此能吸收的食物極少，然而這種手術的死亡率很高。另一種是胃間隔術，將胃縫合成一個小胃囊，以縮小胃的容積，減少食量，然而這種術式效果也難以持久：有些病人即使做了胃間隔術，胃囊再小，也能習慣，特別喜歡高熱量的食物，且進食次數更加頻繁。

由於卡拉就在醫院服務，關於胃繞道手術，她聽說了令人振奮的報告結果：胃縫合術加上小腸繞道，吃下去的東西可以跳過小腸的前一公尺。卡拉知道，胃繞道手術成功的資料還不夠多，其他術式又差強人意，因此花了一年的時間考慮。同時，她的體重仍在持續增加。她愈肥，就愈相信她必須好好把握機會。一九八六年五月，她豁出去了，接受減肥手術。

術後她告訴我：「我有生以來第一次感受到吃飽的感覺。」術後半年，她已經瘦到八十四公斤，再過半年，只有五十九公斤。一下子瘦這麼多，她的肚皮和大腿不但鬆垮垮的，還垂下一圈，她不得不再進開刀房，切除鬆弛的皮膚並做縫合縮緊。改變如此巨大，簡直沒人認得出來這個人就是卡拉，甚至連她自己都不認得自己了。「我去酒吧試試，看看有沒有人會過來跟我搭訕——還眞的有呢。」她笑著說：「別人來搭訕我都拒絕了，不過，總之我眞的做到了。」

卡拉不只是身材改變而已，她慢慢發覺，自己終於生出一種前所未有的意志力，可以控制食量。她不再覺得自己必須把食物吃完。「每一次，我在吃東西的時候，吃到一半，我總會自問，『這樣吃，對自己好嗎？吃這麼多，會不會變胖？』於是，就不再吃了。」這種感覺讓她心生疑念：不再吃那麼多，究竟是手術的結果，還是自己的意志力？她知道，手術的確是讓她不再吃那麼多的原因，但她也覺得，不再吃那麼多，是她自己的選擇。

研究顯示，胃繞道手術成功的病人，普遍都有這種經驗。另一個做過胃繞道手術的女病人告訴我：「我還是會餓，但我會想更多。」她也描述自己的內心出現過像卡拉的那種自我對話：「我問自己：『我眞的需要吃這麼多嗎？』我會這樣作自我監督。」對很多人來說，這種自我控制不只是在吃的方面。他們變得更有自信，敢大聲說出自己的看法，在一言不合之下甚至會與人發生衝突。研究發現，病人術後的離婚率也提高了。卡拉也是，手術後數月，就和她的情人分手。

像卡拉那樣從病態肥胖到身輕如燕的體重驟減並非特例。根據陸續發表的報告，大多數接受胃繞道手術的病人，在一年內超出標準體重的部分至少減少了三分之二（一般都在四十五公斤以上）。他們也能保持這個得來不易的體態：從追蹤調查長達十年的研究可見，病人術後平均體重增加的幅度在四．五公斤到九公斤之間。此外，病人瘦下來之後，健康多了，如心臟衰竭、氣喘、關節炎等疾病的罹患率都降低了；更令人驚異的是，原來有糖尿病的人，八〇%因爲減重成功而完全治癒⑮。

二〇〇〇年一月的一個上午，我再度來到文斯的家。這時是他術後四個月的事了。他雖然不是蹦蹦跳跳前來開門的，但步履已無過去的艱困。他眼袋不見了，五官也比以前明顯。雖然他仍大腹便便，但看來似乎比以前小了一點，至少不再像個袋子掛在那兒。

他告訴我，他現在是一百五十七公斤，因爲身高只有一七〇，仍超出標準體重很多，但已經比他在手術檯上的時候少了四十公斤，而且他的生活已有轉變。他說，去年十月，小女兒結婚，由於他九月中才手術，無法行走，婚禮參加不了。但是去年十二月，每天早上他已經可以到他停放機械的東代德翰（East Dedham）車庫看看。他說：「昨天，我自個兒換了三個輪胎。這樣的事，三個月前，可說是天方夜譚。」他也爬上了自家二樓。自一九九七年以來，這還是頭一遭。「去年，耶誕假期中的一天，我告訴我自己：『讓我試試。我一定得試試。』我走得很慢，一次移動一隻腳。」他幾乎看不出來這是他二樓的家。浴室已經重新整修過，主臥房也順理成章成了泰瑞莎的地盤，包括所有的衣櫃。他說，儘管還要一段時間，有一天，他一定要回到樓上的主臥房睡。他還是坐在躺椅上睡，但現在可以連續睡個四小時了。他說：「眞是謝天謝地。」他的糖尿病也好了。雖然一次沒辦法站個二十分鐘，但腳也不再化膿、潰爛。他拉起褲管讓我瞧瞧。他腳上是一雙名牌工作靴——紅翼（Red Wing）。過去，他總得把鞋子兩邊割開，才穿得上。

他說：「我必定要再甩掉四、五十公斤的肥肉。」他非常想要工作、接送自己的孫兒、在大百貨公司買衣服。還有，希望每次要去一個地方以前不用問自己：「那裡有樓梯嗎？座位會不會太小？我會不會上氣不接下氣？」他還是吃得很少。前一天，早餐他什麼也沒吃；午餐呢，他吃了一小塊雞肉、幾片水煮胡蘿蔔、一小塊烤馬鈴薯；晚餐則從中國餐館叫了些外賣，包括一條炸蝦、一小片照燒雞排，還有兩口雞肉蔬菜撈麵。他也計畫東山再起。他告訴我說，不久前他才跟幾個客戶共進午餐談生意。地點是在海德公園新開的一家裝潢得美侖美奐的餐廳。他忍不住了，點了一份大漢堡和一盤薯條。他的漢堡才咬兩口，他就覺得必須打住。「其中一個客戶問我：『老兄，你就吃這一點嗎？』我說：『是啊，我吃不下了。』『眞的？』我答道：『我沒騙你，我眞的吃不下了。』」

我注意到，說到吃，他和卡拉的說法有點不同。他不是說，他不想吃了，所以不再把食物往嘴裡送，而是說他必須就此打住。他解釋說，其實他還想再吃，「但是你會覺得，再多吃一口，就超過極限了。」然而，他還是常常忍不住又多吃了一點。結果，噁心、疼痛、腫脹，所謂的「傾食症候群」⑯都來了。他不得不吐出來。他承認：「這實在不對。」

過了三個月，也就是四月的某一天，文斯請我和我兒子去他在東代德翰的車庫瞧瞧。文斯記得我提過，我兒子沃克今年四歲，對所有的機械都很著迷。有一個週六休假，我就帶沃克前去。車子駛進停車場的砂礫地面，沃克就興奮莫名。文斯的車庫，像一個很大的洞穴，也像穀倉，車庫門足足有兩層樓高，鐵皮外牆漆成黃色。這天雖然出奇地暖和，但車庫內很涼。室內空曠，腳步聲響起回音。文斯跟他的好友丹尼坐在金屬折疊椅上。丹尼也是操作重機械的工程承包商。他們坐在映入的一片陽光中，指上夾著肥肥短短的宏都拉斯雪茄，吞雲吐霧，悠閒地享受這一日。他們看到我和沃克，立刻起身迎接。文斯介紹我是幫他做胃部手術的其中一位醫師，我也介紹我兒子沃克跟他們認識。沃克跟他們握手，但眼神早就溜向大卡車了。車庫角落有一部前裝式反鏟裝載機。文斯抱他，讓他坐進高高的駕駛座，讓他玩玩那些按鈕和控制桿。然後，我們一同欣賞文斯最愛的那部格瑞道挖掘機。眞是漂亮的大傢伙，車身有一條鄉村小路寬，漆成明豔的黃色。那黑得發亮的大輪胎高達我胸部。挖掘機的兩側有花體字，那是他公司的名號。駕駛室離地一百八十公分，四面都是玻璃，連接著長達一百公尺、可做三百六十度旋轉的伸縮吊桿。我們把沃克抬到駕駛室裡，讓他在裡面站一會兒。高高在上的他，一下子拉控制桿，一下子踩踏板，覺得目眩神迷，又有點害怕。

我問文斯，他的生意做得怎樣了。他說，不大好。只有在嚴冬積雪很深的時候，他能開著小卡車幫市政府做點鏟雪的工作。去年八月以來，除了這項收入，別無進帳。他不得不賣掉三部小卡車、一部十輪沙石車，還有很多道路修護工具。丹尼幫他說話：「文斯太久沒做了。今年夏天再看看吧。那時可是我們這一行的旺季。」不過，我們心裡有數，這並不是重點。

文斯告訴我，他現在是一百四十五公斤，自從我們上次見面後，他又瘦了十三公斤左右。他很驕傲自己能有這樣的成績。丹尼說：「他沒吃什麼東西。他的食量只有我的一半。」然而，文斯還是無法爬上他那部心愛的格瑞道，更別提操作這個大傢伙了。他也開始懷疑自己是否能夠減肥成功。他體重下降的速率變慢了，還發現自己可以吃得更多。以前，他只能吃一、兩口漢堡，現在有時能吃下半個，而且常常吃到脹得受不了。文斯說：「上個禮拜，我和丹尼還有另一個朋友一塊兒幹活，之後上一家中國餐館吃飯。常常，我還是吃了不該吃的東西。我已經盡力控制了，但是還是吃太多。我送丹尼回波士頓學院，就在我駛離停車場以前，我已經不能再忍了，就吐了起來。」

他繼續說：「我漸漸發現，我吃東西的老毛病又回來了。」他的腸胃仍會阻止他，讓他無法吃太多，但他很擔心：萬一，腸胃阻止不了他的胃口呢？他聽過有人胃部縫合之處鬆了，胃又跟原來的大小一樣，或者因為其他因素復胖。

我安慰他說，藍道醫師跟我提到最近來看門診的一個病人。手術後，縮小的胃還是會被撐大一點，但這並非不正常。還有更糟的事嗎？我不想告訴他。

我跟許多做過胃繞道手術的病人聊過。有一個病人的親身體驗，在我聽來，不但可引以為誡，也是個令人百思不解的謎。這個病人四十二歲，已婚，有兩個女兒。由於這兩個女兒都是單親媽媽，女兒和孫子就跟他們兩夫妻住。這個病人是當地一家大公司電腦部門的經理，但三十八歲那年就不得不退休，靠著殘障津貼過日子。原因就在他的體重。高中畢業之後，他就一直發胖，胖到一百三十六公斤以上，後來更是離譜，破了兩百公斤大關。他因為過重而飽受背痛之苦，而這背痛怎麼都治不好。不久，他就胖到難以出門，只能待在家裡。他連半條街都走不動，也不能久站。他平均每個禮拜會出門一次，通常是去看病。一九九八年十二月，他做了胃繞道手術。翌年六月，他已瘦了四十五公斤。

然後呢？他說：「我又開始吃了。」披薩啦，一盒又一盒糖霜餅乾啦，一包包的甜甜圈，紛紛下肚。他為何能夠這麼大吃特吃，自己也說不上來。他的胃還是很小，一次只能吃一點點，而且吃了太甜或太油膩的東西，會覺得很噁心痛苦——做過胃繞道手術的病人，每一個人都有這樣的經驗。然而，他的食慾卻更加強烈，胃口大到貪得無厭。「就算是痛，我也吃得下去，我可以一直吃到吐，」他說：「吐了之後，胃又有多的空間，我就繼續吃。我一整天吃個不停。」他清醒的時候，無時無刻不在吃東西。「我關起房門來猛吃。小孫子在哭，女兒大吼大叫，老婆去上班，而我不停地吃。」他又復胖，體重回到兩百零四公斤，然後繼續攀升。他的胃繞道手術失敗了，他的人生只剩下一件事，那就是吃。

根據已發表的研究報告，接受胃繞道手術的病人中約有五到二〇％（實際數字依不同的報告略有出入）會復胖⑰。上述吃個不停的病人就是其中之一。（我跟他聊天的時候，他才剛做過第二次胃繞道手術。他拼死拼活想要瘦下來，這次的手術做得更徹底。）這些失敗的例子，讓人不禁思索，減肥的阻力何其大。就拿減肥手術來說，有八成以上的病人術後不再能夠多吃，吃多了便會痛苦，食慾因而降低，然而這樣的手術仍會失敗。研究人員迄今仍然找不到什麼單一的因子會導致此結果，也就是說，每一個人都可能會失敗。

過了幾個月，我又見到文斯。冬天來了，我打電話給他，向他問候。他說，他很好，我也就沒有追問細節。我們說到什麼時候再聚聚，他提議要不要一起去看波士頓熊人隊打曲棍球。我的耳朵豎起來了。也許，這老兄眞有進步。

幾天後，他開著一部有六個輪子、開起來轟隆轟隆的道奇越野車到醫院來接我。自從我們認識以來，我第一次覺得站在大車子旁邊的他變小了。他已經瘦到一百一十八公斤左右。他說：「我還不是大帥哥。」但他的身材終於和一般人差不多，看起來只是有點胖嘟嘟的。他下巴一圈又一圈的肥肉不見了，臉部輪廓也清楚多了。他的肚皮也不再下垂到兩腿之間。手術已是一年半以前的事了，他的體重仍在下降。到了球場，也就是波士頓艦隊體育館（FleetCenter），他輕而易舉就走上電扶梯。我們在入口把入場券交給工作人員。這天是波士頓熊人隊與匹茲堡企鵝隊的比賽。經過旋轉柵門的時候，他突然停下腳步說：「看好喔！我可以過去了喔。以前，我想都別想。」這是他多年來第一次來看球賽。

我們坐在離球場有二十幾排的座位。座椅很小，像普通車廂的位子，但他輕輕鬆鬆就坐下去了（有兩隻長腳的我，反而是坐得比較不舒服的一個。）這時，有文斯作伴眞是對了。他這一輩子一直是死忠的曲棍球迷，有關曲棍球的一切如數家珍：企鵝隊的守門員斯諾（Garth Snow）就是麻州本地人，甚至是文斯表親的朋友；松頓（Joe Thornton）和艾力生（Jason Allison）是熊人隊最好的前鋒，但這兩個人還是比不上企鵝隊的萊繆（Mario Lemiux）。那天，在場的球迷幾乎有兩萬人。屁股還沒坐暖，文斯就發現附近幾排有熟面孔。那位是他在理髮店認識的朋友。

熊人隊獲勝。散場時，我們興高采烈，話也多了。後來，我們去醫院附近的一家燒烤店吃晚餐。文斯告訴我，他的事業終於起死回生，現在，不費吹灰之力就可操作那部格瑞道。過去三個月，一直有工作做。他和他那部格瑞道一天到晚忙得不停。文斯甚至還想再買一部更新型的。至於家庭生活，他已經搬回二樓的主臥室去睡。不久前，他和泰瑞莎還遠征阿地倫達克山脈，享受那兒的湖光山色。晚上他們常出去走走，也會去看孫子。

我問他，這一年來，他覺得自己的改變在哪裡。他說不上來，但舉個例子告訴我。他說：「我從前很喜歡吃義大利餅乾，現在也是。」一年前，他會吃到噁心的地步。「現在呢，我不知道。我突然覺得這種餅乾太甜了。我現在只吃一片，而且吃了一、兩口就不想再吃了。」麵條也是。過去，他總是無法抵抗麵條的誘惑。「現在，我只要嚐嚐味道就心滿意足了。」

或許，其中的一個原因是他的胃口改變了。他指著菜單上的墨西哥玉米脆片、紐約辣雞翅和漢堡說，連他自己都很驚訝，他不再想吃這些東西。「似乎，我現在比較喜歡吃蛋白質和蔬菜。」於是，他點了一客雞肉凱薩沙拉。此外，他也覺得不必吃到撐。他告訴我說：「以前我對食物總是來者不拒。現在，大不相同了。」這種情況是從什麼時候開始的？到底是怎麼一回事？他搖搖頭說：「我能說清楚就好了。」他停頓了一下，接著說：「人是能夠適應的。你可能認爲你無法適應，其實你能。」

近來，讓人對減肥手術憂心忡忡的，不是失敗，而是成功。長久以來，減肥手術像是外科手術的「私生子」，有如外科旁門左道。進行這項手術的專家，也就是所謂的

「肥胖專科醫師」，常常要面對很多批評與質疑：前車之鑑既然不少，爲何還要採取這種激烈的手段？有些減肥手術醫師打算在重要的外科研討會上發表報告，有時甚至會遭受到強烈的阻撓。減肥手術醫師也感受得到，其他領域的外科醫師不僅對他們的病人投以鄙視的眼光（認爲這些病人不只是有情感問題，甚至有道德問題），對他們這些同行常常也是不屑一顧。

十年河東，十年河西。美國外科醫學會近日已認可肥胖醫學是一項專科。美國國家衛生研究院也發表共同聲明，爲胃繞道手術背書，認爲這是治療病態肥胖唯一有效的療法，不但有長期減重的效果，對健康也有幫助。大多數的保險機構也願意給付這項手術。

醫師的態度也有了一百八十度的轉變，從不恥轉爲鼓勵，有的甚至懇求嚴重肥胖的病人接受胃繞道手術。過度肥胖的美國人並非少數。美國成年人中，有五百萬人符合「病態肥胖」的嚴格定義[18]，也就是身體質量指數（BMI）在四十以上[19]（也就是一個身高屬平均標準者，超重達四十五公斤以上）。有一千萬人以上剛好在「病態肥胖」的門檻下，然而還是有不少肥胖引起的健康問題，難以保證手術一定能成功。現在，每年因病態肥胖想做減肥手術的人差不多是心臟繞道手術的十倍。病人多到既有的專科醫師難以應付。美國肥胖醫學會（American Society of Bariatric Surgery）總計只有五百個會員，他們都是夠格為病人進行胃繞道手術的專家。病人常得等個好幾個月才能排得上時間接受手術。減肥手術這麼熱門又有利可圖（有人索費二萬美元），不免衍生出一些問題：有人紛紛投入減肥外科手術的行列，有的已完成訓練，但技術還未純熟；有人甚至沒有這方面的訓練也在收病人。更複雜的問題是，有些醫師不照標準作法，大膽嘗試新的術式，像是「十二指腸置換術」或是「長臂繞道」，也就是利用腹腔鏡進行胃繞道手術。還有一些醫師會以新的族群為目標，像是肥胖的青少年和中等肥胖的人。

胃繞道手術如此大行其道，最讓人覺得憂心的是我們的社會現況⑳。在我們的文化中，「肥胖」幾乎和「失敗」是同義語，人人對快速減肥法趨之若鶩，不惜任何代價想要馬上瘦下來。醫師通常是為了病人的健康著想，才建議病人接受減肥手術。然而，很多病人是為了甩開肥胖帶來的羞恥感，毅然絕然接受手術。在這個社會，不少人看到胖哥胖妹，儘管不說，眼神常會流露這樣的疑問：「你怎麼會讓自己肥成那樣？」有時，也有人會真的說出口。（文斯告訴我，他走在街上，就遇到過陌生人這麼問。）女人肥胖受到社會的鄙視更甚，難怪接受胃繞道手術的患者中，女性人數約是男性的七倍。（而女性變成病態肥胖的可能性只有男性的八分之一。）

事實上，如果你已經到了病態肥胖的程度，而不願接受手術，別人往往會認為你不理性。有一個重達一百五十八公斤的女士告訴我，她對醫師表示不願接受減肥手術時，醫師聲色俱厲地地嚇唬她，要不做會有什麼樣的後果。我知道至少有一個該做心臟手術的病人，醫師不願爲她開刀，除非她先做了胃繞道手術減肥。有些醫師甚至會告訴病人，如果不做減肥手術，就等死吧。做了減肥手術就可得到新生嗎？我們不確定。我們只知道，儘管手術對減肥和健康都很有成效，尚未有研究顯示手術的致死率也跟著下降。

我們對減肥手術的擔心與疑慮並非空穴來風。正如凱斯西部保留區大學（Case Western Reserve University）研究肥胖的專家爾森伯格（Paul Ernsberger）對我說的，很多做胃繞道手術的病人只有二、三十歲。他問：「一次減肥手術的成效是否可以維持個四十年？沒有人知道。」他也擔心長期營養不良的問題（因此，病人每日必須服用綜合維他命）。老鼠的動物實驗已經證明，這種作法將會增加罹患腸癌的風險。

我們希望醫學進步是清楚、明確的，但常常事與願違。每一種新的療法都有未知之處。對病人和社會來說，因此可能很難決定要不要接受某種新的療法。也許，將來會有更簡單、和緩的手術可以解決病態肥胖的問題。也許，科學家會發明一種吃了就教人覺得飽足的藥丸。目前，胃繞道手術是已知唯一有效的減肥手術。雖然有關減肥手術，還有很多問題必須釐清，而且我們至少還得再追蹤研究個十年。現在，就且戰且走吧。各地的醫院都在興建肥胖手術中心，訂購更堅固耐用的手術檯，訓練減肥手術專科醫師和人員。同時，大家都在期待，希望有那麼一天，會有更新、更好的減肥法，以淘汰目前的作法。

在燒烤店，文斯和我相對而坐。他推開吃了一半的雞肉凱薩沙拉說：「不想吃了。」他說，他很感激能有今天，完全不後悔做了減肥手術。他像是得到了新生。時候不早了，又一杯下肚後，不安明顯掛著他的臉上。

「我的問題嚴重，不得不採取非常手段，」他說：「目前能做的，就是這樣，我也都做了。但是，我還是會擔心：將來，我都不會復胖嗎？有一天，我會不會又回到原點，或是更糟？」說完，他靜默不語，盯著酒杯。之後，抬起頭來，眼神轉爲清明：「好吧，就當作這是上帝發給我的牌吧。如果不是我一己之力可以控制的，就不要擔太多心了。」

【注解】

❶ 原注：這個統計數字見 Blackburn, G.,的報告〈Surgery for obesity〉，《*Harvard Health Lette*》（2001），no. 884。

❷ 區域減肥法：生化學家西爾斯（Barry Sears）發展出以高蛋白質、低碳水化合物爲

基礎的減肥法。相較於一般人日常飲食中碳水化合物占高達將近五五％到六〇％的比例，「區域減肥法」將碳水化合物嚴格控制在四〇％以下，蛋白質與不飽和脂肪則各佔三〇％。不少好萊塢明星與名流對這種減肥法趨之若鶩，但不少營養專家則質疑，利用這種方法減輕體重，其實只是攝取較少熱量的結果，並非所謂「區域」劃分的效果。

❸ 阿金醫師減肥法：阿金醫師（Dr. Atkins）是心臟科醫師，他在暢銷書《阿金醫師的減肥大革命》提倡吃大魚大肉減肥，不過碳水化合物則絕對忌口。阿金醫師認爲，若能禁絕碳水化合物，人體便能處於一種「酮態」狀態，自然達到燃燒脂肪的效果。但是部分營養專家指出，長期處於「酮態」生理狀況將對人體健康造成負面影響，包括嚴重脫水等。美國農業部的研究報告也說，這套吃肉減肥法欠缺實證，只要多喝一些水就會復胖。

❹ 原注：見美國國家衛生研究院的報告〈Methods for voluntary weight loss and control〉，《*Annals of Internal Medicine*》119（1993），pp. 764-70。

❺ 原注：種種治療過度肥胖的外科手術，參看Kral, J. G.,〈Surgical treatment of obesity〉，Bray, G. A., Bouchard, C.,與James, W. P. T., 共同編著的《*Handbook of Obesity*》（New York: M. Decker, 1998）；還有Munro, J. F.,等發表的論文〈Mechanical treatment for obesity〉，《*Annals of the New York Academy of Sciences*》499（1987），pp. 305-11。

❻ 原注：參看 Epstein, L. H., 等人的研究報告〈Ten-year outcomes of behavioral family-based treatment for childhood obesity〉，《*Health Psychology*》13（1994），pp. 373-83。

❼ 原注：見 Lindgren, A. C.,等人的報告〈Eating behavior in Prader-Willi syndrome, normal weight, and obese control groups〉，《*Journal of Pediatrics*》137（2000），p. 50-55；以及 Cassidy, S. B.,和 Schwartz, S.,的文章〈Prader-Willi and Angelman syndromes〉，《*Medicine*》77（1998），pp. 140-51。

❽ 原注：有關「脂肪吊詭反應」，參看 Blundell, J. E.,〈The Control of appetite〉，《*Schweizerische*》129（1999），p. 182。

❾ 原注：見 Yeomans, M. R.,〈Rating Changes over the course of meals: What do they tell us about motivation to eat?〉，《*Neuroscience and Biobehavioral Reviews*》24（2000），pp. 249-59。

❿ 原注：參看 Bellisle, F., et al.,〈Chewing and swallowing as indices of the stimulation to eat during meals in humans〉，《*Neuroscience and Biobehavioral Reviews*》24（2000），pp. 223-28。

⓫ 脂瘦素：一九九四年美國洛克菲勒大學分子遺傳學家佛雷曼（Friedman）博士所領

導的研究小組，利用基因工程的技術，找到了先天性肥胖老鼠的致病基因，這個基因在正常情況下，能控制脂肪細胞分泌肥胖蛋白（OB protein）。肥胖蛋白像是一種荷爾蒙，能藉著調節熱量來控制體重。隨後佛雷曼博士等將肥胖蛋白質命名爲leptin，取自希臘字根「瘦」的意思，由於肥胖蛋白是由脂肪細胞所分泌的荷爾蒙，後來的研究顯示這種荷爾蒙作用類似調節血糖的胰島素。

⑫ 原注：參看Rozin, P., et al.,〈What causes humans to begin and end a meal?〉，《*Psychological Science 9*》（1998），392-96。

⑬ 記憶拼圖：有一個名叫雷奧納德的人，爲了保護自己的妻子，受到歹徒攻擊，受傷後記憶完全喪失。他只記得自己的妻子死於某個蒙面的強姦犯，而且決心復仇。但由於失憶，他只能利用照片、紙條以及將線索紋在身上的幾個方式來協助自己。整個影片，就在他這個找尋犯人的過程中不斷的演出一幕又一幕神秘的劇情。

⑭ 芬芙拉命與芬他命：芬芙拉命是類血清張力素促動劑，結構式類似安非他命，而芬他命具有抑制正腎上腺素回收的作用，可控制食慾。

⑮ 有關減肥手術的長期效果，有兩篇摘要非常精采值得參考，參看前述Kral在一九九八年發表的論文和Blackburn在二○○一年寫的文章。

⑯ 傾食症候群：多發生於胃切除三分之二以上、胃腸吻合術的病人，症狀有：腹部飽

脹、噁心、抽筋、腹瀉、暈眩、虛弱、脈搏加快及出冷汗等。

⓱原注：參看見Blackburn在二〇〇一年發表的報告，以及Nightingale, M. L.,等發表的論文〈Prospective evaluation of vertical banded gastroplasty as the primary operation for morbid obesity〉，《*Mayo Clinic Proceedings*》67（1992），pp. 304-305。

⓲原注：病態肥胖的盛行率，參看Kuczmarski, R. J.,等人發表的〈Varying body mass index cutoff points to describe overweight prevalence among U. S. adults: NHANES III（1988 to 1994）〉，《*Obesity Research*》5（1997），pp. 542-48。

⓳身體質量指數：BMI，body mass index，也就是體重和身高之間的比例，計算方式爲體重除以身高的平方，體重的單位爲公斤，身高的單位爲公尺。理想的BMI值爲20至24.9 kg/m^2，25至29.9稱爲過重，超過30即可算是肥胖。

⓴原注：參看Hsu, L. K. G., et al:〈Nonsurgical factors that influence the outcome of bariatric surgery: a review〉，《*Psychosomatic Medicine*》60（1998），pp. 338-46。

第❸部

世事難料

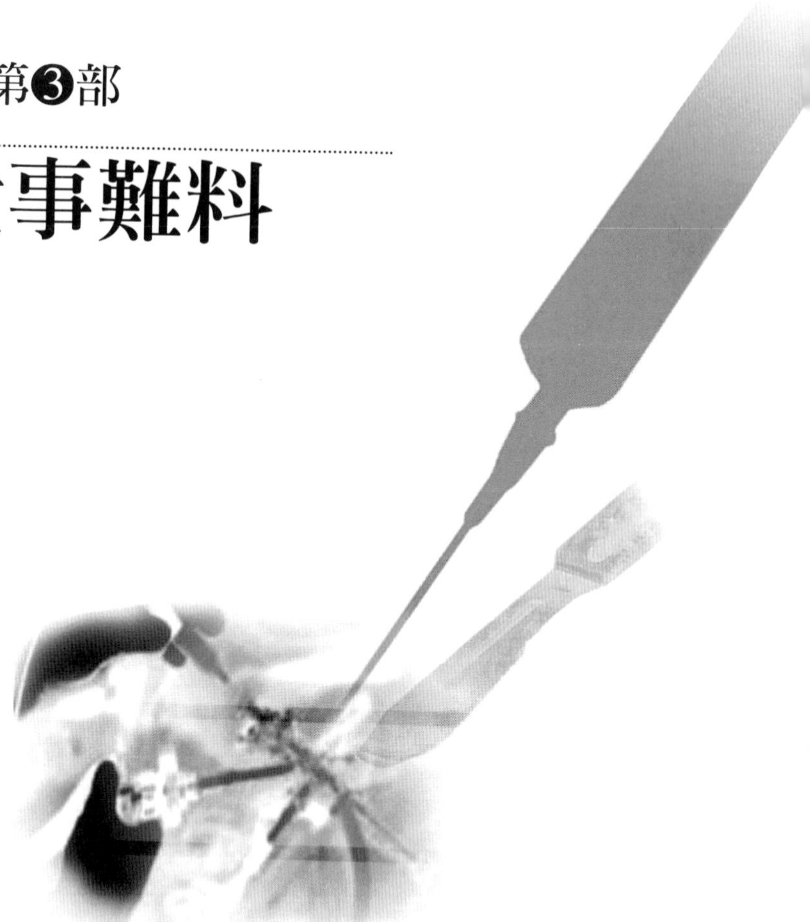

第十一章

最後的一刀：屍體解剖

今天，屍體解剖已經難以為繼。二、三十年前這是常規作法，現在則寥寥無幾。人一想到自己死後要被開膛剖腹，就覺得渾身不自在。

你的病人死了。病人家屬都到了。最後，還有一件事你必須徵詢家屬意見，也就是屍體解剖。這種事要怎麼開口？你可以漫不經心地問，就當這是再平常不過的一件事：「要做屍體解剖嗎？」或者，你像影片「警網」（Draget）中不放過任何證據的警探佛萊迪（Joe Friday），用勢在必行的語氣告訴家屬：「某某女士，我們要幫您的家人做屍體解剖，除非您強烈反對。」或者，你把自己當作局外人：「對不起，院方要我向您詢問，您同意做屍體解剖嗎？」

今天，再怎樣，你都不能拐彎抹角。我的病人當中有一個是八十多歲的老太太。她在註銷駕照不再開車之後，反而給車撞了。她走路到公車站牌時被撞，開車肇事者是一個比她更老的人。老太太顱骨凹陷骨折、腦出血，儘管我們爲她做了手術，幾天後還是宣告不治。她在春日的一個午後嚥下最後一口氣。我佇立在她的病榻旁，和涕淚縱橫的家屬一同低頭默哀。接著，我避開那個可怕的字眼，用最婉轉的說法詢問家屬：「如果各位能夠接受的話，我們希望做個檢查來證實死因。」

她的姪子露出驚懼的神色，問我：「屍體解剖嗎？」他瞪著我，好像我是在他姑媽屍體上盤旋的禿鷹。「她老人家還沒受夠嗎？」

今天，屍體解剖已經難以爲繼。二、三十年前，這是常規作法，現在則寥寥無幾。人一想到自己死後要被開膛剖腹、大卸八塊，就覺得渾身不自在。即使是外科醫師，也難免會覺得此舉侵犯了另一個人的軀體。

不久前，我去解剖室旁觀。要被放上解剖檯的是我照顧過的一個三十八歲的女病人。她與心臟病搏鬥多日之後不治。解剖室在地下二樓，經過洗衣房和垃圾處理區後，你會看到一扇沒有任何標示的金屬門，這裡就是了。解剖室的天花板很高，牆上油漆斑駁脫落，鋪了咖啡色地磚的地面由兩頭斜向中央排水溝。工作檯上有盞本生燈，還有一個雜貨商用的老式磅秤——有個大大的、像是鐘面的重量顯示面，顯示面上的指針是紅色的，下面還有個承物盤——用來秤器官重量。架子上，琳瑯滿目，有大腦灰質、腸子等，都用微波保鮮盒裝起來，浸泡在福馬林中。這裡看來很老舊、簡陋、落後。角落有張搖搖晃晃的推床，床上躺著的就是我的病人。她手腳攤開，一絲不掛。解剖小組才剛動手。

有人開刀的手法教人不敢恭維，但屍體解剖更糟。即使是最慘不忍睹的手術，像是植皮或截肢，外科醫師還是得顧到一點細緻或美感。我們知道，刀下的軀體仍有生命的悸動，不久後就會醒來。但在解剖室，躺在解剖檯的人已魂歸西天，空留一具臭皮囊，刀法也就隨隨便便。從最小的地方就可看出其中的差別。就拿把推床上的病人搬運到檯子上這件簡單的事來說。在開刀房的時候，儘管病人已經沒有意識，我們還是小心謹慎，包括使用套上帆布的搬運滑板，動作輕柔，生怕病人碰傷了。反之，在這兒，一個人抓著死者的手，一個人抓著腳，使勁拖拉。假如死者的皮膚黏在不鏽鋼解剖檯上了，他們會拿水管往死者身上和解剖檯沖水，然後再擺放停當。

負責解剖的病理科醫師是個年輕小姐。她站在一邊，讓助手執刀。她的同行很多都是這樣，他們走上這一行不是為了解剖屍體，而是研究活人組織，像是偵探，運用高科技追獵疾病。她樂得把屍體解剖這種差事交給助手去做。不管怎麼說，在這方面，助手也比她經驗老道。

這個助手高佻、苗條，年約三十，一頭淺棕色直髮。防護裝備一應俱全，有口罩、防護面具、手套，還有藍色塑膠布做的防護衣。死者的軀體在檯子上放好後，她就把一個十五公分長的金屬塊塞進死者背部下方、肩胛骨之間，死者的頭部因而後仰，胸部拱起。她拿著一支大大的手術刀（六號刀片），先從兩邊肩膀斜斜劃下，彎彎地繞過乳房，到達中線，接著再往下走，直至腹部和骨盆，形成一個大大的Y字。

開膛剖腹對外科醫師而言有如家常便飯。你一心一意想著病人的身體結構以及刀要怎麼開，因此不難保持客觀、超然。然而，看著助手下刀，我忍不住皺眉蹙眼：怎麼拿手術刀就像握筆一樣，用刀尖慢條斯理地劃。我們外科醫師開刀可不是這樣，通常必須站得直直的，刀握在拇指和其他四指之間，就像小提琴握弓的姿勢，刀身和傷口平行，以刀腹俐落地劃下去，一刀就到所需的深度。這個助手像是用刀子在慢慢鋸。

接下來做內臟剜除就快了。助手把死者的皮膚剝開後，就用電鋸把露出的肋骨從兩側鋸開。鋸開後，她把整副肋骨提起，像是提起汽車的引擎蓋，然後打開腹腔，剜出所有的重要器官，包括心、肺、肝、腸、腎。下一步，她鋸開頭骨，取出大腦。這時候，病理科醫師在後面的工作檯上將組織、器官一一過磅、檢查，並準備顯微切片和所有檢驗所需的樣本。

儘管如此，我還是不得不承認：全部結束時，死者看來似乎完好如初。助手按照規定，從死者耳朵後面鋸開頭骨，如此一來傷口會被頭髮蓋住就看不到了。她用七股精編的縫線將死者的胸部和腹部緊密縫合。死者除了腹部略有凹陷，看來幾乎和推進解剖室時一樣。(屍體解剖的知情同意及授權書明載，醫院有權留存死者的器官做為檢驗和研究之用。這種作法在英國引起很大的爭議，媒體抨擊說，這是器官搶奪的行徑，但在美國，一般而言大家還能接受。)儘管死者做過屍體解剖，很多家屬還是願意讓參加葬禮的人瞻仰遺容。殯葬業者會用塡充劑補綴遺體，讓死者看來音容宛在，常常讓人看不出先前做過屍體解剖。

然而，到了開口請求家屬允許的時候，想到屍體解剖的一切，總讓人覺得沈重。醫師的心情又何嘗不是如此？你努力以冷靜超然、不帶感情的態度來面對。然而，疑慮還是不知不覺襲上心頭。

我碰到的最初幾個有必要做屍體解剖的病人中，有一個是七十五歲的老醫師。他已經退休，以前在新英格蘭執業。一個冬夜，我陪他走到人生的終點。我們姑且稱他席克斯先生(化名，不過眞名雖不中亦不遠矣)。他在緊急之下被送來醫院：腹部主動脈瘤感染、破裂。我們立刻爲他開刀。術後，他的命總算撿回來了，恢復情況穩定。不料，十八天後，他的血壓遽降，血從腹部的引流管大量冒出。爲他開刀的醫師說：「主動脈補好的地方可能裂開了。」可能是因感染未完全清除，主動脈縫合處(也就是感染的主動脈移除的地方)癒合不好。我們可以再幫這個病人開一次刀，但風險極大，病人可能就此一命嗚呼。當初爲他開刀的醫師想，老先生可能不願意再開一次。沒錯。席老先生告訴我，他已經受夠了，不想再開了。我們通知了席老太太。有個朋友正陪著她前來醫院，但還要兩小時才能趕到。

夜半，我在席老先生的病榻旁坐著。他靜靜躺在床上，出血不止，手臂軟弱無力，然眼神毫無懼色。我可以想見他太太六神無主，車子在高速公路上瘋狂奔馳。寬敞的六線道空蕩蕩的。

席老先生一直撐到凌晨兩點十五分，他太太趕到那一刻。席老太太看到老伴，頓時面如死灰，但她還是努力使自己鎮定下來。她柔情地握著老伴的手，捏了一下，席老先生也捏她一下。我讓他們獨處。

兩點四十五分，護士叫我進去。我用聽診器聽了一下，然後轉身面對席老太太，告訴她，老先生已經走了。老先生是內斂的北方人，老太太也很含蓄，最後還是忍不住掩面嚶嚶哭了起來。她的身影突然顯得那麼的脆弱、嬌小。陪她來的朋友不久也來到病房，扶著她的肩膀一起走出去。

我們受命要向每個死者的家屬請求同意做屍體解剖，以證實死因，看我們的處置有無任何錯誤。此時此刻，我也不得不硬著頭皮去問那位遭受重大打擊、失魂落魄的老太太。但這時，我不禁想，像這樣的病例，屍體解剖可能沒有多大意義。我們很篤定，老先生是死於主動脈的持續感染和破裂。因此，把這個人的器官都挖出來，又有什麼好處？

我決定不去打擾席老太太。在她走出加護病房大門的時候，我的確有機會攔住她。我也可以找個時候打電話給她。可是我沒有。

不只是我這麼想，很多醫師也是。近年來，極少醫師要求死者的家屬同意做屍體解剖。《美國醫學會期刊》（*Journal of the American Medical Association*）因而覺得有必要向不做屍體解剖的作法「宣戰」❶。根據最近可查到的統計數字，在所有死亡的案例中，接受屍體解剖的還不到十分之一。很多醫院甚至已經都不做了。這是一個很大的轉變。在二十世紀，就大多數死亡的病例而言，醫師都很積極地爲死者做屍體解剖。不知歷經幾個世紀的爭取才有這麼一天的。正如衣瑟森（Kenneth Iserson）在《從死亡到塵土》（*Death to Dust*）這本精采的年鑑描述的，屍體解剖這種作法雖然可追溯到兩千多年前，翻開整部人類歷史來看，在二十世紀之前，卻很罕見❷。宗教大都不贊同這種作法，像是回教、神道教、正統派猶太教和希臘東正教會都不同意，除非有法律上的理由。根據史書所載，羅馬醫師安提斯第俄斯（Antistius, 50 BC-AD 18？）是最早做法醫驗證的。他在公元前四十四年爲被刺身亡的凱撒大帝（Julius Caesar, 100-44 BC）驗屍，記錄他身上的二十三處傷口，包括最後胸口上那致命的一刀。一四一〇年，天主教會下令醫師爲就職未滿一年就身亡的教宗亞歷山大五世（Pope Alexander V）驗屍，調查他的死是不是繼任者下的毒手。結果沒發現什麼證據。

在新大陸，第一樁屍體解剖倒是爲了宗教。一五三三年七月十九日，醫師爲西班牙島（Island of Espanola，現今的多明尼加共和國）上的一對胸腔下半相連的連體姊妹花的遺體做解剖，看看她們有一個靈魂，還是兩個。這對連體姊妹花出生的時候是活產，牧師把她們當作是兩個個體，爲她們施洗禮。後來，有人表示異議，質疑牧師這麼做是不當的。島民口中的「連體女魔」結果在出生的第八天死亡。大家就決定請醫師來做屍體解剖，以解決爭議。做解剖的是一個名叫卡馬秋（Johan Camacho）的醫師。他發現這對姊妹雖然相連，兩人身體內部的器官一應俱全，因此認定她們各有各的靈魂。

即使是在教會束縛略有鬆綁的十九世紀，還是少有西方人願意醫師爲他們的家屬做屍體解剖確定死因，以利醫學研究。屍體解剖也就不得不偷偷摸摸地做。醫院裡的病人剛斷氣，有的醫師就會馬上動手，讓家屬來不及表示反對。還有人會等到死者入土後再去挖墳，有時是一個人動手，有時會找共犯。這種行徑到二十世紀初還有。爲了保護死者，有些家屬會在漆黑的墳地守護，直到天明。「大夜班」（graveyard shift）一詞就是這麼來的。還有家屬會把大石塊壓在棺木上。一八七八年，俄亥俄州有家公司甚至販賣炮彈棺材，如果有人圖謀不軌，敢越雷池一步，就會引爆土製炸彈。然而，醫師還是「求屍若渴」。由畢爾斯（Ambrose Bierce）編寫、一九〇六年出版的《魔鬼字典》（*The*

Devil's Dictionary），就把「墳墓」定義爲：「死者在此躺著，等著醫學生前來取走他們的軀體。」

到了二十世紀初，那個時代的醫界巨擘，如柏林的維蕭（Rudolf Virchow, 1821-1902）、維也納的羅奇坦斯基（Karl von Rokitansky, 1804-78）和巴爾的摩的歐斯樂（William Osler, 1849-1919）扭轉了大眾的看法，開始支持屍體解剖。他們說這是一種有利於發現眞相的利器，可讓醫師找出肺結核的原因、知道如何治療闌尾炎及認定阿茲海默症的存在。還有，屍體解剖可以做爲前車之鑑，教醫師避免錯誤。要不是屍體解剖，醫師可能永遠都不知道自己的診斷是錯誤的。更有甚者，當時大多數的死亡都是難解的謎，屍體解剖可使眞相大白，讓死者的家屬得到一個答案，了解自己摯愛的家人究竟是怎麼死的——這或許是讓人最心服口服的說法。另外，由於醫師在醫院做屍體解剖滿懷敬意，讓死者有尊嚴，輿論也就不再抨擊了。假以時日，不向死者家屬請求屍體解剖的醫師反倒讓人起疑。到了第二次世界大戰告終之時，不管在歐洲或北美，屍體解剖已經成爲人死亡後的一個常規作法。

那麼，屍體解剖式微的原因爲何？其實，並不是因爲死者家屬的反對。根據最近的調查研究，死者家屬八成會同意。反之，過去爲了屍體解剖不擇手段到盜屍的醫師現在卻意興闌珊。有人說這是有不可告人的動機，像是保險單位不給付、醫院要省錢，或者想掩蓋醫療疏失的證據。也就是說，屍體解剖一旦大行其道，醫院就虧大了，而且醫死人這種事也就紙包不住火了。

然而，我猜測屍體解剖不再盛行可能還有其他原因，也就是二十一世紀醫學的自負。我無法開口向席老先生的遺孀請求屍體解剖，不是爲醫院省錢，也不是怕暴露什麼疏失。相反地，我認爲疏失出現的可能性微乎其微。今天，我們有電腦斷層掃描、超音波、核子醫學、分子檢驗等利器在手。病人死去的時候，我們早就知道原因了。屍體解剖等於是多此一舉。

我本來是這麼想的，然而有一個病人改變了我的想法。

他六十來歲，留著絡腮鬍，總是笑臉迎人。這個先生以前是工程師，退休後潛心於藝術創作，而且有可觀的成績。他天性快活，就稱他做樂先生吧。樂先生有所謂的血管病，全身上下幾乎沒有一條動脈是好的。爲什麼會這麼嚴重？可能是飲食習慣或是遺傳，菸不離手可能也是個問題。過去十年，他曾經歷過一次心臟病發作、兩次腹部主動脈瘤修補手術、因腿部動脈阻塞做了四次血管繞道手術，還有幾次的動脈氣球擴張術，以撐開硬化的動脈。然而，我從來沒見過他自憐自艾、怨天尤人。他說：「不能因爲這樣就過得淒淒慘慘吧。」他的孩子很出色。他也做了爺爺了，孫子很漂亮。他不忘加上一句：「啊，我老婆，更是好得沒話說。」樂太太就坐在床邊，杏眼滴溜溜地轉。他咧嘴一笑。

樂先生是因爲腿部傷口感染住院的。不久又發生心力衰竭，心臟送血功能衰退，導致血液在靠近心臟的靜脈處累積，肺部也有積水的現象。他的呼吸愈來愈困難，於是我們把他送進加護病房，爲他插管，裝上呼吸器。本來他想住兩天就可以走了，結果住了兩個禮拜。在療程中，我們給他利尿劑，並換了一種治療心臟病的藥物，就有起色了，心肺功能恢復不少。一個晴朗的禮拜天早晨，他在床上斜躺著看電視。電視就懸吊在天花板下方，他看的是八點的晨間新聞節目。我對他說：「你恢復得很快。」還說，下午我們打算把他從加護病房轉到普通病房，也許再過一兩天就可以回家了。

兩個小時後，我聽見頭上擴音機響起藍色代碼的緊急搶救呼叫。我趕到加護病房的時候，護士正在爲樂先生做心臟按摩。這個情景叫我憤怒不已，我不禁咒罵一聲。護士解釋說，他本來還好端端的，坐在床上看電視，突然間出現休克的樣子，然後就倒下去不省人事了。一開始，心臟監視器上甚至看不到心跳，後來心跳回來了，但沒有脈搏。一堆同事趕來協助。我爲他插管，給他輸液和強心劑，請人連絡在家裡的主治醫師，另外有人去查早上的檢驗報告。技術員也推了一部移動型X光機爲幫他照片子。

可能的原因在我的腦中閃過，不出那幾個。一個是肺塌陷，但我用聽診器一聽，發現他的呼吸聲正常，X光片看來他的肺也沒問題。大出血嗎？但他的腹部沒有腫脹，而且他病情變化得十分突然，教人措手不及，不像大出血。有可能是代謝廢物不能及時排出體外，造成嚴重的血液酸化。但檢驗報告顯示，他的血液無異常。會不會是心包囊塡塞，血液跑到心包囊裡面了？我拿了支十五公分長的脊椎針接上針筒，從病人的胸骨下方的皮膚刺進去，到心包囊的位置。沒有出血。那就只剩一個原因：急性肺栓塞，血栓掉到肺部，肺血管所有的血流因而阻塞。如果眞的碰上急性肺栓塞這樣可怕的殺手，我們也只能認栽了。

我走出病房，打電話給主治醫師，然後告訴剛剛趕來的總醫師。他們同意，肺栓塞是唯一合理的解釋。我回到病房，把藍色的緊急搶救燈關掉，宣布：「死亡時間：上午十點二十三分。」我打電話通知在家裡的欒太太，告訴她欒先生的病情突然急轉直下，請她前來。

壓根兒也沒想到會發生這種事。我翻看欒先生的病歷，希望能找到什麼線索。有了。我發現前一天的檢驗報告說，病人的凝血速率似乎有點慢，然而不算嚴重。然而，加護病房的一位醫師還是決定用維他命K來改善。維他命K常見的一個副作用就是形成血栓。我怒不可抑。這麼做根本沒有必要。爲了讓檢驗數值看起來完美一點，病人卻送了命，値得嗎？我和總醫師去找開維他命K的那個醫師算帳，指責他，說病人就是死在他手裡。

樂太太到醫院的時候，我們帶她去家屬休息室。這是個非常安靜的地方。從她臉色看來，她可能已經料想到不測。我們告訴她，她先生因爲急性肺栓塞，心臟突然停止，也提到我們給他的藥物有可能是引起急性肺栓塞的原因。我帶樂太太去看她先生，讓她在病房待一會兒。她走出來時，雙手顫抖，臉上滿是淚痕。接下來，她居然感謝我們，謝謝我們對她先生的救治與照顧，讓他能在她身邊多待這麼些年。或許吧，然而我們還是覺得自己沒用。

我向她提出一個不得不說的請求。我告訴她，我們想要爲她的先生做屍體解剖，希望得到她的同意。我們認爲我們已經知道她先生的死因，但還是希望藉由屍體解剖來證實。她考慮了一下，最後說，如果這麼做有幫助的話，那就做吧。我說，會有幫助的。這是我該說的話，然而我自己卻不確定。

第二天早上，我不必跟刀，就溜到解剖室去看看。我到的時候，樂先生已經躺在解剖檯上了。他的手臂張開，皮膚被剝開，胸腔露出來，腹部也洞開。我穿上手術衣、戴上手套、口罩，去仔細瞧瞧。助手開始用電鋸把左側肋骨鋸開，血流了出來——黑黑的、黏黏的，就像機油。奇怪了。我幫助手把肋骨打開。胸腔左側積滿了血。我在肺動脈摸來摸去，心想這裡該有硬硬的血栓。結果沒有，樂先生根本沒有肺栓塞的問題。我們把三公升左右的血抽吸出來，把左肺拿出來。答案就在眼前：他的胸主動脈約是一般人的三倍粗，上面有個一．二公分的洞。原來他是動脈瘤破裂大出血而猝死。

過幾天，我向開維他命K的那位醫師道歉，檢討我們當初爲什麼沒診斷出來。我翻看樂先生的X光片，現在才看出動脈瘤外圍的陰影。然而，當時沒有人看出來，連放射科醫師也沒發現。儘管我們早就發現這個瘤，也不能做什麼。接下來的幾個禮拜，我們也只能繼續爲他治療感染和心臟衰竭，直到這個瘤破裂，教我們措手不及。但讓我無法釋懷的是，那天，我們爲什麼那麼胸有成竹，卻錯得那麼離譜。

最令人大惑不解的是最後一張X光片，也就是在緊急搶救時拍的那一張。胸腔明明都是血，左邊看來至少該有點霧濛濛的。我抽出片子，再看一次。他的肺看來還是乾乾淨淨的。

誤診致死，然後因屍體解剖而翻案的例子常見嗎？我本來以爲這種例子不常見，頂多是百分之一或二吧。可是根據一九九八年和一九九九年的三個調查研究，比例約達四〇%❸。有一項針對屍體解剖的大規模研究下結論說，誤診病人中有三分之一如果得到適當的治療，病人應該可以存活。曾擔任《美國醫學會期刊》編輯的病理科醫師藍柏格（George Lundberg）指出的事實更讓人震驚，教人不得不注意這樣的數據：至少從一九三八年以來，屍體解剖揭露的誤診率一直沒有改善。

怎麼可能？近年來，醫學影像和診斷的技術與設備不是有長足的進步嗎？在死亡的病例當中，居然每五個就有兩個的死因診斷是錯誤的。這樣的比例實在教人難以接受。過了幾十年，我們還是在原地打轉。哈佛醫師做了一個簡單的研究❹，看藍柏格所言是否爲眞。他們回醫院調閱一九六○年和一九七○年的屍體解剖報告，找出診斷錯誤的例子。那是在電腦斷層掃描、超音波、核子掃描等先進科技出現以前的時代。接著，再查看一九八○年的報告，這時上述設備使用得已相當普遍。研究發現，果然沒有改善。不管在哪一個年代，在爲病人診斷死因的時候，都有四分之一的致命感染、三分之一的心臟病發作和將近三分之二的肺栓塞，這些眞正的死因都沒有找出來。

就大多數的例子而言，問題不是出在儀器，而是醫師在一開始的時候腦海裡根本沒有想到這項診斷。或許有神奇的檢驗或掃描可以運用，但醫師沒有開立這樣的檢查。

哲學家高羅維茲（Samuel Gorovitz）和麥肯泰爾（Alasdair MacIntyre）在一九七六年發表的一篇論文中探討人類出錯是什麼回事。例如，氣象學家預測颶風的登陸地點爲什麼會錯？他們認爲可能有三個原因：一個是知識不足，人類對颶風的認識仍有限，無法掌握其動態；第二是能力不夠，知識雖然夠了，但氣象學家運用這些知識來做判斷的時候產生錯誤。以上兩種缺失都是可以彌補的，科學可以戰勝無知，而訓練和科技可以克服能力不夠的問題。然而，高羅維茲和麥肯泰爾這兩個哲學家舉出，第三個原因是無法克服的，他們稱之爲「必要錯誤」❺。

他們認爲，有些知識不是可以利用科學和科技得到的。例如，我們不只是要科學解釋颶風一般而言是怎麼行進的，還要科學預測某一個颶風（如星期四在南卡羅萊納海岸外的颶風）將會如何行進，那就強人所難了。沒有兩個颶風會一模一樣。雖然颶風的行進有規則可循，但環境中無法控制、意外的變因很多。某一個颶風將來行進方向爲何，要說得準，必須要了解這個世界的每一個面相，洞悉每一個層面，換言之，要有全知的本事。

這並不是說所有的事情都難以預測。很多事還是我們可以料準的。高羅維茲和麥肯泰爾以冰塊爲例。冰塊的結構很簡單，而且都一樣，隨便拿一塊，你都可以做出百分之百正確的預料：冰塊碰到火會溶化。那麼，我們也可說得準人身體裡面出了什麼變化嗎？人像冰塊，還是像颶風？

午夜，我在急診室爲病人診察。我會說，眼前這個病人像冰塊。也就是說，我相信自己了解她到底出了什麼毛病，她的一些特點我都注意到了。我相信自己可以幫助她。

我們就叫她杜雯女士吧。她現年四十九歲，肚子痛了兩天。我從踏入她的病房，拉開簾幕那一刻，就開始觀察她。她坐在推床旁邊的椅子上，蹺著二郎腿。看到我，她開口打招呼。她的聲音因爲抽太多菸而沙啞。她看起來不像有病在身，沒抱著肚子，講起話來也沒困難。她的氣色不錯，沒潮紅，也不蒼白。她一頭及肩的棕髮梳理得很整齊，唇上有細細塗上的口紅。

她告訴我，她一開始腹痛如絞，像是脹氣痛。後來，愈來愈痛，而且集中在一點——她指著肚子右下方的一點。接下來，她開始拉肚子，而且尿意頻繁。她沒有發燒，沒有噁心的感覺。說實在的，還有點餓。她告訴我，兩天前她在芬威球場吃了熱狗，在這之前，她到過動物園欣賞珍奇的鳥類。她問，吃熱狗和去動物園跟她的肚子痛有沒有關連？她有兩個孩子，他們都已長大成人。她最後一次月經來潮是三個月前的事。她每天抽半包菸，以前曾施打過海洛因，但後來戒了，現在沒有毒癮的問題了。另外，她曾得過肝炎，從未開過刀。

我摸摸她的肚子。什麼都有可能：食物中毒、病毒感染、闌尾炎、泌尿道感染、卵巢囊腫，還有懷孕。她的肚皮軟軟的，沒有腫脹，右下方有一個地方特別會覺得痛。我按壓，指下的肌膚因爲反射而僵直。我也爲了她做了骨盆檢查，沒有發現她的卵巢有異常。我鉤選了些檢驗項目。檢驗報告說，她的白血球數很高，尿液常規檢查則是正常。驗孕的結果：沒有懷孕。我請病人去做腹部電腦斷層掃描。

我確定自己可以幫她找出問題。我怎會這麼有信心？在這之前，我從來沒有見過這個女人，但是我想她就像其他我看過的病人。這麼想對嗎？我必須承認，在我看過的病人當中，沒有第二個像她一樣：現年四十九，得過肝炎，曾有毒癮，最近到過動物園，還有在芬威球場吃過熱狗，右下腹部疼痛了兩天。每天，我們把病人推進開刀房，打開他們的肚子。大抵來說，我們知道裡面有什麼，不會是鰻魚，不會是小小的、會發出響聲的機器，也不會是一堆藍色的液體，而是一圈圈的腸子，一邊是肝臟，另一邊是胃，下面有膀胱。當然，其中會有差異，有人是沾黏，有人是感染。疾病有千百種，我們將病人一一分類，做出統計資料概覽。

我推斷可能是闌尾炎。這是從疼痛的部位來看，還有症狀發生的時間，加上身體檢查和檢驗出來的白血球數——這些都與我過去所見吻合。奇怪的是，病人覺得餓，還可以走來走去，看不出來有病痛的樣子。這似乎不大尋常。我走進放射科看片室，站在黑暗中，從放射科醫師的肩膀後面看監視器上顯示的病人腹部影像。放射科醫師指著片子說，這闌尾像條肥肥的蟲，包裹著灰灰的、一條一條的脂肪。他斬釘截鐵地說，這是闌尾炎。我打電話給值班主治醫師，告訴他我們的發現。他說：「去排刀。」我們要替病人開刀切除闌尾。

這次的闌尾炎是千真萬確的。然而，我也碰過類似的病例，肚子剖開來一看，闌尾卻好端端的。開刀其實也是一種活體解剖。屍體解剖的英文「autopsy」從字源來看就是「親眼瞧瞧」。儘管我們知識豐富、技術先進，打開病人的肚子一看，有時還是會嚇了一跳——我們似乎錯過了一條線索，真是有疏失。有時，儘管我們每一步都做對了，還是發現自己看錯了。

不管病人是死是活，我們都得親眼瞧瞧，才知道眞相。即使是像席老先生的例子，現在我不禁懷疑當初在縫合血管的時候是不是沒縫好，或者其他地方出血。醫師不再開口向死者家屬請求屍體解剖，奇怪的是，一般人似乎也樂得放我們一馬。一九九五年，美國國家衛生統計中心（National Center for Health Statistics）已不再蒐集屍體解剖的統計資料❻。我們甚至懶得再提屍體解剖有多麼罕見。

從我對人類身體內部的觀察，我認爲人類介於颶風和冰塊之間：從某些層面來看，永遠是神秘難解的，但從另一些層面來看，如果有足夠的知識和小心探索，完全是可以解讀的。說我們一無所知或者已到了知識的極限都是愚蠢的想法。我們還有改善的餘地，我們甚至能從死者身上去找答案。我們本來言之鑿鑿，後來卻發現自己錯了，這樣的前車之鑑也得好好記取。

【注解】

❶原注：參看 Lundberg, G. D.,的〈Low-tech autopsies in the era of high-tech medicine〉，《*Journal of the American Medical Association*》280（1998），pp. 1273-74。

❷ 原注：有關屍體解剖的歷史，本人參考的資料有二：一是Iserson, K. V., 的著作《*Death to Dust: What Happens to Dead Bodies*》（Tucson, Ariz.: Galen Press, 1994）；另一是King, L. S.,與Meehan, M. C.,共同發表的論文〈The history of the autopsy〉，《*American Journal of Pathology*》73（1973），514-44。

❸ 原注：最近這三個研究見Burton, E. C., Troxclair, D. A., Newman III. W. P.,的〈Autopsy diagnoses and malignant neoplasms: How often are clinical diagnoses incorrect ?〉，《*Journal of the American Medical Association*》280（1998），pp. 1245-48；Nichols, L., Aronica, P.,和Babe, C.,發表的〈Are autopsies obsolete?〉，《*American Journal of Clinical Pathology*》110（1996），pp. 210-18；Zarbo, R. J.,、Baker, P. B.,與Howanitz, P. J.,的報告：〈The autopsy as a performance measurement tool〉，《*Archives of Pathology and Laboratory Medicine*》123（1999），pp. 191-98。另參看Hill, R. B.,和Anderson, R. E.,著作《*The Autopsy: Medical Practice and Public Policy*》（Newton, Mas.: Butterworth-Heinemann, 1988），pp. 34-35。

❹ 原注：見Goldman, L.,等人發表的〈The value of autopsies in three medical eras〉，《*New England Journal of Medicine*》308（1983），pp. 1000-5。

❺ 原注：有關「必要錯誤」的解釋，見Gorovitz和MacIntyre的文章〈Toward a theory

of medical fallibility〉，《*Journal of Medicine and Philosophy*》1（1976）, pp. 51-71。

❻ 原注：見 Burton, E.,的論文〈Medical error and outcome measures: Where have all the autopsies gone?〉《*Medscape General Medicine*》, 28 May 2000。

第十二章

死了十個寶寶的母親

科學最大的好處就是可以釐清疑點。
然而，科學在提出解答之時，
往往也引發相當多的問題。
那八個嬰兒的死亡案例也不例外。

費城有個名叫瑪莉·諾（Marie Noe）的女人，在一九四九年和一九六八年間總共生了十個孩子。這十個寶寶，一個接著一個，都死了：一個死產，一個在醫院剛出生就死了，但是其他八個，原本好端端的在搖籃裡，也死了。做母親的瑪莉說，她發現的時候，寶寶都黑了，有的一動也不動，有的呼吸困難，掙扎了一會兒，也死了。這八個嬰兒爲何猝死？儘管每一個都做了屍體解剖，當時的醫師，就連最權威的病理科醫師，也找不到答案[1]。有人強烈懷疑其中必有陰謀，可是沒發現什麼證據。後來，醫界發現每年似乎有好幾千個似乎健健康康的嬰兒，卻突然死在嬰兒床上，此即原因不明的嬰兒猝死症。

然而，單單一個家庭就出現了八個嬰兒死亡案例。何以安然地說這是嬰兒猝死症？沒有一個女人像瑪莉一樣失去這麼多親生骨肉。儘管屍體解剖報告單上寫著「死因：未明」，我們還是希望醫師能夠找出比較充分的解釋。三十年過去了，關於那八個嬰兒的猝死之謎，最後似乎露出端倪。一九九八年八月四日，費城地區檢察官亞伯拉漢（Lynne Abraham）引述最新的醫學證據，宣稱現年七十歲的瑪莉，當年是用枕頭將自己的孩子活活悶死的。亞伯拉漢告訴美聯社：「科學讓這樁歷時久遠的懸案眞相大白。」這位女檢察官以八項一級謀殺的罪名將瑪莉起訴。

這位檢察官所述讓我大惑不解。她（或者說，科學）何以一口咬定那八個嬰兒是被謀殺的，而不是嬰兒猝死症？科學最大的好處就是可以釐清疑點。然而，科學在提出解答之時，往往也引發相當多的問題。那八個嬰兒的死亡案例也不例外。說來，嬰兒猝死症並非是一種病名，而是我們這個時代的醫師爲一大醫學之謎起的名稱。任何一樁嬰兒猝死案例，雖已做過完整的屍體解剖檢查，死因仍難以解釋或論定，就可定義爲嬰兒猝死症。通常，在這種死亡案例當中，嬰兒原本健康良好，卻無端死在床上。沒有人聽到嬰兒死前的啼哭，有的嬰兒死時緊握拳頭、有的口吐白沫，血水從口鼻流出。儘管九〇%猝死的嬰兒只有六個月大或者更小，較大的嬰幼兒也有自然死亡或暴卒的案例。

關於嬰兒猝死症，早先的理論是嬰兒突然自己停止呼吸，因而死亡，這個理論已被推翻。有些研究結果認爲原因可能有二，也就是床鋪太軟或者趴著睡，都會增加嬰兒猝死症發生的機率。有四年的期間，美國小兒科醫師鼓吹父母讓嬰兒仰睡或側睡，這項嬰兒猝死症防治運動成效不錯，使得嬰兒猝死症減少了三八%[2]。或許嬰兒猝死症屬於意外死亡案件，嬰兒因爲無法翻身或被棉被包裹，窒息而死。然而，面對這樣的研究結果，我們還是要問：人爲的嬰兒窒息死亡和嬰兒猝死症要如何分辨？特別是像瑪莉生下的嬰兒，當初屍體解剖並沒有發現任何外力傷害，那些嬰兒的屍體現在已成白骨，要如何做進一步的追查？我請教了一些法醫病理醫師和研究兒童受虐事件的專家，他們告訴我，不管是屍體解剖或是新的檢驗方式，都無法區分自然的嬰兒猝死症和人爲的嬰兒窒息死亡。因此，起訴瑪莉的根據何在？

在瑪莉被起訴的消息宣布後不久，我打了很多電話詢問跟這個案件有關的人。每一個人都語焉不詳。我答應不會說出他們的眞實姓名之後，終於有一位官員承認，關於瑪莉謀殺親生骨肉一案，其實並無直接證據。一九九七年十月，由於《費城雜誌》（*Philadelphia*）刊登的調查報導與提出的疑點，法官決定重新審理此案，並要求費城的醫事檢察官重新調閱以前的屍體解剖報告。然而，重新調閱也只能查看尙存的報告（有一份已遺失）、嬰兒的死亡證明書和檢方調查報告。從這些資料看來，醫師認爲嬰兒屍體並無人爲窒息的跡象。此外，關於這個案件，沒有人告密，也沒有遺漏血跡檢驗等證物。他們就像先前參與調查的病理科醫師，手中握有的事實只是一個家庭的八名嬰兒先後猝死，沒有身體遭受傷害的證據，然每個嬰兒死亡的那一刻，唯一在場的人是他們的母親，因此她還是有嫌疑。唯一不同的是，現在醫師願意出面指出，這種連續死亡的模式就是謀殺。

以兒童受虐事件為例，科學所能提供的證據常常只是間接的，其他很多事件也是。偶爾，醫師的確可以找出直接而讓人信服的證據以做出診斷，像是只有香菸頭才會留下的燙傷痕跡，衣架毆打造成的淤傷，還有一隻腳有一大截的燙傷或者整隻腳都燙紅、燙爛了，顯然是強行把孩子的一隻腳壓入滾燙的熱水中造成的❸。有一次，我在急診看到一個兩個月大、哭得聲嘶力竭的男嬰，整張小臉蛋嚴重燙傷。嬰兒的父親說，他在為寶寶洗澡的時候，不小心打開熱水的水龍頭。但是，這樣的燙傷是一大片的，沒有潑濺的傷痕，我們這群醫護人員不禁懷疑這是虐兒事件。我們把這男嬰送去接受全身X光檢查，看看身體部位有無其他傷害。結果，他有的肋骨有五到八處骨折，雙腳也都骨折，有些看來是好幾個禮拜以前就有了，有些則是剛出現不久。我們給這男嬰做了各種遺傳篩檢和膠原蛋白檢驗，看看這樣大範圍的傷害是不是骨頭和代謝異常疾病造成的。結果不是。這個男嬰受虐的證據已很充分，於是法官將男嬰與施虐的父母隔離。即使如此，正如我在法庭上的證詞，從我們已經握有的證據，仍無法指出施虐者究竟是男嬰的父親還是母親。（警方偵訊後，才確定施暴者是父親。陪審團建議法官以重度凌虐爲由把這個父親送進牢房。）然而，大多數兒童受虐事件並沒有這等明顯的身體傷害。在決定是否將孩子送交社會局或警方處理時，我們可以據以判斷的指標通常非常模糊。波士頓兒童醫師的醫療處置方針就載明，嬰兒身上如果有任何淤青、臉部創傷或長骨骨折，都要視爲可能的兒童受虐事件之證據。不過，這些身體上的證據都沒有什麼大用，最後醫師還是得請父母述說事件的來龍去脈。

幾年前，我的女兒荷蒂才一歲大的時候，在遊戲間玩耍的她，突然發出教人毛骨悚然的尖叫聲。我跟老婆立刻衝過去。荷蒂已躺在地上，手肘和手腕中間微彎，像多了個關節似的。我們推想，她可能爬上沙發床，手臂被沙發床的橫條卡住了，大她一歲的哥哥沃克沒注意到，把她推開，前臂就折成兩截。我們送她到醫院治療，至少有三個人問我同樣的問題：「請告訴我，事情經過到底是怎樣。」我知道這樣的事件啓人疑竇——孩子摔倒，長骨骨折，又沒有證人。我知道醫師是想看看我們的描述有無前後不一或改變，我自己碰上類似事件也是這麼詢問孩子的父母的。醫師像警察一樣不停詰問，做父母的不免會憤怒，覺得自己又沒有做錯，爲什麼要面對這些。但醫學雖已進步至此，仍然難以斷定是意外還是虐待，因此詳細詢問仍是主要的判斷依據。

最後，我們終於鬆了一口氣。女兒的手臂打上了粉紅色的石膏，我們平安無事地帶她回家。然而，我還是不禁想到，如果今天我不是醫師，沒有這樣的社會地位，也許難以這麼順利。儘管醫師想儘量做到客觀，在考慮要不要請社會局或警察前來的時候，無可避免地還是會把社會因素納入考慮：如果孩童的父母是單親，虐待兒童的可能性要比一般父母多上一倍；經濟條件差的父母施虐的機率幾乎比一般父母多上十六倍；有毒癮的母親中有三分之一會對孩子施暴或疏於照顧孩子（附帶說明，種族這個因素與虐兒事件無關）。難怪我們不得不把受虐兒童家庭背景等基本資料放在心上。

以瑪莉的案件來說，她的社會背景對她是有利的：已婚，屬於一般的受薪階級，看來體面。但是，她的八個嬰兒都死了，這實在非比尋常。正如參與此案重新審理的一位醫事檢察官所言，他引述許多病理科醫師朗朗上口的一句話：「一個嬰兒猝死，一樁悲劇。連續兩個，這就奇了。接二連三，不是謀殺是什麼？」

這樣連續死亡似乎是陰謀，然而我們心中仍有合理的懷疑，無法確信瑪莉就是兇手。匹茲堡的醫事檢察官魏許（Cyril Wecht）也提出與前一位檢察官相反的意見，宣稱一個家庭當中出現多次的嬰兒猝死症並不能表示這就是謀殺。然而，他也說了，瑪莉的八個孩子都死了，這樣的死亡數字還是讓她難以擺脫嫌疑。畢竟，現在專家認爲，如果一旦發生嬰兒猝死症，同一家庭再度發生這種事件的機率不會更大。當然，如果一個家庭出現兩樁嬰兒猝死症的案例，就該好好調查。魏許又說，也有一個家庭出現兩例甚至三例原因不明的嬰兒猝死症，調查發現謀殺的可能性極低。過去，有些嬰兒的確是因嬰兒猝死症死亡，父母卻被控謀殺。更令人難以釋懷的是，我們對嬰兒猝死症這種疾病的了解其實並不夠。爲了描述這種症候群，我們可能把好幾種疾病堆在一起。也許，我們仍可證實一個家庭的確有可能連續出現自然死亡的案例，儘管這種情形很罕見。

雖然科學也有無能爲力的時候，無法證實一個孩子是否受虐致死，科學也不是省油的燈。警方以醫學上的「證據」對瑪莉進行偵訊時，她終於承認自己悶死了四個孩子。至於另外四個是怎麼回事，她已經想不起來了。瑪莉的律師立刻提出抨擊，說這是漏夜偵訊得到的自白，可信度和證據效力都有問題。一九九九年六月二十八日，瑪莉拄著枴杖站在費城中級刑事及民事法庭上，法官宣布她有罪，罪名是八項二級謀殺罪。她的老公，七十二歲的亞瑟，坐在旁聽席上，不可置信地直搖頭。

到頭來，有時最讓人心服口服的證據，不是來自科學，而是親口訴說的實情。

【注解】

❶ 原注：關於這個案件的細節，詳見 Marie Noe 被捕的起訴書，以及 Stephen Fried 引起社會關注的報導文章〈Cradle to Grave〉，《*Philadelphia Magazine*》，April 1998。

❷ 原注：嬰兒猝死症防治運動見 Willingner, M.等人發表的：〈Factors associated with the transition to nonprone sleep positions of infants in the United States〉，《*Journal of American Medical Association*》280（1998），pp. 329-35。

❸ 原注：至於兒童受虐形式，參見 Sedlak, A. J.,與 Broadhurst, D. D.,合著的《*The Third National Incident Study of Child Abuse and Neglect*》（Washington：U.S. Depatrment of Health and Human Services, 1996）。這本書的介紹很詳盡。

第十三章

身體到底是誰的？

還是有很多老派的醫師高高在上，想怎麼做就怎麼做。
然而他們發現，病人已經不再願意任人宰割。
大多數醫師都認真地把決定權交到病人手裡，
把所有選擇和可能發生的風險告訴病人。

我第一次看到這個病人是在開刀的前一天。第一眼看到他的時候，還以爲他已經死了。這位名叫約瑟夫．拉札洛夫（化名）的先生躺在床上，雙眼閉著，床單拉到下巴，覆蓋著他那像小鳥一樣小巧的胸膛。你看到一個人在沈睡，即使是在麻醉之下不能自行呼吸的病人，也不會想到去問這人是死是活。人在睡覺的時候，會散發出生命之光，就像發熱一樣——你可以從手臂肌肉的彈性、嘴唇柔軟的弧線和皮膚的色澤看出來。但我俯身拍拍約瑟夫的肩膀那一刻，卻倒抽了一口氣：我以爲自己摸到死人了。這人臉色死白、暗沈，看來一點都不像活人，而且臉頰、眼睛和太陽穴凹陷，臉皮綳得像面具。最奇怪的是，他的頭抬起來不動，後腦杓離枕頭約有五公分，像是已經出現屍僵，也就是死後肌肉逐漸僵硬的現象。

「拉札洛夫先生？」在我一聲叫喚之下，他睜開眼睛了。他漠然地看著我，不發一言，一動也不動。

當時，我只是外科第一年住院醫師，正在腦神經外科手術部門學習。拉札洛夫是癌症病人，他的癌已轉移到全身各處。他的脊椎腫瘤切除術開刀時間已經排定了。科裡的資深主治醫師派我來請他在最後的手術同意書上簽字。我說，沒問題。然而，此時此刻看著這個風燭殘年的人，我很懷疑我們該爲他開刀。

他的故事就寫在病歷上：八個月前，因爲背痛去看醫生。一開始，醫師沒發現有什麼問題，但三個月後，痛得更厲害了，醫師於是幫他做了掃描。一看，眞是不得了——拉札洛夫的肝、腸、脊椎無一倖免，腫瘤叢生。這是廣泛性的癌症，切片發現這是無法治療的癌症。

拉札洛夫才六十出頭，在市政府服務多年。他有糖尿病，偶爾會有心絞痛。我們也可看出他的故作堅強——這是個幾年前遭受喪妻之痛的人，從此必須適應孤獨的日子。他的情況急速惡化。不到幾個月，就瘦了二十幾公斤以上，腹部的腫瘤愈來愈大，陰囊和腿部也有水腫的現象。他疼痛、虛弱得不能去上班，必須二十四小時不斷使用嗎啡以控制疼痛。他有個三十多歲的兒子搬來和他同住，好照顧他。醫師告訴他，也許他的生命只剩幾個禮拜。然而，拉札洛夫還沒有這種心理準備，還不停嚷嚷著說，他要回去上班。

之後，他摔了幾次跤，而且摔得很慘。他的腿莫名其妙地失去力氣，而且大小便失禁。他回去看腫瘤科醫師。掃描之後發現，由於癌細胞轉移，胸椎脊髓受到壓迫。腫瘤科醫師讓他住院，做過一次放射線治療，結果沒有什麼成效。這時，約瑟夫已經無法移動右腿，下半身漸漸癱瘓。

他有兩個選擇：一個是接受脊椎手術。不管開不開刀，他的病都不會治好了，頂多只有幾個月可活。開刀或許是遏止脊髓損傷的最後一招，或許可以讓他的腿和括約肌恢復氣力吧。然而，開刀風險很大，我們必須深入他的胸腔，塌陷他的肺，才能深入脊椎。對這樣的病人來說，復原將是一條艱難而且痛苦的漫漫長路。像他情況這麼差——更別提他還有心臟病了——要撐過這次手術、康復回家，實在機會渺茫。

另一個選擇則是什麼也不做。回家繼續安寧療護，讓他短暫的餘生得以過得舒服一點，得以有控制自己生命的感覺。當然，行動不便和大小便失禁的問題會愈來愈嚴重，但他至少可以走得安詳，在自己的床上離開這個世界，跟摯愛的人說聲再見。

就看他如何抉擇了。

病人可以自己做決定這件事本身就是了不起的轉變。差不多在十年前，都是醫師在做決定，病人只是照醫師的話去做。醫師不會問病人有什麼希望，也不去了解他們心中優先考慮的是什麼，有時甚至隱瞞一些重要資料，像是吃的是什麼藥、接受的是何種治療，以及診斷爲何，還禁止病人翻閱自己的病歷記錄。醫師說，病歷不是屬於病人的東西。醫師把病人看做是孩子：病人太脆弱而且頭腦簡單，無法面對事實，更別提做決定了。病人也爲此吃足了苦頭：以機器維生，吃了不想吃的藥，勉強自己進了開刀房。如果他們能有所選擇，就不會如此。病人也錯失了自己想要的治療。

我父親說，從一九七〇年代開始，到一九八〇年代大半，如果有人上門要求做輸精管結紮，他會先評估，看看這種手術是不是必要的醫學處置，且對個人來說是否妥當。如果求診者未婚，或者已婚尚無子女，或他認爲這人太年輕，通常就會拒絕。現在回想起來，他不確定自己當年考慮這麼多是對是錯。今天，他不再這麼做了。他甚至不記得在這幾年當中拒絕過任何一個要求做輸精管結紮的病人。

可見，身體決定權已由醫師轉移到病人，這種轉折的關鍵是一九八四年出版的一本書《醫師與病人的沈默世界》（*The Silent World of Doctor and Patient*）❶。此書影響深遠，作者卡茲（Jay Katz）是耶魯的醫師，也是研究醫療倫理的學者，他在書中對醫師決定一切的傳統作法提出嚴厲批判。卡茲醫師認爲病人是可以做決定的，而且該由病人來做決定。他也以眞實故事來做爲佐證。

其中的一個故事就是伊芙珍尼亞．瓊斯（Iphigenia Jones）的遭遇。她很年輕，才二十一歲，就發現有一側乳房出現惡性腫瘤。那時和現在一樣，病人有兩個選擇：一是全切除（移除整個胸部和腋下的淋巴結），另一個選擇是做部分切除（只切除腫瘤並廓清腋下淋巴結）加上放射線治療。存活率兩者都差不多，只是部分切除的話，腫瘤可能會復發，最後還是要再做全切除。瓊斯小姐的醫師想做全切除術，他也告訴瓊斯小姐他打算這麼做。然而，在手術的前幾天，醫師開始心生疑慮，想到瓊斯小姐還這麼年輕，做全切除似乎不妥。於是，在手術的前一晚，這個醫師破天荒詢問瓊斯小姐的意見，把所有的選擇告訴她，讓她自己決定。瓊斯小姐選擇了部分切除這種保留乳房的手術。

後來，瓊斯小姐和她的主刀醫師都參加了一場乳癌治療選擇的研討會。他們的故事引發熱烈的討論。醫師幾乎一致認爲不該讓病人做決定。有個醫師就說：「如果連醫師都難以決定哪一種療法對病人最好，病人要如何做決定？」然而，正如卡茲在書中說的，醫療決定牽涉到的不只是技術層面，還有病人個人的因素：對瓊斯小姐來說，什麼是最重要的？保留乳房？還是沒有腫瘤復發的後顧之憂？沒有一個醫師是回答這種問題的權威，瓊斯小姐才是。但在這種情況下，醫師常會干涉，常常不去問病人有什麼想法，自己就做了決定，且這種決定常會受到金錢、職業偏見（如外科醫師比較傾向開刀）和個人偏好的影響。

最後，醫學院也傾向卡茲的觀點。到了我念醫學院的時候，也就是在一九九〇年初，老師教導我們把病人看成是有自主權、能自己做決定的人。老師耳提面命：「你們是爲病人服務的。」然而，還是有很多老派的醫師，高高在上，想怎麼做就怎麼做。然而他們發現，病人已經變了，不再願意任人宰割。大多數的醫師都認眞地把決定權交到病人手裡，把所有的選擇和可能發生的風險告訴病人。有些醫師甚至拒絕給病人建議，就是擔心這麼做會對病人的決定產生不當的影響。病人自己提出問題，自己上網找資料，尋求意見，然後自己做決定。

事實上，事情卻不是這麼簡單。病人也會做出錯誤的決定。當然，有時各種選擇之間並無多大的差異。然而，當你眼睜睜看到病人做出錯誤的決定，你該只是奉命行事，照他們的話去做嗎？目前醫學的正統說法是，是的，他們怎麼決定，你就這麼做。不管怎麼說，身體的所有權究竟屬於誰？

拉札洛夫想要開刀。腫瘤科醫師對這個決定感到疑惑，於是把神經外科醫師找來。那天下午神經外科醫師跟拉札洛夫父子詳談。這個醫師四十來歲、身材修長、口碑很好，對領結情有獨鍾。他苦口婆心告訴他們父子這次手術的風險很大，可能得到的好處卻很有限。後來，這個醫師告訴我說，有時病人好像把醫師的話當耳邊風。碰上這種病人，話就得說得更難聽一點，像是警告他們，術後可能肺部功能不好，從此無法脫離呼吸器，也有可能中風或者性命難保。但約瑟夫還是不爲所動，堅持要開刀，醫師只好幫他排時間。

「拉札洛夫先生，我是外科住院醫師。我想跟您討論明天的手術，」我說：「您將接受的手術是胸椎椎體切除術和脊椎融合術。」他看著我，眼神一片空無。「也就是說，我們將爲您切除壓迫到脊椎的腫瘤。」他的表情不變。「我們希望這次的手術能改善您癱瘓的問題。」

他終於開口：「我沒有癱瘓。沒錯，手術是這樣。我不會癱瘓的。」

我馬上讓步。「對不起，我的意思是希望使您不會癱瘓。」也許，這只是語意的問題。他的左腳還能稍稍移動，因此他不認爲自己癱瘓。「我只是想請您在同意書上簽字，我們明天才能爲您進行手術。」

所謂的「手術告知同意書」是最近才有的東西。這種文件跟法律和醫院行政作業有關，上面列了做醫師的可能想到的所有併發症，從輕微的過敏反應到死亡。如果你簽了字，表示你願意接受這些風險。我懷疑病人看了之後會比較了解手術。不過，這倒是一個檢視所有手術風險的機會。

神經外科醫師已經費盡口舌跟他解釋了所有的細節，於是我直接切入重點。「我們希望您簽字，以確定您了解手術風險，」我說：「雖然您開刀是爲了能保有身體的功能，但手術也可能失敗或使您癱瘓。」我希望自己的語氣聽起來堅定而不是嚴厲。「您可能中風、心臟病發作，甚至也有可能死亡。」我準備把同意書和筆遞給他。

「誰說我會死來著？」他以顫抖的聲音反駁我。「這是我最後的希望。你是說，我會死？」

我僵住了，不知怎麼說才好。這時，拉札洛夫的兒子大衛（化名）正好走進來。他的衣服皺巴巴的，鬍子沒刮，有點啤酒肚。他老爸的情緒突然改變。我記得病歷上記載著最近這對父子曾提出疑問，問說像開刀這樣孤注一擲的作法是否適當。此時，拉札洛夫氣急敗壞地對兒子吼叫：「你不可以放棄我這個老子啊。你不是把每一個機會都給了我嗎？」他一把抓走我手中的同意書和筆，在同意書簽名欄上吃力地寫上自己的名字，字跡潦草到幾乎難以辨識。在他的震怒下，我和他兒子只是呆呆地站著，不發一語。

到了病房外頭，大衛告訴我，他不確定這麼做是對的。他母親死於胸氣腫以前，在加護病房躺了很長一段時間，靠呼吸器繼續最後的生命。之後，他父親一直在說，他不希望自己也有這麼一天。但現在看他一意孤行，做兒子的也不敢跟他爭辯。

第二天，拉札洛夫進了開刀房。麻醉後，我們讓他往左邊側躺。胸腔外科醫師沿著第八根肋骨邊緣切了長長的一刀，從前面切到後面。接著，插入肋骨撐開器，然後再用拉鉤把扁掉的肺拉開。這時，胸腔後面到脊柱就看得一清二楚了。我們看到第十節脊椎上長了個大如網球的肉瘤。此時，神經外科醫師接手，小心翼翼地把這顆腫瘤切開。忙了好幾個小時，切得差不多了，只剩腫瘤吃進脊椎骨的地方。他接著拿出一支骨鉗（一種像老虎鉗的器械），花了很多功夫把腫瘤侵蝕入骨之處一點一點地夾除，就像海狸慢慢在啃樹幹一樣，最後終於移除第十節脊椎和整個腫瘤。他接著重建脊椎，他用一種像麵團的樹脂骨泥（即丙烯酸甲酯）塡塞至脊椎的缺口。骨泥硬化之後，就用一根探針深入新的人工脊椎後方。很好，空間還夠。手術歷時四個多小時，但他的脊椎壓力已除，不再有壓迫感。胸腔外科醫師把他的胸腔縫合好，再留置一條塑膠胸管。我們爲他的肺充氣之後，就把他推回加護病房。

從技術層面來看，這次的手術實在無懈可擊。然而，拉札洛夫的肺功能一直沒有恢復，因此不得不用呼吸器。接下來幾天，他的肺變得硬硬的，而且已經纖維化，我們只好把呼吸器的壓力加大。我們儘量使他沈睡，但他常常會驚醒，眼神狂亂，在床上扭來扭去。大衛一直憂心忡忡地在他的病榻旁守著。這時，從一連串照的X光片看來，他的肺部損傷愈來愈嚴重，也出現了小小的血栓。於是我們給他抗凝血劑，以免出現更多的血栓。然後，他有出血的情況。雖然出血速度不快，我們也查不出出血的源頭，只好幾乎每天爲他輸血。過了一個禮拜，他開始發高燒，我們也不知道是什麼部位感染了。術後第九天，呼吸器的高壓把他的肺吹出了小破洞。我們不得不再切入他的胸腔，把管子插進去，以避免肺部塌陷。爲了讓他繼續活下去，我們盡了全力，醫療費用也很驚人。結果卻教人氣餒。顯然，我們是徒勞無功了。拉札洛夫被綁在病床上、陷入昏迷，身上插滿了管子，靠著呼吸器苟延殘喘。術後第十四天，大衛告訴神經外科醫師，請我們住手。

神經外科醫師把這個消息轉告給我。我去看拉札洛夫。他躺著的那間加護病房共有八床，擺成半圓形，中間是護理站，地板貼著地磚，每一床都有玻璃拉門相隔，以隔絕噪音，然而護士還是可以看到病人的情況。我和一個護士溜到拉札洛夫躺的那一床。我先看看拉札洛夫打的嗎啡點滴是不是全開了。我低下頭來跟他說話，不知他是不是聽得到我的話。不管怎麼說，我告訴他，我將爲他拔除呼吸管。我剪開固定呼吸管的結，讓氣管的充氣氣囊變得扁平。然後，我抽出管子，他咳了兩、三下，眼睛張開了一下，又閉起來。護士把他口中的痰抽吸乾淨。我關掉呼吸器。室內突然變得靜悄悄的，只有拉札洛夫費力掙扎的呼吸聲。我們看著他掙扎到精疲力竭。他的呼吸愈來愈緩慢，偶爾傳出一、兩聲痛苦的呼吸聲，最後完全安靜下來。我把聽診器放在他的胸口上，他的心跳聲愈來愈弱，然後靜止。關掉呼吸器十三分鐘後，我告訴護士，拉札洛夫已經走了，請她記錄死亡時間。

我心想，拉札洛夫這個決定眞是錯了。這麼說，不是因爲他的死狀淒慘、恐怖。好的決定可能有很差的結果（有時，病人不得不冒險），錯誤的決定也有可能有好的結果（運氣要比正確來得重要，我們醫師就常常把這一句掛在嘴上）。我認爲拉札洛夫的決定錯了，是因爲他的選擇和他的最大的利益相左——這利益不是我或其他人想出來的，而是他自己心中的利益。畢竟，我們很清楚他想要活下去。爲了活下去，他寧願冒險，即使一死也在所不惜。然而，我們向他解釋過了，我們不一定能幫他活下去。我們能給他的，頂多只是在他短暫的餘生，讓下半身還能有一點功能。這麼做可能要付出極大的代價，甚至可能會送命。但他卻沒把我們的話聽進去，他似乎認爲把癱瘓趕走，死神就近不了他的身。有些人面對這種可能時，腦筋很清楚，深思熟慮之後決定開刀試試看。拉札洛夫看自己太太走得那麼痛苦，不願步上她的後塵，我不相信手術是他明智的選擇。

難道我們告訴他手術這個選擇錯了嗎？現代醫學的信條教我們要注意到病人的自主權，密切配合他們的要求。然而，有時候我們還是得指引病人，告訴他們怎麼做才對。雖然我們不願承認，但這種事的確常常發生。

這種建議是對是錯很難說。病人大可懷疑醫師的說法，但好醫師是不會眼睜睜地看著病人做出錯誤或有害於自己的決定而袖手旁觀，特別是這樣的決定和病人最大的願望相反的時候。

記得我在實習的頭幾個禮拜，在一般外科病房照顧過一個五十來歲的女病人，就叫她麥太太吧。這位麥太太兩天前腹部才開過大刀。傷口很長，從肚子的一邊延伸到另一邊。我們在她的手臂上給她打了點滴，以補充水分和止痛藥物。她恢復的情況不錯，正如原來預期的，但就是不肯下床。我跟她解釋，要她起來，下床走走。我說，這樣會比較好，比較不會得肺炎、形成腿部靜脈栓塞等。不管我怎麼說，她還是不為所動。她說，她很累，不想動。她了解躺著不動可能會有嚴重的後果嗎？她說，她知道，讓她躺著休息，不要煩她了。

那天下午巡房時，總醫師問我，病人下床走動了嗎。我說，還沒，她不肯下床。總醫師說，這個病人沒有理由可以這樣，然後快步走到她住的那間。總醫師在麥太太的身旁坐下，像老朋友般親切地跟她噓寒問暖，聊了一下，然後握著她的手跟她說：「現在該下床走走了。」結果，麥太太一骨碌就起身，拖著步子走到椅子旁邊，一屁股坐下來，說：「原來沒那麼難嘛。」

後來，我當上住院醫師，學習做外科醫師。我本來以為我要學的就是外科手術所有的招數和技巧，還有學習診斷。其實，要學的還有如何跟病人交談，跟他們討論各種決定——這可不容易，也有招數和技巧要學。

假設你是醫師。你人在自己診所。狹窄的檢查室點著白晃晃的螢光燈管，牆上掛著一幅馬蒂斯的海報，櫃檯上有一盒乳膠手套。這裡最重要的陳設就是一張鋪著墊子、冷冰冰的檢查檯。你正在爲一個四十來歲的女病人做檢查。她是兩個孩子的媽，也是一家法律事務所的合夥人。她穿著一件薄得像紙的檢查袍，努力保持鎮定。她的乳房摸起來沒有腫塊，也沒有其他異常。她在來你這裡做檢查之前做過乳房X光攝影，放射科醫師的報告是：「左側乳房左上四分之一有些微點狀、聚積成群的鈣化現象。這樣的變化在前一次檢查並不明顯。請考慮切片檢查以排除惡性腫瘤的可能性。」翻譯成白話就是：狀況令人擔心，可能是乳癌。

你把這消息告訴病人。你說，根據檢查結果，她該做乳房切片。她呻吟了一聲，忍無可忍發起牢騷：「每一次做檢查，你們總會找理由叫我做切片。」在過去五年，她有三次乳房X光攝影都有「可疑」鈣化。三次了，醫師都把她帶進開刀房，切下問題組織。然而，病理科醫師拿顯微鏡一看，卻都是良性的。她說：「你們實在太過分了。不管這次點狀鈣化是什麼東西，最後還不是正常？」她停頓一下，最後決定說：「我不要再做一次切片了。」她站起來，準備換衣服。

你就這樣讓她離去嗎？畢竟，她是成年人，可以自己做決定。再說，切片也不是小事。她的左側乳房有一道道的疤，有一道甚至長達七、八公分。左側乳房因爲做過多次切片，取出不少組織，看來比右邊的乳房要來得小。是的，的確有醫師很愛做切片，即使只有一丁點可疑，也要取出病人的乳房組織看看。因此，病人有理由請醫師解釋清楚或者再聽聽第二意見。

然而，這個病人乳房的鈣化現象很明顯，不是疑似而已。儘管有些不是乳癌，但這通常還是早期乳癌的指標，代表一個仍可治療的階段。好了，如果病人可以完全決定自己要怎麼做，他們也有可能做出錯誤的決定。如果賭注很大，加上錯了就沒有後悔的餘地，醫師是不會坐視不顧的。這時就是他們插手的時候。

所以，插手吧。你的病人就要走出去了。你可以阻止她，告訴她這麼做可能會悔不當初，把癌症的可怕講給她聽，並指出前三次乳房切片沒有異常，並不表示第四次也一樣。儘管你有可能會失去這個病人，還是要給她一個改變心意的機會——這才是你的目的，而非告訴病人她做了什麼大錯特錯的決定。

我看過很多好醫師這麼做。他們不是馬上阻止病人，而是先退下，讓病人先穿好衣服再說。然後，他們請病人到門診坐下，再跟她們好好談談。比起冷冰冰的檢查室，門診比較舒適，有的門診還鋪著地毯。此時，這些醫師不會坐在大大的橡木桌後，一副唯我獨尊的樣子，他們拉張椅子坐在病人旁邊。有個外科教授告訴我，你跟病人平起平坐，在病人眼裡就不再是頤指氣使、沒有時間講上兩句的大醫師，病人就比較不會有被強迫的感覺，也比較能夠認爲你是將心比心在爲他們想。

這時，很多醫師不會滔滔不絕地講述自己的意見。有些醫師甚至重複病人的話，像是公式般一字一句跟著病人再說一次：「我了解妳說的。每次，你來我們這裡做檢查，我們就要你做切片。切片結果雖然沒有異常，但下一次我們還是會要求妳再做切片。」接下來，很多醫師都不再多說什麼，除非病人提出問題。不管你認爲這是詭計，還是坦誠面對病人，這麼做十之八九都有用。病人覺得醫師聽到自己的心聲，讓她們有機會表達自己的想法和疑慮。這時，她們會提出問題，說出她們的疑問，有的甚至想通了。一旦如此，就不復當初的不可理喻了。

然而，有些病人仍很固執。如果醫師認爲這麼一來，病人會有危險，也可考慮其他策略，或請救兵，像是說「我們請放射科醫師來，聽聽他的意見如何？」或者說：「你的家人在外邊嗎？我們也請他們進來，好不好？」他們也會給病人時間考慮。很多人仔細衡量了利弊得失之後，就會改變心意。有時還得用更高明的技巧。我見過一個醫師勸一個有心臟病的病人戒菸。病人不肯戒，他頓時不語，以沈默來表示他的失望，整整一分鐘不發一言。如果病人面對的是一個深思熟慮、關心他們的醫師，或是溝通技巧高明的醫師，很多人還是會決定按照醫師給他們的建議去做。

如果你認爲這是醫師操縱病人的手段，那就誤解了。當你看到病人把決定權交給醫師，其實原因很複雜，不像表面看來那麼簡單。病人擁有自主權這個新的正統必須承認一個難堪的事實：病人常常不要我們給他們的自由。換句話說，病人很高興他們的自主權受到尊重，但他們行使自主權的方式是把這權利交出來，放棄這樣的權利。因此，很多病人希望別人來爲他們做決定。有一項研究調查發現，在社會大眾中，有六四％的人表示如果自己得了癌症，希望可以自己選擇治療方式，然而調查對象爲剛診斷出眞的得了癌症的人，則只有一二％希望自己做決定❷。

直到最近，我才體會到這種因果。我們家的老三杭特早產五個星期，出生體重才一千八百克。出生的第十一天，突然停止呼吸。她回家已一個禮拜，情況本來還不錯。那天早上，不知怎麼，哭鬧得厲害，而且流鼻水。喝完奶半個小時後，變得呼吸急促，且每一次呼吸都有小小的呼嚕聲，接著呼吸突然停止。我太太在驚惶之下，連忙起身，把她搖醒。醒了之後，她又可以呼吸了，然而我們還是趕緊送她去醫院。

十五分鐘後，我們到了寬敞、明亮的急診室。杭特戴了氧氣面罩，但是還是沒有穩定下來，呼吸速率每分鐘在六十次以上，而且似乎使盡了吃奶的氣力，但血氧濃度還算正常，還能自行呼吸。醫師不能確定這是什麼問題引起的。可能是心臟缺損、細菌感染或者是病毒引起的。他們爲她照了X光、做了血液和尿液檢驗，也做了心電圖，抽了脊髓液。他們懷疑這是一種平常的呼吸道病毒引起的，她因爲早產，肺太小而且還不夠成熟，所以無法對付這樣的病毒。但病毒培養的結果還要再等一兩天才會出來。醫師讓她先住進小兒加護病房。那晚，她體力衰疲，出現幾次呼吸暫停，有時長達六十秒，心跳愈來愈慢，變得蒼白，沈靜得可怕，但每一次都靠著自己的力量醒過來。

這時我們必須做個決定：該幫她插管、接上呼吸器嗎？還是再等等看，看她是否可以自行恢復呼吸？這兩種選擇都有風險。如果現在不幫她插管，她還是可能陷入昏迷，下一次呼吸暫停，說不定永遠不會醒過來了。這時，醫師必須幫她做緊急插管。要爲這麼小的嬰兒做緊急插管可不容易。萬一有延誤怎麼辦？再說，呼吸管可能插錯，氣道在受到傷害的情況下可能會封閉，如此將會造成大腦損傷或缺氧而死。這種可怕的事發生機率很小，但還是有發生的可能。我就親眼看過這樣的悲劇。反之，用呼吸器呢？除非到不得不的程度，你不會想讓病人用呼吸器，特別是這樣的小嬰兒。使用呼吸器也有可能會有嚴重的傷害或影響，像是肺炎或像拉札洛夫那樣的肺穿孔。這種事經常發生。每一個用過呼吸器的人都可以告訴你這是何種經驗：空氣以巨大的力量進出你的身體，讓人極不舒服，而且會嘴巴酸痛、嘴唇乾裂。你可以給病人鎮靜劑，但這樣的藥物也會帶來併發症。

因此，誰來做決定呢？基於種種考慮，我該是不二人選。我是孩子的父親，我比任何一個醫護人員都要在乎會有怎麼樣的風險。我也是醫師，因此我了解種種處置的問題。我也知道一般醫師會在什麼情況之下做出錯誤決定，像是溝通不良、過勞，或者只是自恃。

然而負責杭特的醫療小組來找我討論，問我要不要讓杭特插管時，我希望他們來做決定。我把決定權交給我不認識的醫師。研究醫學倫理的卡茲醫師等人抨擊這樣的表現是一種「幼稚的退化」。在我看來，這樣的指責實在殘忍無情。不可知的太多了，如果我的決定是錯誤，教我如何承擔這個錯誤。即使我認爲我的決定是正確的，萬一出了差錯，我這一生也將難逃罪惡感的糾纏。有人認爲，病人應該負起自己做決定的責任，但這種堅持不也是一種威權主義。我需要杭特的醫師來爲我承擔這個責任：不管結果好壞，他們都可以承擔。

我讓醫師來做決定，他們當下決定不讓杭特使用呼吸器。說完，這群睡眼惺忪、脖子掛著聽診器的醫師又拖著沈重的腳步去看下一個小病人。然而，讓人牽腸掛肚的問題仍在：如果我希望爲杭特做出最好的決定，像我放棄得來不易的自主權，這麼做是否失當嗎？密西根大學的法學和醫學教授史耐德（Carl Schneider）最近出版了《自主權的行使》（*The Practice of Autonomy*）一書❸。他分析了許許多多有關醫療決定的研究和資料，甚至對病人的回憶錄進行系統分析。他發現，人在生病的時候往往因爲身心狀況欠佳，疲倦萎靡、易怒、心煩意亂或消沈，所以難以做出好的決定。常常，他們只是想儘快消除目前的疼痛、噁心、疲倦，幾乎不能思考重大決定。我也有同感。我甚至還不是病人，做家屬的我只能呆坐著看著杭特，憂心如焚，或者用忙碌來讓自己分心。我不能專心，也沒有精神好好衡量每一種選擇。

史耐德發現，醫師在情感上比較能夠超然，用理性看待所有不能確定的事，不會因爲恐懼或感情用事而曲解事實。這是他們的科學文化使然，他們受過訓練知道如何做決定，也有群體理性的優點，能夠集思廣益。他們的準則是來自學術文獻和精良的訓練，也有重要的相關經驗。雖然我也是醫師，但就杭特這樣特別的病症，我的經驗就遠比不上杭特的醫師。

雖然杭特恢復得很慢，幸好有驚無險，不必用上呼吸器。一度，在她轉到普通病房還不到二十四個小時的時候，她的情況突然惡化，醫師又緊急把她送回加護病房。杭特在加護病房待了十天，總計住院兩個禮拜之後終於可以安然回家。

行醫有行醫的藝術，生病也有生病的藝術。你在生病的時候，必須做出明智的選擇，知道什麼時候該聽別人的話去做，什麼時候該好好說出自己的意見。即使選擇自己不做決定，也應該向醫師問個明白，要求他們解釋清楚。我可以讓杭特的醫師全權處理，但我還是請他們說明，萬一杭特陷入昏迷，他們有何對策。後來，我擔心他們給她餵得太少。一個多禮拜以來，她喝的奶少得可憐。我一再糾纏醫師，要他們給我一個答案。在住院第十一天，他們不再給她用氧氣監視器，

我又緊張得神經兮兮，問說，氧氣監視器留著又有什麼害處？我知道我這個人有時

候很固執，甚至死心眼。

該做的你都做了，你也考慮到自己和醫師、護士的立場，希望不要只是被牽著鼻子走，也不要只顧自己逼人太甚。但難題仍在：如果醫師和病人都可能做出錯誤的決定，那該由誰來決定？我們希望有可以依循的準則，而且已經認定病人該是最後的決定者。但這麼一個死硬的法則似乎不適用於醫病關係，也與醫療的現實格格不入。在醫療的現實世界中，可能有一百件事必須馬上做決定。以產婦待產為例，醫師該給產婦荷爾蒙做為刺激，以產生更強烈的收縮嗎？該人工破水嗎？該做無痛分娩嗎？如果要做，什麼時候做？需要用到抗生素嗎？血壓該多久量一次？該用產鉗嗎？該切開會陰嗎？如果產程進展不夠順利，生了半天還生不下來，該做剖腹產嗎？這些問題不該全部都是由醫師決定的，然而也不該全部由病人決定，該由醫師與病人雙方共同來解決，作法因人而異。

很多醫療倫理專家錯在把病人的自主權視作醫學的終極價值，而非眾多價值中的一個。史耐德發現，病人最希望從醫師那兒得到的並不是自主權，而是看到他們的能力，感受他們的親切。現在，親切常常也包括尊重病人的自主權，保證他們有權做重大決定。但這也意味，在病人不想做決定的時候，要為他們承擔做決定這個沈重的責任或者將病人導向正確的方向。即使病人真的希望自己做決定，有時也得基於同情推他們一把：讓病人接受他們害怕的手術或療法，或是要他們放棄他們緊抓的希望。很多醫療倫理專家發現這種思維方式令人費解。怎麼做決定，不管對醫師或病人都將是難事。現代醫學日益複雜，技術日新月異，眞正的考驗已不是去除醫師的威權，而是和善熱忱、將心比心。

在我實習階段，還有一個病例教我記憶猶新。病人叫做阿豪，快四十歲的人，結實，頭有點禿，話少，不善交際。他說話聲音很小，聽起來很吃力。我想像他多半是一個人獨自工作，像是會計師或是電腦程式師。他因爲膽囊嚴重感染所以開刀、住院。每次我去看他，他總是一副困坐愁城的樣子，從來不問什麼問題。他迫不及待地想要出院。

禮拜六傍晚，大概是術後三天，負責照顧他的病房護士呼叫我，告訴我他發高燒，呼吸困難，看來情況不妙。

我發現他揮汗如雨，臉部潮紅，眼神狂亂。他坐在床上，身子前傾，用粗壯的手臂支撐身體，氣喘吁吁。他已經戴了氧氣面罩，氧氣的流量也調到最大，然而血氧飽和測定儀還是顯示他的血氧濃度不足。他的心跳速率每分鐘超過一百下，血壓也過低。

他太太是個瘦小、皮膚白皙的女人，有著一頭直直的黑髮。她就站在一旁，手臂交叉抱著自己，身子不住地前後搖晃。我幫阿豪檢查，爲他抽血，以做檢驗和細菌培養，請護士幫他打上點滴。我儘可能表現出自信的樣子。然後，我在病房外的走廊呼叫總醫師K，請她過來支援。

K回覆我的呼叫後，我跟她報告細節。我說，這個病人可能得了敗血症。有時細菌跑到血流中會引發全身性的發炎反應：高燒、周邊血管擴張、皮膚潮紅、血壓下降、心跳加速。在腹部手術後出現敗血症，常見的一個原因就是傷口感染。然而，他的傷口還好，沒有紅熱，也不會一觸即痛。他的肚子也不痛。我用聽診器一聽，他的肺聲音很大，吵得像是洗衣機在運轉。也許這一切是肺炎造成的。

總醫師K馬上過來了。她才三十出頭，身材高佻，幾乎有一百八十公分，一頭剪得俐落的短髮，總是精力十足、劍及履及。她看了阿豪一眼，然後悄悄告訴護士，要她去準備一套插管器械。我已經幫病人打了抗生素，血壓因而有一點改善。面罩的氧氣全開了，他還是呼吸窘迫。K走到病人身邊，把手放在他肩膀上，向他問好：「你好嗎？」他久久才答腔：「我很好。」這個時候還問這樣的問題實在可笑，回答也好不到哪裡，然而還是起了個話頭。K向他解釋情況：敗血症，肺炎的可能，還有——也許在好轉之前可能變得更糟。她說，抗生素該可以解決問題，不過需要時間，而他已經體力衰疲。爲了幫他撐過去，她會讓他沈睡，爲他插管，裝上呼吸器。

「不要！」他拚命喘氣，坐了起來。「不要……我不要……機器。」總醫師解釋說，不會很久啦，這只是暫時，也許只要兩、三天就好了。我們會給他鎮靜劑，儘可能讓他舒服一點。她希望他明白一點：沒有呼吸器，他就會死掉。

他還是搖搖頭：「不要……我不要機器！」

我們看得很清楚，這是個錯誤的決定。也許病人是因爲恐懼或是不明白，才會做出這樣的決定。現在有抗生素和高科技的維生機器，我們確信他可以完全恢復。阿豪還年輕，除了這次生病，健康情況良好，有老婆還有一個孩子。顯然，他也曾考慮到這些，否則一開始就不會接受膽囊手術。我們想，如果不是過於恐懼，他該可以接受我們打算給他的治療。我們確定自己做的百分之百是對的嗎？不見得。假如我們眞的是對的，仍然要尊重病人的選擇，見死不救嗎？

K看著阿豪的太太。她已害怕到六神無主。爲了說服阿豪，K於是問阿豪的太太，她認爲該怎麼做。她放聲大哭說：「我不知道。我不知道。你們不能救他嗎？」她已經快崩潰了，於是離開病房。接下來幾分鐘，K一直苦勸阿豪。由於毫無進展，她就暫時離開，打個電話給在家裡的主治醫師，然後再回到阿豪身邊。不久，阿豪就體力衰竭了。他虛脫地往後仰，臉色蒼白，一綹綹溼溼的頭髮黏在頭上，氧氣濃度一直往下掉。他閉上眼睛，逐漸陷入昏迷。

K於是開始行動。她把床頭放低，讓阿豪躺平，然後叫護士把鎮靜劑加入他的點滴。她擠壓面罩復甦器的氣囊，把氧氣打入他的肺。我把插管器械交給她。那透明、長長的塑膠呼吸管一下子就進去他的氣管。我們把躺在病床上的阿豪推進電梯，送到樓下的加護病房。

後來，我找到了他太太，並跟她解釋阿豪已在加護病房裝了呼吸器。她什麼也沒說，直接到加護病房去看她先生。

在接下來的二十四小時，阿豪的肺恢復得很快。我們減輕鎮靜藥物的量，拔除呼吸器，讓他自己呼吸。他醒來了，睜開雙眼，嘴巴突出一根呼吸管。他沒有掙扎。

「我現在幫你拔管，好嗎？」他點點頭。我剪開固定呼吸管的結，讓固定管子的充氣氣囊變得扁平。我把管子拔除。他猛咳了幾下。我告訴他：「你得了肺炎，但是現在已經好了。」

我靜靜地站在他的身旁，心裡有點急，想聽聽他怎麼說。他用力吞口水，因爲還覺得痛，所以皺眉蹙眼。然後，他看著我，用堅定而沙啞的聲音跟我說：「謝謝。」

【注解】

❶ 原注：見 Katz, J. 著《*The Silent World of Doctor and Patient*》（New York: Free Press, 1984）。

❷ 原注：參看 Degner, L. F.和 Sloan, J. A.發表的報告：〈Decision making during serious illness: What role do patients really want to play?〉，《*Journal of Clinical Epidemiology*》45 (1992), pp. 941-50。

❸ 原注：見 Schneider, C. E. 著《*The Practice of Autonomy*》（New York: Oxford University Press, 1998）。

第十四章

一條紅腿

客觀看來，她的腳的確是蜂窩性組織炎。
但另一個可能在我心中盤旋不去。
雖然這種猜測沒什麼道理，
可是我因為親身經歷過，那恐怖再清楚不過。

一天下午，我在一位外科教授的診所裡跟診。我突然發現，不知有多少次，他不得不對病人說：「我不知道。」口裡冒出這四個字，對醫師來說似乎情非得已。我們應該要有答案的。我們也想找出答案。那天上門求診的病人，每一個都聽到教授說這四個字。

有一個病人是兩個禮拜以前做疝氣修補手術的。他問：「我傷口旁邊爲什麼會痛？」

另一個是一個月前做胃繞道手術的。「我的體重爲什麼還沒掉下來？」

還有一個長了顆很大的胰臟瘤，惡性的。「醫師，可以幫我切除嗎？」

對這些問題，教授一逕回答：「我不知道。」

然而，醫師心裡還是有個底知道要怎麼做。因此，他對疝氣修補的那個病人說：「一個禮拜內再回來看看，看這疼痛有沒有什麼變化？」他跟做了胃繞道手術那個病人說：「應該沒關係。大概沒那麼快。」他要她一個月內回診。至於那個癌症病人，他說：「我們會想辦法切除。」然而，另一個外科醫師有不同的意見（那位同事說，根據掃描，這腫瘤看來很不好開，可能徒勞無功，而且風險不小。）教授本人也覺得成功的機率很小，但考慮到病人的情況（她才四十多歲，孩子還小），並與病人商量後，還是決定孤注一擲。

醫學當中最主要的困境就是不確定性。病人爲了情況不明受盡煎熬，醫師因爲不敢斷定而左右爲難，醫療費用因之扶搖直上，高得令人咋舌——社會也因此付出極高的代價。我們可能認爲今天我們對人與疾病、對診斷和治療都有相當的掌握，因此難以看出不確定性的問題，不知道這影響有多深。然而，當了醫師之後，你會發現，照顧病人最大的挑戰就是未知，而非怎麼做。醫學的基態就是不確定性。面對不確定，要如何因應？這就要看醫師和病人的智慧了。

下面這則故事就是，在不確定的情況下做的決定。

六月的一個禮拜二，下午兩點，我在急診室工作。科裡規定，升上資深住院醫師，必須在此磨練個七週。剛讓一個膽囊發炎的病人辦了住院，想偷閒去塡飽肚子，不巧被急診科醫師叫住，要我再看一個病人。病人名叫伊蓮娜（化名），二十三歲，一條腿又紅又腫。他說：「可能是蜂窩性組織炎，單純的皮膚感染，但感染情況嚴重。」他已經給她打上點滴，接受抗生素治療，也讓她辦住院。他要我確定該沒有需要外科處置的地方，像是有膿瘍要引流等。「你不介意幫忙看一下吧？」我呻吟了一下。噢，當然不介意。

她在急診裡面的觀察區。這裡是另外隔出來的病房，比較安靜，她可以在這裡打抗生素，等到樓上的病房有空床，就可以上去了。這裡共有九張病床，排成半圓形，病床之間有薄薄的藍色布簾做分隔。我發現她在第一床。她看來很健康，體格強健，金髮綁成一個馬尾，塗著金色的指甲油。這女孩看來幾乎還是只有十來歲，她的眼睛盯著電視。她的情況看來似乎沒有什麼好擔心的。她躺在床上，很舒服的樣子，床頭搖上來，床單蓋到腰部。我瞄了她的病歷：生命徵象好，沒有發燒，過去也沒生過什麼大病。我走上前去，向她自我介紹：「嗨，我是葛文德醫師，這裡的資深外科住院醫師。妳覺得如何了？」

她不解而且有點驚恐：「你是外科派來的？」我安慰她說，急診科醫師只是「爲了小心起見」，所以叫我來看看她是不是單純的蜂窩性組織炎，以確定沒有其他問題。我只是來問她幾個問題、看看她的腿而已。我先要她說說事情發生的經過。她沈默了一下，好像在思考要怎麼說，接著嘆了一口氣，然後一五一十地告訴我。

她上週末為了參加親友的婚禮回到她父母家。她父母住在康乃狄克的哈福德（Hartford），她本來跟他們住在一起，前一年從綺色佳學院（Ithaca College）畢業，就和幾個女性友人搬到波士頓。她在市區一家法律事務所做事，負責工作計劃的會議。婚禮隆重盛大，她玩得很盡興，後來打赤腳跳了一整晚的舞。第二天一早醒來，她發現左腳很痛。她因為穿夾腳涼鞋皮膚擦傷，腳上長了水泡，已經一個禮拜了。現在水泡附近的皮膚又紅又腫。一開始，她不以為意。她給她爸爸看了一下，她爸爸說，看起來像是蜂螫或是被人踩到。她說，那天下午，她跟男友開車回波士頓時，她覺得腳開始痛得要命。紅色部位愈來愈大，那晚她打寒顫、冒冷汗，接著發燒到三十九．四度。她每幾個小時就服用鎮熱解痛劑 Ibuprofen，之後燒是退了，但腳還是疼痛不已。到了早上，小腿以下都紅了，腳也腫到穿不下運動鞋。

那天下午，她搭著室友的肩膀，一瘸一拐地去找她的內科醫師。醫師診斷她得的是蜂窩性組織炎。這是一種常見的皮膚感染，再平常不過的細菌突破你的皮膚防線（如割傷或刺傷的傷口、水泡等），深入你的組織，造成發炎。你的皮膚會紅、腫、熱、痛。你覺得很難過。這時常會發燒，感染會在皮膚上擴散——伊蓮娜正是如此。醫師幫她照了X光，確定下面的骨頭沒有受到波及。幸好沒有，於是她在門診爲伊蓮娜做了抗生素靜脈注射，也幫她打了破傷風，開了抗生素藥丸給她吃一個禮拜。蜂窩性組織炎通常這麼治療就可以好了，但醫師也警告說，然而也不是每一個都會好。醫師用一支不褪色的黑色簽字筆在她的小腿上做記號，沿著紅色部位的邊緣畫一圈，然後告訴她說，如果紅色超過了這條界線，就打電話到診所。不管怎樣，她明天還是得回來診所再檢查一下。

伊蓮娜說，她第二天早上醒來，發現紅疹已經超過黑線了，甚至侵入她的大腿，而且痛得更劇烈。她打電話給醫師，醫師告訴她去急診，並解釋說她需要完整療程的抗生素靜脈點滴注射，所以必須住院。

我問伊蓮娜，她的腳有膿流出來嗎？沒有。皮膚有沒有潰爛的傷口？沒有。皮膚有沒有臭味或變黑？沒有。還有發燒嗎？兩天前退燒後就不再燒了。這些資料在我腦子裡打轉。所有的症狀都指向蜂窩性組織炎。但我想起了一件事，心頭頓時爲之一震。

我問伊蓮娜，我可不可以看看她的腳。她拉開床單。右腳看起來很好。左腳又紅又腫——那怒火一樣的紅疹從腳掌延展到腳踝、小腿，越過前一天做的黑色墨水記號，直到膝蓋，還有一長條像紅色的舌頭深入她的大腿內側。紅疹邊緣有突邊，皮膚紅了一大片，而且一摸就痛。她腳上的水泡很小，水泡旁邊有點淤青，腳趾倒倖免於難，動起來很輕鬆，她動一動給我看。然而，整隻左腳很難移動，膝蓋以下全都水腫得厲害。腳的感覺倒還正常，沒有潰爛，也沒有膿。

客觀看來，她的腳的確是蜂窩性組織炎，抗生素治療就可以了。但另一個可能一直在我心中盤旋不去，教我嚇得魂不守舍。雖然這種猜測沒什麼道理，可是我因爲親身經歷過，那恐怖再清楚不過。

醫療決定應該是要以具體的觀察和明確的證據做爲依據。然而，幾個禮拜前才看過的一個病人教我畢生難忘。他五十八歲，健康情況向來良好。不久前因爲摔倒，胸部左邊、手臂下方有擦傷的現象。（爲了保護病人隱私，細節略做更動。）他先到住家附近的社區醫院檢查，發現胸部出現一小塊紅疹。醫師診斷是蜂窩性組織炎，於是開了抗生素給他帶回家吃。那晚，紅疹部位已擴大到二十公分的範圍。第二天早上，他發燒到三十八·八度。他回到社區醫院的急診時，病灶的皮膚已無知覺，而且長了很多水泡，隨即休克。社區醫院把他轉到我們醫院，我們立刻把他推進開刀房。

這個人得的不是蜂窩性組織炎，而是一種極爲罕見、恐怖的感染。這種感染就叫壞死性筋膜炎❶。小報曾報導說，這是一種「噬肉菌」引起的疾病，這麼說其實並不誇張。我們把他的皮膚切開來一看，感染的範圍很大，情況比外表看來要嚴重得多。他胸部左邊的肌肉，從前面到背後，上至肩膀，下到腹部，全都因爲細菌入侵變得灰灰、軟軟，而且發出惡臭。這一大片肌肉必須切除。第一天在開刀房的時候，我們甚至把他肋骨間的肌肉也切下來了，也就是做鳥籠式胸廓切開術。第二天，我們必須切除他的手臂。我們一度認爲可以保住他的命。他的燒退了之後，整型外科醫師用其他部位的肌肉和人造皮膚爲他做胸腔和腹壁重建術。然而，他的腎臟、肺臟、肝臟和心臟一一衰竭，最後不治。這是我參與過的病例當中最可怕的一例。

我們已經知道壞死性筋膜炎這種感染凶暴狂猛，以迅雷不及掩耳之姿破壞身體組織。這種感染的死亡率高達七〇％，沒有一種抗生素可以對付得了。引起壞死性筋膜炎的細菌最常見的是A群鏈球菌（我們的病人組織做培養之後，也證實這種細菌是罪魁禍首。）A群鏈球菌通常只會造成喉嚨痛，但有些菌株會演化出致命的本事。沒有人知道這些菌株是怎麼來的。壞死性筋膜炎正如蜂窩性組織炎，也是細菌從皮膚傷口入侵造成的，傷口可大可小，大如開刀傷口，小至皮膚的輕微擦傷。（文獻記載，屁股或膝蓋在地毯上磨傷、蚊蟲咬傷、手臂刺傷、被紙割傷、抽血、被牙籤刺到或水痘病灶都曾引發過壞死性筋膜炎。很多時候，連傷口都找不到。）如果是蜂窩性組織炎，細菌入侵的範圍只是皮膚，而引起壞死性筋膜炎的細菌會長驅直入，侵犯到深層肌膚，隨即在筋膜處大肆破壞，所有的軟組織（如脂肪、肌肉、結締組織）全部遭殃。在一開始發現的時候就進行徹底的清創手術才有存活的機會，病人常常需要截肢。要活命，必須儘早開刀。等到休克、昏迷、全身長滿水泡這些可怕的徵象出現時，表示細菌已經深入組織，病人就沒救了。

我站在伊蓮娜的病床旁，彎下腰來仔細看看她的腿。想到自己一直在想壞死性筋膜炎的可能就覺得好笑——無異於認爲伊波拉病毒到我們急診來了。沒錯，早期壞死性筋膜炎看起來很像蜂窩性組織炎，有紅腫、發燒的現象，白血球數一樣飆得很高。醫學院流傳著一句老話：如果你在德州聽見蹄聲，要想到是馬，而不是斑馬。美國每年壞死性筋膜炎的病例只有一千例左右，大抵發生在老年人或慢性病患身上，而蜂窩性組織炎每年卻有三百萬例以上。此外，伊蓮娜不再燒了，沒有生病的樣子。我知道，我是被最近出現的一個罕見病例影響了。如果有個簡單的檢驗，能鑑定是蜂窩性組織炎還是壞死性筋膜炎，那就另當別論。可惜沒有。唯一能夠確定診斷的方式就是進開刀房，打開肌膚一看。可是，我們不能隨便跟病人提出這樣的建議。

然而，此時此地，站在伊蓮娜身邊的我，還是忍不住想到那個最壞的可能。

我幫伊蓮娜蓋好床單，說道：「我回去一下，待會兒就回來。」我在外面找到一具電話，確定伊蓮娜不會聽到我講電話的聲音，然後呼叫値班的外科醫師司徒德特（Thaddeus Studdert）。司徒醫師從開刀房回覆我的呼叫，我很快把伊蓮娜的病情大概描述一番。我告訴他，這個病人可能只是蜂窩性組織炎，但是另外一個可能一直在我心中盤旋：壞死性筋膜炎。

他聽了之後，沈默了半晌。

「你不是在開玩笑吧？」

「我是認眞的。」我說得直接了當，沒有閃爍其詞。我聽到他咕噥地說，該死的細菌。他說，他立刻上來。

我掛斷電話的時候，看見伊蓮娜的父親。他看來約五十多歲，棕色的頭髮已經半白，手裡拿著三明治和汽水要給女兒。他從哈福德開車過來，一整天都陪著女兒。我去看伊蓮娜的時候，他剛好出去買午餐。我看他手裡拿著吃的東西，馬上告訴還不可給伊蓮娜吃東西或喝飲料。他聽我這麼一說，不由得起了疑心。這實在不是好的自我介紹。他聽了之後，立刻露出驚愕的神情。他知道我們常要求病人在手術之前要空腹。我請他別緊張，這只是「例行檢查」的部分要求，等到我們完成對病情的評估，病人就可以進食了。然而，見到司徒醫師一身手術衣、頭戴手術帽踏進病房，他們的表情又出現新的恐懼。

司徒醫師要伊蓮娜把事情的經過再說一遍，然後拉開床單，查看她的腿。他似乎不覺得有什麼特別的。我們私下討論的時候，他對我說，在他看來實在只是「嚴重蜂窩性組織炎」。然而，他也不能確定這絕對不是壞死性筋膜炎。他無法肯定地說。醫學的現實是，選擇不做——如不請病人做檢驗、不給抗生素、不開刀——往往比較難，決定做什麼反而容易。一旦你想到某種可能，特別是像壞死性筋膜炎這麼可怕的，這種可能常揮之不去。

司徒醫師坐在伊蓮娜床緣，他說她的病情、症狀和檢查都與蜂窩性組織炎吻合，這也是最有可能的診斷。他輕聲細語地說，然而還有一種可能，儘管發生的機率微乎其微，他還是得提出來。他把壞死性筋膜炎這種可怕的病症解釋了一番。他說這種「噬肉菌」引起的疾病死亡率高得嚇人，只是靠抗生素是無法對付的。他告訴伊蓮娜：「我想，妳不大可能會得到這種病。這麼說吧，我想妳得壞死性筋膜炎的機率頂多只有五％，」又繼續說：「除非我們做切片檢查，否則難以排除這種可能。」他停頓了一會兒，讓這對父女好好思考他方才說的。他接著說明切片檢查怎麼做——他們會從她的腳上切下兩、三公分的皮膚和下面的組織，或許腿部也得切一塊下來，請病理科醫師立刻用顯微鏡查看這些組織樣本。

伊蓮娜板著臉孔說：「哪有這種事？一點道理都沒有！」她簡直要瘋了。「我們爲什麼不能等等，看抗生素有沒有作用？」司徒醫師解釋，如果是壞死性筋膜炎，等待就是坐以待斃，你必須在一開始就行動，才有治療的機會。伊蓮娜頭低低的盯著床單，不斷搖頭。

我和司徒醫師問她父親，看他有何意見。直到現在，他都不發一言站在女兒身旁，愁眉深鎖，兩隻手擺在背後緊握著，像是站在狂風巨浪中的船上。他問到一些細節，像是切片需要多少時間（十五分鐘）、有什麼樣的風險（說來諷刺，為了檢查組織感染而做切片，也有可能組織沒怎麼樣，切片反而引發深層傷口感染）、傷口的疤是否會消失（不會），還有如果要做該什麼時候做（一個小時之內）。他更戰戰兢兢地提出這個一個問題：如果切片結果是壞死性筋膜炎，怎麼辦？司徒醫師再說一次，他認為機率不到百分之五，又說，萬一是壞死性筋膜炎，我們就必須開刀，「切除所有受到感染的組織。」他遲疑了一下，才又開口：「可能需要截肢。」伊蓮娜哭了起來。「爹地，我不要！我不要！」他父親倒抽了一口氣，凝視著遠方。

近年來，我們發現我們對病人的處置經常出錯。出錯的頻率這麼高，實在令人嘆息。例如，我們明明知道怎麼做才是對的，既然已經知道，有了這樣的知識，為什麼還是常常做不到？我們一再重蹈覆轍。現在，我們才開始了解系統錯誤與技術失誤，還有自身的能力不足，才會造成這樣的錯誤。不過，關於這點，我們現在才了解，還談不上改善。此外，重要的知識和實行有落差。例如，我們知道光靠阿司匹靈就可救治心臟病發作的病人，如果能立即使用血栓溶解劑，更能救更多的人。然而，心臟病發作的病人中，還是有四分之一的病人還是沒拿到阿司匹靈，且有半數病人該用血栓溶解劑，醫師卻沒給。整體來說，在美國有些地方的醫師，在為病人做診治的時候，有八成以上的病人是以明確的證據做爲治療方針，然而在其他地方，也有不到兩成的[2]。醫療在很多地方基本組織仍待加強，才能確保醫師按照既有的知識去實行。

然而，如果你曾在醫療這個圈子待過，或是有和病人接觸的經驗，就會發現一個更大、更明顯且更痛苦的難處：那就是在我們該做的事情當中，很多充滿不確定性。醫學有著一大片的灰色地帶，我們每天都會來到這地帶，正如碰到伊蓮娜那樣的病人。我們掌握不到明確的證據，不知道該怎麼做才好，然而我們還是要做決定。例如，我們發現病人得了肺炎，該讓他住院，還是讓他回家？哪一種背痛是要開刀，哪一種用保守療法就可以了？病人皮膚出現紅疹，哪些需要開刀，哪些則給抗生素繼續觀察即可？不知有多少病例，我們沒有明確的答案。還有很多情況，我們根本不知道該怎麼做。有一個專家小組對眞實的醫療決定案例進行調查，試以三類病例爲例子，有四分之一接受子宮切除的病人、三分之一接受耳膜穿洞術的兒童和三分之一裝置心律調節器的病人，術後不見得有改善。至少，科學無法證實手術對這些病人有實際的幫助。

你沒有規則系統和證據做爲行事的依據，於是你學習跟著感覺走，靠自己的感覺來做決定。你可以憑藉經驗和判斷力，但還是不免陷入疑惑。

在看到伊蓮娜的幾個禮拜以前，我診治過一個年紀很大的老太太。她在威爾遜（Woodrow Wilson, 1856-1924；1913-192任美國第二十八任總統）就任之前就出生了，向來有風濕病的毛病。這次她來就診因為腹部劇痛，這痛甚至傳到背部。知道醫師不久前發現她腹部有顆主動脈瘤，我心中的警鈴立刻響起。我小心翼翼地幫她檢查，摸到她腹肌下有一個很大的團塊，軟軟的，還有悸動。目前，老太太的生命徵象雖然穩定，但我確定那顆主動脈瘤隨時都有可能破掉。我找來會診的血管外科醫師也同意我的看法。我們告訴老太太，要活命只有一個選擇，也就是馬上開刀。我們也讓她明白，這可是大刀，而且恢復是條漫漫長路，術後必須在加護病房躺很久。由於需要別人照顧，日後可能必須住在養老院（她目前是一個人住）。此外，手術風險不小，她的腎臟恐怕撐不下去，死亡率至少有一〇％到二〇％。老太太不知如何是好，於是我們請她和家人好好商量，我十五分鐘後再回來看看他們有何決定。老太太說，她不想開刀，只想回家。她說，她已經活得夠久了，體弱多病也不是一朝一夕了。她自知來日不多，遺囑也都寫好了。老太太的親人都很悲傷，但她語氣沈穩，心志毫不動搖。我開了張疼痛控制的藥單給她兒子，半個小時後，老太太就回家了。我很了解，老太太命在旦夕。我有她兒子的電話，過了幾個禮拜，我給他撥電話，想問問他是如何節哀順變，走出這段喪母之痛。沒想到，接電話的正是那位老太太本人。我嚇了一跳，結結巴巴地向她問安，問她最近可好。她說，謝謝你，我很好。一年後，我知道她還活得好好的，依舊一個人住。

根據三十年來的神經心理學研究，人類的判斷就像記憶或聽力，常會發生系統錯誤。我們常會高估危險性，墨守成規，訊息常多到我們應接不暇。加上欲望和情感因素的左右，甚至事情發生的時間也有影響。此外，訊息出現的次序，以及問題形成的方式也有影響。假使我們做醫師的相信，我們的訓練和經驗可以幫我們避免這些錯誤，化險爲夷，那就錯了。我們是禁不起研究人員用顯微鏡檢視的。

很多研究顯示，醫師的判斷也有這種偏差。例如，維吉尼亞醫學院（Medical College of Virginia）在一項調查研究中發現，醫師要求發燒病人做血液培養，對感染可能性的高估，多達四倍到十倍，特別是醫師最近剛好看過其他血液感染的病人❸。威斯康辛大學（University of Wisconsin）的研究人員也發現醫療也有烏比岡湖效應（Lake Wobegon effect）❹：大多數的醫師認爲自己病人的死亡率該比平均低❺。俄亥俄大學（Ohio University）和凱斯西部保留區大學醫學院（Case Western Reserve Medical School）❻聯合做的一項調查，研究醫療決定的正確性與醫師對自己判斷的信心，發現兩者並無關連。對自己判斷信心十足的醫師和沒有信心的醫師相比，並不見得比較正確，判斷錯誤的機率其實差不多。

對臨床醫療決定有深入研究的艾迪醫師（David Eddy），回顧十幾年前《美國醫學會期刊》刊載的一系列研究報告中的證據，做了一個痛心疾首的結論：「醫師做的很多決定似乎沒有什麼道理，常常變來變去，而且沒有解釋清楚。讓人覺得不安的是，這種不合情理的決定代表至少有些病人治療的情況不夠理想，甚至愈醫愈糟。❼」

然而，在面對不確定性的時候，醫師或病人除了判斷，還能做什麼？幾個月後，這一切都事過境遷之後，我跟伊蓮娜的父親談到這次的經驗。

他說：「好像我女兒的腿才紅腫一下，你們就告訴我，她可能會送命。」

他是廚師，開了十七年的餐館，也在哈福德的烹飪學校教授廚藝，在波士頓沒有任何親友。他知道我們醫院是哈佛大學的附屬醫院，但更清楚這並不表示我們就多高明。我只是當天值班的住院醫師，司徒醫師則是值班主治醫師。伊蓮娜把決定的重擔交給她父親。有些小地方看來還令人覺得有希望：司徒醫師身穿手術衣，剛從開刀房出來，似乎讓人覺得他很有經驗，知道要怎麼做。說實在的，司徒的確看過幾個壞死性肌膜炎的病人，他很有自信，不會嚇唬病人，也很有耐心爲病人解釋。但他外貌過於年輕（司徒只有三十五歲），讓伊蓮娜的父親不放心。

伊蓮娜的父親回想當時自己心裡想著：「這可是我女兒。你們這裡沒有更好的醫師嗎？」接著，他知道該怎麼做了，於是轉身過來，客客氣氣地對我們說：「我需要聽聽其他意見。」

我們同意他的請求。這樣的請求並不爲過。我們很清楚情況難以捉摸：伊蓮娜不再發燒了，而且看起來很好。而我之所以猜測是壞死性筋膜炎，最大的理由可能只是幾個禮拜以前剛好看過這種可怕的病例。司徒估計碰到噬肉菌的機率在百分之五以下。但我們心知肚明，這只是隨口說說（這種猜測能有多準？）而且含糊其詞（百分之五以下？究竟與百分之五相差多少？）我們倆都認爲，聽聽別人怎麼說或許有幫助。

但我不禁想到，第二意見對這對父女會有多大幫助？萬一意見和我們不同，該怎麼辦？如果意見和我們相同，會不會出現同樣的錯誤和問題？此外，這對父女在這裡根本不認識任何人，甚至問我們，我們可否推薦商量的人選。

我們建議他們向席格爾（David Segal）醫師請教。席格爾是本院的整形外科醫師，和司徒一樣，看過不少壞死性筋膜炎的病例。他們同意，於是我把席格爾找來。席格爾不到幾分鐘就到了。我最後發現，他給這對父女的，主要還是信心。

席格爾這人不修邊幅，有著一頭亂髮。他的白色醫師袍上有原子筆漏水的污漬。臉小小的，鏡框卻很大。這個外科醫師很有科學家的樣子，像是有麻省理工學院博士學位似的。（這個老兄果然是麻省理工學院的高材生。這種事我們看過好幾次。）而他呢，正像伊蓮娜的父親形容的，看起來「老成」。他的看法和司徒並沒有什麼不同。他知道了伊蓮娜發病的經過，仔細檢查了她的腳，最後說道，如果眞是壞死性筋膜炎，那他可要跌破眼鏡了。不過，他又說，我們也不能完全排除這個可能。目前，我們只能做切片看看。

伊蓮娜和她的父親最後決定做切片。她說：「我們速戰速決吧。」然而，我把手術同意書拿給她簽字的時候，她發現上面寫的不只是「左下肢切片檢查」，還有「可能截肢的風險」，這些字句讓她放聲大哭。我們離開病房，讓她和她父親靜一靜，好不容易才簽好。由於刻不容緩，我們立刻把她推到開刀房。她父親在護士的帶領下，走到家屬等候區。他打行動電話問她母親人在哪裡，之後就坐在椅子上，頭低低的，靜靜地為他的愛女禱告。

事實上，關於決定還有一種方式，這種方式就叫做決策分析，醫界已有一小圈子人努力提倡這種作法。這種作法原則很簡單，在企業和軍事單位的運用已經有一段很長的時間了。你可以用一張紙或用電腦，把所有的選擇列出來，包括每一種選擇的可能結果，畫出決策樹（decision tree），然後根據已有的具體資料估算每一種結果發生的機率，如果沒有資料，就做粗估。接下來，你考量病人希望的結果，或哪一種結果對病人來說有比較多的好處。最後，你把每一種選擇的數值相乘，計算出「期望效用」（expected utility）最高的一種。這種作法的目標在運用明確、合乎邏輯且有統計意義的思考，而非一味地靠直覺行事。我們建議五十歲以上的婦女每年都要做一次X光乳房攝影，正是這麼來的。美國在墨西哥經濟陷入困境，決定撒手不管，也是如此。提倡決策分析的專家問道，每一個病人在做決定的時候，為什麼不能照這個方式做做看？

最近，我也就伊蓮娜的選擇，試著畫出決策樹。我們的選擇其實很簡單：要做切片，或者不做切片。然而，結果卻很複雜：不做切片，病人也沒怎麼；不做切片，後來診斷出來，做了手術，最後還是活下來；不做切片，病人死亡；做了切片，只是留下疤痕；做了切片，出血而且留下疤痕；做了切片，發現是壞死性筋膜炎，截肢，最後死亡等。我列出所有的可能和結果之後，我的決策樹看來簡直像一片雜亂的樹叢。在估算可能性的時候，一想到命運，就覺得很難說。我儘可能蒐集文獻報告，然而還是有不少地方必須推斷，而且即使跟伊蓮娜討論了，還是難以斷定她希望哪一種結果。另外，如果病人最後沒怎麼樣，這個結果與死亡相比，是要好一百倍？一千倍？還是一百萬倍？既出血又留下疤痕呢？儘管如此，決策專家認爲，還是有些重大的事該優先考量。這些專家說，如果醫師只是依靠本能做決定，就是無視於這個現實。

事實證明，要做出正式分析，實際上需要幾天的時間，然而我們在做醫療決定時往往只有幾分鐘可以思考。兩個決策專家意見出入的也很多。然而，決策分析還是告訴我們一點：根據最後的決策樹，我們不該把病人推進開刀房做切片。壞死性筋膜炎的發生機率太低了。我們縱使很早就發現壞死性筋膜炎，最後的結果可能還是差不多。根據邏輯，切片不合道理。

好了，我們有了這樣的認知。接下來要怎麼做？我不知道。我們沒有決策樹。我們直接把伊蓮娜送進開刀房。

麻醉科醫師使伊蓮娜沈睡。護士在她的腿上塗上消毒藥水，從腳趾塗到臀部。司徒醫師用一把小刀，在她腳上的皮膚，也就是長水泡的地方，切下長兩、三公分的一小塊，包括下面的組織，切到肌腱，然後把這塊皮膚組織樣本放在裝有生理食鹽水的瓶子裡，接下來火速送到病理科醫師那兒請他看看。之後，我們又在她紅腫的小腿中央切下另一塊，這次切得更深，直到肌肉，切好之後也馬上送到病理科。

割開她的皮膚一看，乍看之下，似乎沒有什麼可疑：脂肪是黃的，跟正常的一樣，肌肉是健康有光澤的紅色，因爲切割，出了些血。然而，我們以鉗子的前端刺進她的小腿，一下子就陷進去了，像是細菌已經爲我們開了條路。這樣的發現雖不能斷定是什麼，但司徒不禁不可置信地咒罵一聲：「該死！」他脫下手套，去病理科醫師那兒看結果，我也跟著去，留下伊蓮娜在開刀房中沈睡，由另一個住院醫師和麻醉科醫師看著她。

緊急的病理檢查是做冷凍切片，沿著這走廊一直走，再過幾間就是冷凍切片室。這個切片室很小，大概跟廚房一般大，中央有張高度齊腰的實驗檯，上面有一塊黑色石板和一罐液態氮，病理科醫師可在此快速將組織冷凍起來。牆的旁邊有一部組織切片機，可將冷凍組織做顯微切片，然後放在玻片上。我們走進去的時候，他剛好已經做好玻片。他把這玻片放在顯微鏡下看，按照一定步驟，先用低倍率的看，然後用高倍率。我們不能做什麼，只能走來走去，等待診斷結果。時間在靜默中一分一秒地流逝。

「我不知道，」病理科醫師喃喃地說，眼睛仍貼在目鏡上。他說，他看到的特徵和「壞死性筋膜炎」相符，但他不能百分之百確定。他決定會診皮膚和軟組織的專家，也就是皮膚科專科醫師。過了二十分鐘，這個皮膚科醫師才趕到，他目不轉睛地看了五分鐘。我們的挫折感也愈來愈深。他最後宣布：「沒錯，是壞死性筋膜炎。」他在組織深層發現一點一點開始壞死的地方。他說，蜂窩性組織炎是不會這樣的。

司徒去找伊蓮娜的父親，他走進擁擠的家屬等候區，伊蓮娜的父親瞧見了他的表情，不禁叫了起來：「噢，不要，不要。」司徒帶他去旁邊的空房間，關上門，告訴他看來伊蓮娜得了壞死性筋膜炎。他說，我們必須趕快行動。司徒說，他沒有把握保住她的腿，也沒有信心能保住她的命。他必須開刀看看她的腿被細菌侵蝕到什麼地步，再做打算。伊蓮娜的父親崩潰了，他淚流滿面，久久說不出話來。司徒自己的眼眶也溼了。她父親最後說：「該怎麼做就做吧。」司徒點點頭，轉身離去。伊蓮娜的父親打電話回家通知她母親。她母親聽了，一時說不出話來。他後來說：「我永遠也忘不了電話那頭傳來的聲音。那是我永遠都無法形容出來的。」

醫療上的決定其實和其他決定一樣複雜。你碰上叉路，決定走上其中的一條，之後又會再碰上叉路必須擇一而行。現在，最重大的問題就是：怎麼做？整形外科的席格爾醫師也來開刀房幫忙。他和司徒一起把伊蓮娜的腳切開，從腳趾的底部切到腳踝，再往上切，切到膝蓋下方，這麼一來就可以看看情況如何。他們用拉鉤把傷口撐開。

我們現在大概看得到全貌了。她的腳和大部分的小腿，肌肉外層的筋膜層已經變黑、壞死了，咖啡色的血水滲出，隱隱約約傳出惡臭。（後來，組織樣本和細菌培養證實，在短時間長趨直入她的腿的正是A群鏈球菌。）

「我想到做膝下截肢（BKA），也就是切除膝蓋以下，」司徒說：「甚至考慮膝上截肢（AKA），大腿以下全部切除。」不管怎麼做，沒有人會怪罪他。但他發現自己有點猶豫。他解釋說：「她還那麼年輕。或許這麼說很殘忍，如果今天病人已經六十歲，就不用考慮那麼多，直接把整條腿切掉就是了。」我想，司徒這麼說，一個原因是不忍心，伊蓮娜才二十三歲，如何能若無其事地把這個漂亮妹妹的腿切掉一條。這種婦人之仁可能會害了你。另一個原因可能是本能，想到她這麼年輕、健康，或許只切除感染部位（即做「清創」），再好好沖洗，就可以了。然而，她腿上的細菌既是人類已知最致命的，值得這麼冒險嗎？誰知道呢？他還是決定保留她的腿。

司徒和席格爾用剪刀和電燒忙了兩個小時，又切又剜地，把肌肉外面的筋膜層割下來，從腳趾的結締組織往上，到小腿的肌腱。他們大概把四分之三的組織都剜了下來。

她的皮膚一條一條地從腳上垂下來。他們深入她大腿的筋膜。這裡看起來粉粉、白白的，很有生命力，應該沒有壞死。他們在她的腿上淋了兩公升的生理食鹽水，希望能把上面的細菌沖乾淨。

直到手術結束，伊蓮的情況似乎還算穩定。血壓正常，體溫三七．二度，血氧濃度正常，細菌侵蝕得最嚴重的組織也已經切除。

但她的心跳快了一點，每分鐘一百二十下，這是細菌引起的全身反應。她需要大量的靜脈輸液。她的腳看起來像壞死了，皮膚因爲感染，還是紅紅、熱熱的。

司徒並不後悔沒切掉更多的組織，但你還是可以看得出他的不安。他和席格爾討論，打算再進行另一種療法，也就是高壓氧。他們打算把伊蓮娜推進高壓氧艙中治療。潛水時浮出水面過急，得到減壓症，就是用高壓氧治療。這個點子聽來或許有點瘋狂，然而還是有點道理。氧氣能使免疫細胞戰力增強，得以殺死細菌。一天如果能在高壓氧艙中待個幾個小時，組織中的氧氣濃度就能提升很多。席格爾有幾個燒傷病人出現深度傷口感染，用高壓氧治療，成效相當不錯。然而，尚無研究證實高壓氧有助於對抗壞死性筋膜炎。如果高壓氧還眞有效呢？這個想法立刻得到大家的支持。至少，我們覺得這麼做似乎可以扳回一城。

我們醫院沒有高壓氧艙，但波士頓的另一家醫院有。有人去打電話連繫，不到幾分鐘，我們就計劃派一個護士護送伊蓮娜去，讓伊蓮娜在二．五個大氣壓的高壓氧艙內待兩個小時。爲了引流，我們沒有縫合她的傷口。我們在她的傷口蓋上溼的紗布，以免組織脫水，然後用白色繃帶把她的腿裹起來。離開開刀房後，在出發之前，我們先把她送進加護病房，好確定她的情況穩定可以成行。

現在是晚上八點了。伊蓮娜終於醒來，覺得很痛，而且想吐。看到周遭一大群醫師和護士，她馬上意會到自己出事了。

「天啊，我的腿。」

她伸手去摸。由於驚嚇過度，她一時摸不到她的腿。慢慢地，她相信她的腿還在。她看到了，摸到了，也感覺到自己的腿能夠動一下。司徒醫師把手放在她的肩膀上，向她解釋手術中的發現，他做了哪些，還有接下來需要做的事。她咬緊牙根，勇敢地聽完這一切。她的家人都在這邊陪她，看來驚魂未定。伊蓮娜用床單把腳蓋好，看了一眼身旁的監視器，上面的綠燈和橘燈不停地閃爍，她也看到了手臂上的點滴。她淡淡地說道：「好。」

她形容說，高壓氧艙就像是個「玻璃棺材」。裡面有個窄窄的床墊，躺上去之後，手臂只能打直或是在胸前交叉。臉上方三十公分處有一塊厚厚的壓克力板，頭上就是用輪子轉緊的艙門。壓力增加之後，她的耳朵鼓膜就有脹痛的感覺，像是潛入海底一樣。

醫師警告說，壓力大到某一種程度，她可能會困在裡面，一時出不來。即使嘔吐也無法立刻放她出來，也得慢慢減壓，否則可能會因減壓症而死亡。伊蓮娜記得醫師告訴她，有一個病人在艙內發生痙攣，他們等了二十分鐘才能幫他打開艙門。她躺在這個密閉的空間裡，沒想到自己會病得這樣厲害。她覺得與世隔絕，孤零零的。她心想，這裡只有我和細菌了。

第二天早上，我們再度把她推進開刀房，看看細菌是否蔓延。沒錯，細菌又搶先一步。她的腳和小腿前面的皮膚都變成黑色，而且壞死了，不得不切下來。先前沒清除的筋膜邊緣也壞死了，必須一併切除。不過，她的肌肉還有救，包括腳裡面的肌肉。她的大腿仍倖免於難。伊蓮娜不再發燒，心跳也正常了。我們再次用溼的紗布把她的傷口包紮起來，送她去做更多的高壓氧治療，一天做兩次。

結果，我們在四天內幫她開了四次刀。每一次，我們都必須再切下一點組織，然而必須切除的部分愈來愈少。第三次開刀的時候，我們發現她的腿沒那麼紅了。第四次，已經不紅了，我們可以看到傷口長出新的、粉紅色的組織。這時，司徒才覺得有把握保住伊蓮娜的命，還有她的腳和腿。

這是因爲在我們不知道怎麼辦的時候，直覺有時可以成功。這種成功並非邏輯思考的結果，但也不只是運氣而已。

認知心理學家克萊恩（Gary Klein）終其一生都在研究常常必須面對不確定性的人❽。他曾描述一個消防隊長的故事。一次，有座平房失火了，這個消防隊長帶著手下的弟兄衝進火場。這次的火災看來沒有什麼特別之處。他帶領隊員拿著水管從前門進入，在後面的廚房遭遇火舌。他們拚命噴水，但火舌還是一再吐過來。他們再把強力水柱噴過去，不知怎麼這火舌就是撲滅不了。突然間，隊長下令大家立刻退下，不要再待在屋裡。大家都覺得很奇怪。隊長也說不上來到底爲什麼，反正他就是覺得不對勁。他們跑出去之後，他們方才站的地板隨即塌陷下去。原來這火主要是從地下室來的，不是後面。他們再多待個幾秒鐘，就得葬身火窟。

人類似乎有一種能力可以查覺該怎麼做。克萊恩指出，判斷很少是計算、衡量所有的選擇之後的結果（再說我們這種能力本來就不強），而是一種無意識的形式判別。那個隊長檢討了那次的事件之後，告訴克萊恩，他那時完全沒有想到種種可能。他還是不知道自己爲何會令弟兄退下。那次的火災有點不同，但還沒有到讓他覺得該趕緊脫逃的地步。唯一的解釋似乎是運氣或是第六感。克萊恩追問那次火災的細節後，發現有兩個線索可能是讓他選擇放棄的原因，然而隊長本人當時可能並不了解。一是客廳特別熱，一般房子後面失火，客廳不會這麼熱。另一線索是火靜悄悄地燒，和他預期燒得劈哩啪啦的不同。隊長可能感覺到這些，或許還有另一個線索，讓他當下命令大家撤退。事實上，想太多反而會破壞直覺的好處。

而我第一次看到伊蓮娜的腿，發現什麼線索？我自己也不清楚。同樣地，伊蓮娜僥倖不必截肢的線索是什麼，我們也說不上來。雖然直覺沒有什麼道理可言，以後見之明來看或許可以想得通。讓人百思不解的是，何以有人會想出這點，還有如何判斷醫師的直覺是不是錯了，會不會誤入歧途。

達特茅斯的溫柏格醫師（Jack Wennberg）研究醫療決定將近三十年，但他不是像克萊恩一樣，從細節著手，而是從大處著眼，檢視美國醫界的整體表現❾。他發現，醫師的作法往往很不一致，到令人尷尬的地步。根據他的調查研究，同樣是膽囊的問題，醫師可不可能要你做膽囊切除術，差異可能高達二七〇％，端賴你居住的城市而定；髖骨置換術的可能性則有四五〇％的差異；在生命最後半年，送進加護病房的可能性差異更高達八八〇％。例如住在加州聖塔巴巴拉的病人，背痛開刀的可能性要比紐約布朗克斯區的病人多上五倍。這主要是不確定性的影響，醫師個人的經驗、習慣、本能也是這種差異的由來。

這種事有道理嗎？繳醫療保險帳單的人當然不知道爲什麼會這樣。（這也就是爲何保險單位經常去找醫師，要他們解釋清楚。）接受醫療照顧的人也不知道。以伊蓮娜爲例，治療的變數就很多：上哪一家醫院；看哪一位醫師；甚至我爲她診療的時間也有影響（她的出現是在我上一次看到壞死性肌膜炎的病人之前，還是之後；是凌晨兩點，還是下午兩點；在我忙碌的時候還是空閒的時候出現的）。不同的醫院，有的可能只給她抗生素，有的會幫她做截肢，有的則可能爲她做清創——作法怎麼會差那麼多？

有人提出兩種變革方案。一是減少醫學中的不確定性，不是新藥或新術式的研究（這方面已得到了巨額的經費補助），而是研究醫師和病人每天做的重要決定（這方面的經費贊助就少得可憐了）。儘管如此，大家還是了解不確定性還是永遠存在。（人類疾病和性命本來就是複雜無比）。另一個方案是，醫師應該先想好，萬一面對不確定的情況要怎麼做。事先做沙盤推演，就能有群體決定的好處。

然而，後面這個方案幾乎已走入死胡同。因爲這和醫師的個人主義相左。醫師相信自己一個人的能力，知道怎麼做對病人最好。明明是同一個問題，醫師處理的方式卻有很大的差異，每個人作法都不同。這種現象實在令人困惑，不過該有人做對吧。每天，在不確定性之下做決定的我們，仍然相信自己就是做對的那一個人。不管我們的判斷出了多少次錯，每一個人都會碰到像伊蓮娜那樣的病人——一個我們很可能救不了的病人。

再見到伊蓮娜已經是一年後。我開車經過哈福德，就順道去她父母家拜訪她。她家房子是一棟淺灰色有殖民風格的建築，很寬敞、窗明几淨的，還養了一隻看起來笨笨的狗，花園內花團錦簇。伊蓮娜住院十二天出院後，就搬回家跟父母同住，在家休養。本來是想暫時在這裡住一陣子，一住就離不開了。她說，要回復正常生活，回到自己過去住的地方最好。

她的腳花了一段時間才痊癒。這點我並不驚訝。最後一次幫她開刀的時候，我們從她的臀部取下一塊長寬各十五公分的皮膚爲她腿部的傷口做植皮。她拉開運動褲的褲腳給我看，指著那一塊說：「小傷啦。」

當然，這傷口稱不上漂亮，但我在看來算是好得不得了。最後，看來大概跟我的手掌差不多寬，這長長的一道，從膝蓋以下延伸到腳趾。無可避免，傷口皮膚的顏色會白一點，而且邊緣有點突出。因爲植皮，她的腳和腳踝看起來似乎比較大。但她的傷口不像有些人會有破洞。此外，植皮的部位柔軟而有彈性，不會太緊，也不會太硬或收縮。爲了植皮，她的臀部皮膚切掉的那一塊本來很紅，慢慢顏色也變淡了。

但她的腿要能行走、跑步，可眞是大不容易。剛從醫院回家的時候，她發現她不能站，肌肉一點力氣都沒有而且酸痛。本來站著，會突然跌下去。力氣慢慢恢復了之後，還是只能站，不能走。由於神經損傷，她的垂足很嚴重，腳板翹不起來。她去看司徒醫師，他警告說，這種現象這輩子恐怕無法改善。經過幾個月的積極復健，她終於訓練自己用腳跟或踮腳尖走路。到我去看她的時候，她已經可以跑步了。她也已經開始工作，在哈福德一家保險公司總部擔任助理。

過了一年，想起那條腿，伊蓮娜仍心有餘悸。她不知道這細菌是怎麼跑到她身上的。或許是婚禮的前一天她去一家小小的美容院泡腳、修指甲的結果；也許是在禮堂外面的草地赤腳大跳康加舞造成的；或許是在自己家的某個地方得到的。後來，每一次割傷或發燒，她就嚇得半死。她再也不去游泳，再也不泡澡。淋浴的時候，腳也絕不浸到水。家人計劃不久帶她去佛羅里達玩，但想到離自己的醫師那麼遠，她就擔心。

得病和存活的機率最教她覺得莫名其妙。她說：「一開始，他們說，得到這種病的機率幾乎等於零，約是二十五萬分之一的機會。但我就是得了。後來，他們又說，我戰勝這種細菌的機率很低。但我還是活過來了。」現在，她問醫師，她會不會再招惹上噬肉菌。醫師同樣回答，機率很低，就跟以前一樣，大概是二十五萬分之一。

她說：「聽了這樣的話，我還是不放心。」我們坐在她家客廳的沙發上聊天。她的手放在腿上，陽光照射在她後面的廣角窗上。「我不相信我絕不會再得到這種病。我也不相信我不會再得到什麼怪病或是沒有人聽過的病，也不認為我認識的人不會得到這種病。」

然而，在醫學中，我們還是不時必須面對可能性與或然率。我們之所以為這門不完美的科學所吸引，是因為扭轉乾坤的一刻——我們抓住轉瞬即逝、寶貴的機會，以自己的知識、能力或本能改變了一個人的一生，讓這人過得更好。我們在現實中，或許會碰到這樣的病人：坐在你面前的是一個剛診斷出得了癌症、陷入沮喪的女人；也許是一個傷勢嚴重、血流如注、呼吸急促的病人，或者是一條腿又紅又腫的二十歲的女孩，同事問你有何意見。我們不知道自己能不能抓住機會、扭轉乾坤，也不曉得我們決定做的對病人是好是壞。有時，成功實在讓我感到驚訝。雖然不一定每次都能成功，但還是不時會有捷報。

我和伊蓮娜聊啊聊著，說到她在哈福德的友人和男朋友（他是光纖技師，然而他最感興趣的其實是高壓電），說到她最近看的電影，還有她發現自己經歷那樣可怕的病之後，比較不會碰到一點小事就大驚小怪。

「我覺得自己比較勇敢了，」她說：「我覺得自己還活著，該有某種目的，某種理由。」

「我也變得比較快樂，比較能用另一個角度來看事情，」又說：「有時，我甚至覺得比較有安全感。畢竟，我已經熬過來了。」

那年五月，她還是去了佛羅里達。一天，無風、炎熱，他們在龐帕諾灘上面的海岸。她先脫下一隻鞋，踩到水裡，接著脫下另一隻，最後終於克服自己的恐懼，躍入海中游泳。

她說，那海水眞美。

【注解】

❶ 原注：有關壞死性筋膜炎的資料，見 Chapnick, E. K 與 Abter, E. I. 的研究報告：〈Necrotizing soft-tissue infections〉《*Infectious Disease Clinics*》10 (1996), pp. 835-55，以及 Stone, D. R. Gorbach, S. L.〈Necrotizing fasciitis: the changing spectrum〉《*Infectious Disease in Dermatology*》15 (1997), pp. 213-20。對病人來說，www.nnff.org 這個網站也有不少有用資料。

❷ 原注：見 Institute of Medicine,《*Crossing the Quality Chasm*》（Washington, D. C.: National Academy of Sciences Press, 2001）；Naylor, C. D.〈Grey zones of clinical practices: some limits to evidence-based medicine〉，《*Lancet*》345(1995), pp. 840-42。

❸ 原注：參看 The Medical College of Virginia study: Poses, R. M. Anthony, M.的研究報告〈Availability, wishful thinking and physicians' diagnostic judgments for patients with suspected bacteremia〉，《*Medical Decision Making*》11 (1991), pp. 159-68。

❹ 烏比岡湖效應：出自凱勒（Garrison Keillor）在一九八五年出版的小說《烏比岡湖

歲月》（*Wobegon Days*）。他描述明尼蘇達有個夢幻之地叫烏比岡湖，此地的人認爲他們男的俊，女的強，小孩都很優秀。這個效應是教育體系經常出現的謬誤，很多老師或校長認爲自己學生的成績都比別的學校的學生強。其實這是不可能的。）

❺ 原注：The University of Wisconsin study: Detmer, D. E. Fryback, D, G. Gassner, K. 〈Heuristics and biases in medical decision making〉，《*Journal of Medical Education*》 53(1978), pp. 682-83。

❻ 原注：見 The Ohio study: Dawson, N. V. et al. 〈Hemodynamic assessment in managing the critically ill: Is physician confidence warrated?〉，《*Medical Decision Making*》 13 (1993), pp. 258-66。

❼ 原注：參看 David Eddy，〈The Challenge〉，《*Journal of the American Medical Association*》 263 (1990), pp. 287-90。

❽ 原注：見 Gary Klein《*Sources of Power*》（Cambridge: M.I.T. Press, 1998）。

❾ 原注：見 Jack Wennberg《*Dartmouth Atlas of Health Care*》（Chicago: American Hospital Publishing, Inc. 1999），www.dartmouthatlas.org。

致謝

我父母都是醫師。從小，我就受到他們的耳濡目染。我們家的茶餘飯後，除了學校教育和政治，就是附近哪一個醫師發生什麼事了，或者病人的情況（例如媽媽發現，她有一個氣喘嚴重的小病人沒有吃藥，因爲他的父母沒給他吃；爸爸第一次接通輸精管的經過；還有一個人在爛醉如泥上了床之後，竟用手槍轟掉了自己的命根子——原來他以爲被窩裡面有蛇）。我們長大了一點之後，我和妹妹就學著應付病人打來的電話。爸媽教我們問：「情況危急嗎？」如果來電者說，是的，很危急，那就好辦。我們就請他們去急診就行了。如果說，不嚴重，那也容易，我們就幫忙記下留言。然而，有一次，打電話來的人說：「我不知道。」他是打電話來找爸爸的，語氣聽來很緊張，他說他在鏟土的時候，「傷到自己」了。我請他去急診。

偶爾，爸媽接到急診呼叫，必須立刻趕到，我也會一起去。他們要我在急診走廊上的椅子坐著，乖乖等候。我看到生病的小孩在哭哭啼啼；有人血肉模糊；上了年紀的老太太上氣不接下氣，呼吸的模樣剎是奇怪；護士跑到跑去。不知不覺，我已習慣這個地方。多年後，我做了醫學生，第一次走進波士頓的一家醫院時，我發覺那氣味我再熟悉不過。

我的寫作則比較晚熟。在寫作這條路上，我得到很多人的幫忙，我心中充滿深深的感謝。我的朋友魏柏格（Jacob Weisberg）很早就鼓勵我要好好寫。他是網路雜誌《紀事板》（*Slate*）的政治記者，也是政治組的組長。我在做第二年住院醫師的時候，他要我寫些醫學的東西讓他刊載。我同意了。第一篇不知修改過多少次，他出了不少力。接下來的兩年，魏柏格和《紀事板》的總編輯金思禮（Michael Kinsley）還有我的編輯謝佛（Jack Shafer）和艾倫（Jodie Allen），不但給我發展的空間，也引導我走上專欄作家之路，定期發表有關醫學和科學的文章。這個機會改變了一切。住院醫師的生涯可說水深火熱、天昏地暗，身陷必須完成的報告、看不完的教科書和期刊，加上睡眠嚴重不足，你很容易忘記寫文章有什麼用。寫作讓我得以每個禮拜抽出幾個小時，後退一步，好好回想。

到了住院醫師訓練的第三年，《紐約客》的作家葛拉威爾（Malcolm Gladwell）介紹他的編輯樊德（Henry Finder）給我認識。能與他結識，我實在太幸運了。這個人說起話來含糊不清，但他可是博覽群書的奇才，才三十二歲已是大編輯，跟他合作的作家有好幾位都是我仰慕的對象。他有無比的耐心、毅力和樂觀，我第一次準備在《紐約客》發表的文章，就是在他協助之下，重新改寫了七次。他要我更努力、用心地想想怎麼寫。我本來以爲我做不到。他不斷地推我一把，我終於做到了。他還告訴我，我對自己寫作的直覺，哪些可以很有自信，哪些則不該。更重要的是，他對我有信心，相信我有精采的故事可說。自從一九九八年起，我就在《紐約客》做正式撰稿人。

本書很多篇章一開始都是我在《紐約客》發表的文章。樊德細讀過我寫的每一篇文章，也給了我寶貴的建議。

除了樊德和葛拉威爾，《紐約客》還有一個人我得好好謝謝：雷尼克（David Remnick）。儘管我因爲當住院醫師，時間不定，我又得把照顧病人的責任擺在第一位，他還是一直鼓勵我繼續寫下去。他使這份雜誌偉大而特別。更重要的是，他讓我覺得自己是《紐約客》的一份子。

在寫這本書的時候，我發現我的生命多了兩種人：一位是經紀人，似乎每個人都該有個經紀人。我的經紀人班寧特（Tina Bennet）把我和我的書都照顧得無微不至，永遠給我鼓舞，對每件事的評斷都很有道理（在本書出版期間，即使她懷孕生產，仍竭盡所能）。另一位是文字編輯，認識她之後，我才了解雜誌編輯和書本文字編輯是兩種人，正像外科醫師和內科醫師一樣不同。大都會出版公司的這位編輯白絲泰爾（Sara

Bershtel）以無比的毅力和溫柔，擴大我的寫作架構和思路，讓我見識一本書如何比我想像的要來得豐富。有時，在我覺得困頓勞累，走不下去的時候，她不斷爲我搖旗吶喊，要我繼續走。她眞是我寫作生涯的一大貴人。我也感謝她的同事霍曲曼（Riva Hochermann），謝謝她仔細校閱我的文稿，給我許多極好的建議。

要一面當住院醫師一面當作家並不容易，特別是我有興趣想寫的題材很敏感，不好處理，例如探討怎麼做才對以及醫療錯誤是怎麼發生。醫師和醫院通常會懷疑公然揭發這種內幕是別有用心的作法。讓我意外的是，我得到的只是鼓勵。在這方面，有兩位對我的幫助特別大。一是醫學與法學教授布瑞能（Troy Brennan），他不但是我的恩師，也是我的知音，更與我共同研究，爲我的寫作加油打氣。他甚至安排一間辦公室讓我使用。裡面有電腦，也有電話，讓我得以完成這本書。

另外，我們醫院外科的主任辛納醫師（Michael Zinner）也給我支持和保護。記得，我曾拿討論醫師犯錯的那篇文章給他看，跟他表白這篇文章將在《紐約客》發表。我知道，我在發表之前，應該先徵求他的同意。幾天後，我走進辦公室，心裡做了最壞的打算。沒錯，他不喜歡這篇文章。怎麼會這樣?世界上沒有一家醫院的公關部門同意自己的醫師發表這種文章。但他做了很了不起的一件事：他還是支持我。他警告我說，這種文章恐怕會引發反彈，反彈的可能是一般大眾或是其他醫師。但他承諾，如果我遭受抨擊，他會挺我。於是，他讓我勇往直前。

結果，沒有人指責我的不是。即使醫院裡的同事有人不同意我的看法，他們還是提出有建設性的意見，而不是攻擊我個人。我發現，我們都在摸索，看看哪些是我們做得不錯的，而哪些還能做得更好。

本書中提到的許多病人，有的我寫出了他們的眞實姓名，還有很多我用了化名。我也希望特別向他們表達我最大的感謝。有些病人，至今我們仍保持連絡。這是做醫師的我覺得榮幸的地方。還有一些，我還沒有機會向他們說聲謝謝，但我還是希望有一天能夠向他們表示我的謝意。這些病人教我的，其實比我自己知道的要來得多。

還有一個人也歷經了本書提到的一切：寫作、行醫，以及努力做個好作家、好醫師。她就是我太太凱瑟琳。她陪我歷經住院醫師訓練的長期磨練，在我的信心和力量失落時扶我一把。我們在家裡的時候，她會鼓勵我把想寫的東西說出來，再幫我把思考錘鍊成文字。她本身就是一個了不起的編輯，整份手稿從頭到尾都有她批閱的紅字。我的文字經她一改，的確有畫龍點睛之效，雖然有時我不願承認。更重要的是，我們那三個甜美、調皮的孩子多虧她的照顧。我人一直在醫院工作、多日不能回家的時候，要是我想念孩子，她會把他們帶到我身邊。要不是她的愛與奉獻，就沒有這本書。謹以本書獻給我的愛妻。

直到現在，一般人對醫學的運作到底是怎麼回事，
還是懵懵懂懂或一知半解。
也許過去是端賴醫者的不斷摸索和經驗的累積，
而今天呢？顯然並沒有隨著醫療科技的精進而找到答案；
儘管打醫療疏失官司有增無減，卻未必就能釐清真相。
作者身為外科醫師，他忠實寫下他的行醫歷程，
並自我反省一位醫者該當如何去面對這門充滿挑戰的醫學志業。
讀者從字裡行間不難領會作者的用心所在及其因應之道。
這的確是一本具可讀性的好書。

——王國照（曾任高雄醫學大學校長，現任高雄醫學大學骨科學科客座教授、
成功大學榮譽教授、美國維吉尼亞大學名譽教授）

本書作者闡述在外科的學習經驗及心路歷程，
領悟到學術之不足及醫療技術可藉由不斷修煉以及訓練而得以提升。
醫學並非完美的科學，
目前仍有一些疾病無法完全治癒，其致病機轉仍有待共同努力探討。
現代醫療以病人為中心，除非是特殊情況，否則病人有自主的權力。
醫師應以專業素養、分析及判斷，引導病人做出正確的決定。
醫師並非萬能，為達到理想的療效並減少錯誤，
應該花時間與病人及家屬做充分的溝通及說明，
建立良好的病醫關係，始能避免醫療糾紛的產生。

——宋瑞珍（曾任成功大學副校長兼醫學院院長，
現任中央大學生命科學系講座教授、美國史丹福大學名譽教授）

健康生活 164A

一位外科醫師的修煉

Complications
A Surgeon's Notes on an Imperfect Science

國家圖書館出版品預行編目(CIP)資料

一位外科醫師的修煉 / 葛文德(Atul Gawande)著；廖月娟譯 -- 第三版 -- 臺北市：遠見天下文化，2015.09
面；　公分．--(健康生活；164)
譯自：Complications : a surgeon's notes on an imperfect science
ISBN 978-986-320-838-9(平裝)

1. 外科 2. 專科醫師 3. 通俗作品

416　　104018314

原著 — 葛文德（Atul Gawande）
譯者 — 廖月娟

總編輯 — 吳佩穎
責任編輯 — 鄭惟和，林榮崧
封面設計 — 江儀玲
版型設計 — 劉亭麟

出版者 — 遠見天下文化出版股份有限公司
創辦人 — 高希均、王力行
遠見・天下文化 事業群董事長 — 高希均
事業群發行人／CEO — 王力行
天下文化社長／總經理 — 林天來
國際事務開發部兼版權中心總監 — 潘欣
法律顧問 — 理律法律事務所陳長文律師
著作權顧問 — 魏啟翔律師
社址 — 台北市 104 松江路 93 巷 1 號 2 樓
讀者服務專線 — 02-2662-0012 ｜ 傳真 — 02-2662-0007，02-2662-0009
電子郵件信箱 — cwpc@cwgv.com.tw
直接郵撥帳號 — 1326703-6 號 遠見天下文化出版股份有限公司

排版廠 — 立全電腦印前排版有限公司
製版廠 — 東豪印刷事業有限公司
印刷廠 — 祥峰印刷事業有限公司
裝訂廠 — 台興印刷裝訂股份有限公司
登記證 — 局版台業字第 2517 號
總經銷 — 大和書報圖書股份有限公司 電話／02-8990-2588
出版日期 — 2022 年 4 月 25 日第四版第 2 次印行

Copyright © 2002 by Atul Gawande
Complex Chinese Edition Copyright © 2003, 2007, 2015 by Commonwealth Publishing Co., Ltd.,
a division of Global Views - Commonwealth Publishing Group
All rights reserved including the rights of reproduction in whole or in part in any form.

定價 — NTD420
書號 — BGH164A
4713510946800
天下文化官網 — bookzone.cwgv.com.tw

本書如有缺頁、破損、裝訂錯誤，請寄回本公司調換。
本書僅代表作者言論，不代表本社立場。

天下文化
BELIEVE IN READING